Evidence-Based Practice

編著
粟生田友子
石川ふみよ

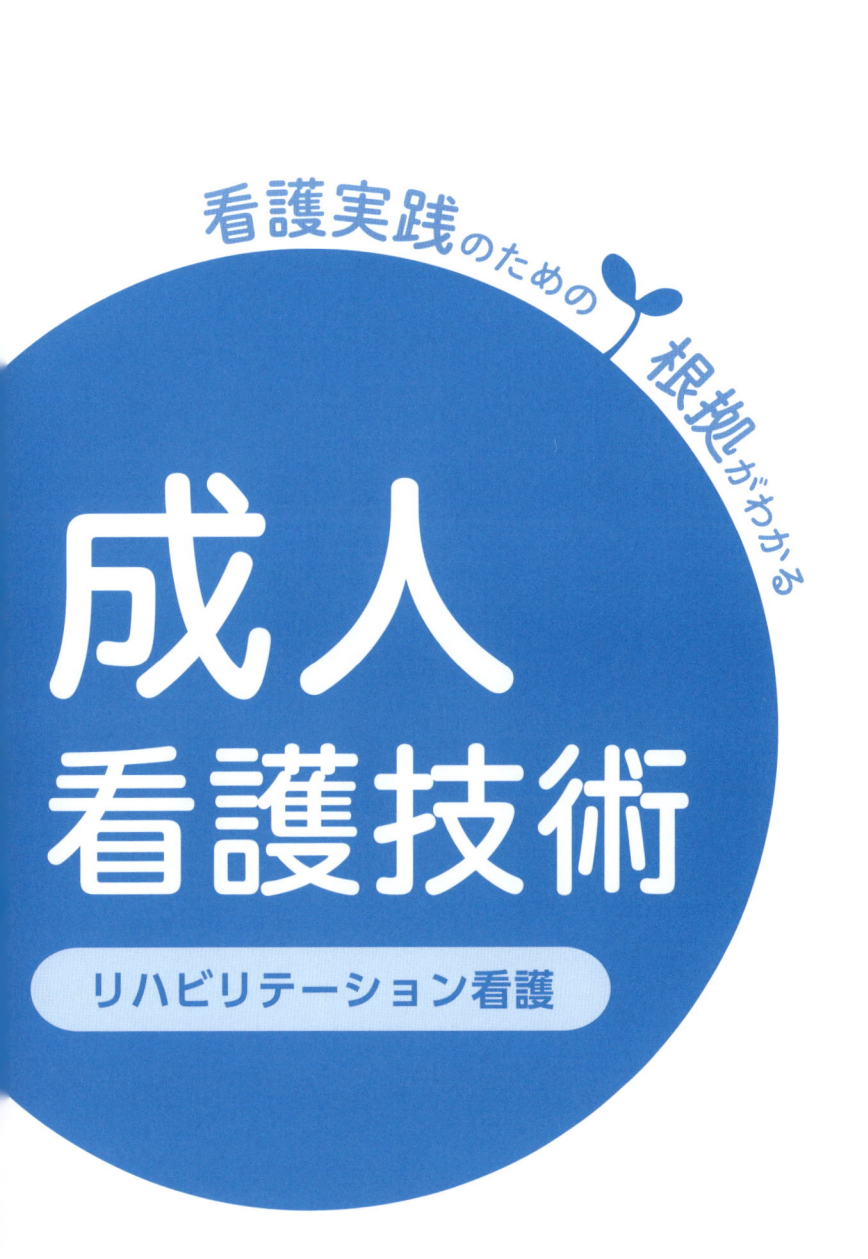

看護実践のための根拠がわかる

成人看護技術

リハビリテーション看護

メヂカルフレンド社

序

　リハビリテーション看護は，突然発症する病気や事故，慢性疾患，そして加齢も含めた心身機能の変調と，それに伴う日常生活上の活動や社会参加の状況に沿って，その人にとっての最良のQOLを目指してケアを展開する領域である。そのため病気そのものよりは，その「人」にもたらされる「健康状態」に基本的な視点を置く。これは2001年にWHOが示した国際生活機能分類（ICF）のモデルに沿う，基本的なリハビリテーション医療の考え方である。それゆえに，リハビリテーション看護では人々の生活に視点を置く看護の本質そのものが展開される。

　本書では，リハビリテーションの理念を踏まえ，対象者の心身機能の状態と，「その人」自身の考えや価値観，心情や生きざま，支える人や生活に重点を置き，ケアのエビデンスを探究した。他の系統的な看護シリーズが疾患や病態に基づくのに対し，生活の視点を重視している。そのために，医学的なエビデンスに支えられる急性期看護や，疾患・治療に関するエビデンスによって支えられる看護分野とは，エビデンスの種類やレベルが異なる。

　第Ⅰ章では，リハビリテーション看護の目的と考え方，看護技術の特徴を示した。先に示したICFモデルと，リハビリテーション医療全体における看護の特徴と役割を理解してほしい。

　第Ⅱ章では，他の医療分野にはない多くの職種との協働，急性期から回復期，生活期にかかわる医療チームにおける看護の位置や役割を示した。

　第Ⅲ章では，看護を展開するうえでのアセスメント指標として，身体的側面および心理社会的側面からの分析視点とツールについて概説した。編者2名はリハビリテーション看護領域において，それぞれこのテーマで多くの書籍を手がけてきており，これまでのエビデンスや技術を踏襲して執筆した。

　第Ⅳ章では，障害のある人に向けた「自立」「自律」「意思決定」「自己決定」の支援の方法について示した。リハビリテーション看護では，ここに示す「自立」のありようを一人ひとりのゴールとして設定し，多くの資源を活用しながらケアを展開する。

　第Ⅴ章では，障害のある人の生活援助のための看護技術として，当事者の完全な自立を目指す「当事者が一人で行う技術」と，看護師や支援者が「一部援助を行う技術（いわゆる援助技術）」を，ケアエビデンスに基づいて示した。切り口を「生活の視点」としている。

　これからのリハビリテーション看護では，ケアのエビデンスがより必要とされる。今後この書籍が改定されるたびに，看護の実践を踏まえたエビデンスが蓄積されることを期待する。

　本書の刊行にあたり，ご執筆を賜りました皆様，および企画から出版に至るまでご尽力をいただいたメヂカルフレンド社編集部に感謝を申し上げます。

2016年1月
粟生田友子・石川ふみよ

本書の特長と使い方 — よりよい学習のために —

「学習目標」
各節の冒頭に，学習目標を提示しています。何を学ぶのか確認しましょう。

技術習得に不可欠な知識！
具体的な看護技術を見る前に，技術習得のために必要な知識を解説しています。技術を用いる際の基盤となるので，しっかり理解しましょう。

個別性を考えた看護技術を
　実際に患者に対して技術を実施する場合には，本書で示している基本形をベースに，患者それぞれの個別性を考えて応用することが必要です。
　応用できるようになるには，"なぜそうするのか？"といった根拠や留意点までをきちんと学び，基本形を確実に理解・習得することが第一歩です。

第V章 障害のある人の生活援助のための

看護技術の実際

A 筋力維持・増強運動

1 大腿四頭筋等尺性運動

● 目　的：動作自立に向けて，立ち上がりや歩行などの動作に必要な大腿四頭筋の筋力維持・増強を図る

● 適　応：急性期やギプス固定などで関節運動が制限される患者。ベッド上の安静が必要な患者（循環動態に変動のある患者や，頭蓋内圧亢進の危険がある患者は除く）

方　法	留意点と根拠
状態を観察し，運動を実施し…	● 特に血圧，心拍数などのバイタル…運動負荷をかけてよい状態であるかどうかを… 感といった自覚症状… ❶ 等尺性運動は血圧上昇を招きやすいため，血圧コントロールが不良な患者や虚血性心疾患の既往がある患者では危険である。
… 5〜10秒間，筋収縮…るよう伝える	❺ 息を止めて… ● 片側が終了し… （→❻） ❻ 麻痺などが…
4 運動後の確認を行う 疼痛や疲労感の有無を確認し，収縮…	萎縮が生… 等尺… 少し… 運動…

吹き出し注釈

「看護技術の実際」
各節で習得してほしい看護技術の実際を，順を追って提示しています。正確な技術の習得には，本書で示している基本形を繰り返し練習し，頭とからだで覚えるよう意識してください。

看護技術の「目的」
何を目指してこの技術を用いるのかを簡潔に示しています。

看護技術の「適応」
この技術が，どんな状態の患者に用いられるのかを示しています。

「方法」に対する「留意点と根拠」が見やすい！
表形式で，左欄には順を追った技術の実施方法を，右欄にはそれに対応する留意点と根拠を明示しています。表形式だから左右の欄を見比べやすく，また対応する箇所には番号（❶など）をふっているので，方法に対する根拠がすぐにわかるようになっています。

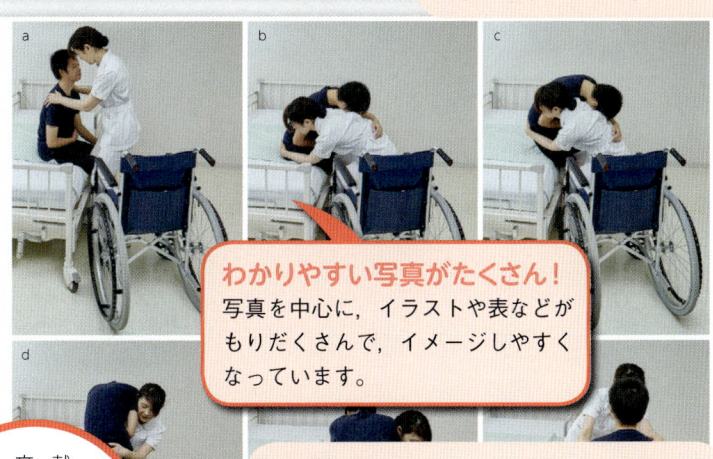

わかりやすい写真がたくさん！
写真を中心に，イラストや表などがもりだくさんで，イメージしやすくなっています。

文　献

1）菱沼典子：看護…
2）清水五弥子・他：…改訂版，…
3）北住映二：脳性…ハ病棟ちょっと…
4）小田太士・蜂須賀研二：廃用/過用/誤用症候群とリハビリテーション，理学療法ジャーナル，46(8)：746-752，2012．
5）横川博英・安村誠司・丹野高三：閉じこもりと要介護発生との関連についての検討，日本老年医学会雑誌，46：447-457，2009．
6）…木樹・北山徹：筋力増強運動の基本，理学療法ジャーナル，38(5)：395-400，2004．
7）中村恵子監，山本康稔・佐々木良：もっとらくらく動作介助マニュアル　寝返りからトランスファーまで，医学書院，

「文献」
引用・参考文献を提示しています。必要に応じてこれらの文献にもあたり，さらに学習を深めましょう。

■ 編　集
粟生田友子　埼玉医科大学保健医療学部
石川ふみよ　上智大学総合人間科学部

■ 執筆者（執筆順）
粟生田友子　埼玉医科大学保健医療学部
内堀　真弓　自治医科大学看護学部
細田満和子　星槎大学共生科学部
石川ふみよ　上智大学総合人間科学部
西川　瑞希　上智大学総合人間科学部
仁科　聖子　清泉女学院大学看護学部
室岡　陽子　東京情報大学看護学部
髙栁　智子　新潟県立看護大学
杉原真裕子　川崎市立看護短期大学
林　みつる　前関西医科大学看護学部
瀬尾　昌枝　順天堂大学医療看護学部

目　次　contents

第Ⅰ章　リハビリテーション看護の考え方　1

❶ リハビリテーション看護の目的と考え方　（粟生田友子）　2

- ❶ リハビリテーションの射程 …………… 2
  - 1）ICFモデルとリハビリテーション …… 2
  - 2）リハビリテーション看護の独自性 …… 3
- ❷ リハビリテーション看護の目的 ………… 4
  - 1）目標1：身体機能に応じ，希望する自立の様態に向けて，日常生活の自立が獲得できる ………………………………… 4
  - 2）目標2：自立に向かうリハビリテーション過程で生じる葛藤，悲しみ，喪失感から，安寧な状態へとリカバリーできる …… 5
  - 3）目標3：適切に支援を活用しながら，社会生活のなかで機能を維持し，より健康的な生活を志向することができる …… 5
- ❸ リハビリテーション看護の基本的アプローチ … 6
  - 1）障害のある人の急性期のアプローチ … 6
  - 2）障害のある人の回復期のアプローチ … 6
  - 3）障害のある人の生活期のアプローチ … 6
  - 4）障害とともに生活する人の健康を増進するアプローチ ……………………… 7
  - 5）障害のある人の家族へのアプローチ … 7
  - 6）医療・福祉チームでのアプローチ …… 7

❷ リハビリテーション看護技術の特徴　（内堀真弓）　8

- ❶ 心身の機能と構造を診る技術 …………… 8
  - 1）身体機能のメカニズムと障害の状態のアセスメント ……………………………… 10
  - 2）ADLの評価 …………………………… 10
  - 3）心理社会的アセスメント ……………… 11
- ❷ 機能を維持・向上する技術 ……………… 11
  - 1）障害発症後の各時期とリハビリテーション ……………………………………… 11
  - 2）新たな身体状態を理解し，リカバリーするための援助 ……………………………… 12
- ❸ 生活を支える技術 ………………………… 12
  - 1）セルフケア自立に向けた支援 ………… 12
  - 2）退院支援，ネットワークの構築 ……… 12
  - 3）社会資源を選択・活用する …………… 12
- ❹ チーム連携技術 …………………………… 13
  - 1）リハビリテーションを支えるチーム … 13
  - 2）チーム連携の礎となる看護の役割 …… 13

第Ⅱ章　リハビリテーション看護におけるチーム連携技術　15

❶ チームモデル　（細田満和子）　16

- ❶ チームで行う医療とは ………………… 16
- ❷ チーム医療の歴史 ……………………… 17
- ❸ チーム医療の4つの要素 ……………… 18
- ❹ チーム医療の困難な点 ………………… 19
- ❺ チーム医療の論理 ……………………… 20

2 リハビリテーション看護におけるチーム （細田満和子） 21

1 チームで医療ケアを行うための様々な方法 21
 1）フォーマルなシステム整備 21
 2）インフォーマルな交流や会合 22
2 多職種協働チームにおける看護師の役割 23
3 地域におけるリハビリテーションのチーム 23
 1）地域での医療専門職同士の連携 24
 2）施設同士の連携 24
 3）連携の難しさとチームアプローチの可能性 24
4 患者をメンバーに加えるチーム 24
5 家族をメンバーに加えるチーム 25

第Ⅲ章 リハビリテーション看護における基本技術 27

1 フィジカルアセスメント （石川ふみよ） 28

1 リハビリテーション看護におけるフィジカルアセスメントの目的 28
 1）スクリーニング 28
 2）看護問題の明確化と介入評価 28
 3）症状の確認 28
2 機能別スクリーニング 29
 1）神経系の機能 29
 2）呼吸器系の機能 40
 3）循環器系の機能 42
 4）消化器系の機能 43
 5）泌尿器系の機能 44
 6）高次脳機能 45
 7）栄養状態 46
 8）日常生活活動 49
3 援助方法の検討 49

2 心理社会的アセスメント （粟生田友子） 54

1 リハビリテーション看護における心理社会的アセスメントの目的 54
 1）初期アセスメント 54
 2）看護上の課題の明確化 55
 3）変化の確認 55
2 アセスメントの基本 56
 1）心理状態とは 56
 2）判定者の感受性 56
 3）基　　準 56
 4）客観テスト 56
3 アセスメントの内容 57
 1）表情および態度 57
 2）言動に含まれている事象の心理的評価 58
 3）心理テスト 61
4 リハビリテーション途上にある人の心理的課題 63
 1）障害を負った後の感情体験 63
 2）心理状態が生じている背景や要因の分析 64

3 協働する多職種のデータの活用 （西川瑞希） 66

1 身体機能評価に関するデータ 66
 1）嚥下機能 66
 2）排泄機能 67
 3）運動・知覚機能 67
2 精神・神経機能, 知能の評価に関するデータ 69
 1）考える, 注意を払う 69
 2）覚える, 覚えている, 思い出す 73
3 その他の機能に関するデータ 73
 1）失語症の検査 73
 2）聴力検査 74
 3）血液検査・尿検査（栄養状態） 75
 4）勃起障害（erectile dysfunction：ED） 75
 5）心理テスト 75

第Ⅳ章　リハビリテーション看護における自立支援　77

❶ リハビリテーション看護における生活機能のとらえ方　（粟生田友子）—78

- **❶ 生活の自立とは** …………………… 78
  - 1）自立の概念 ………………… 78
  - 2）自己という観点からみた自立 ……… 79
- **❷ 国際生活機能分類（ICF）による生活機能のとらえ方と支援の方向性** ……… 79

❷ 障害者の自立支援の方法　（粟生田友子）　81

- **❶ 障害者の意思決定および自己決定の支援** …… 82
  - 1）意思決定支援（decision making）…… 82
  - 2）自己決定（self-determination）…… 82
  - 3）法的枠組みに基づく支援 ……… 83
- **❷ 障害者の自立に向けた心理的支援** ……… 84
  - 1）情緒的サポート ……………… 85
  - 2）病や障害に対する正しい認識 …… 86
  - 3）動機づけを高める ……………… 86
  - 4）生きる力を得ること …………… 87
- **❸ 障害者の自立とアドボケート** ……… 88
- **❹ 障害者を支える集団** ……………… 88
  - 1）エンパワーメント：社会的パワーと心理的パワー ……………………… 88
  - 2）体験の共有による生きる力の獲得 …… 89
- **❺ 障害のある人の生活を豊かにする支援** …… 89
  - 1）生命，生活，人生の各レベルにおけるQOL ……………………… 89
  - 2）保健医療分野におけるQOL向上の支援 … 90

❸ 障害者が活用できる公的サービス　（仁科聖子）　92

- **❶ 障害者施策の流れ** ……………… 92
- **❷ 障害者が利用可能なサービス：障害者総合支援法に基づくサービス** ……… 93
  - 1）障害者総合支援法の基本理念 …… 93
  - 2）障害者支援法の概要 …………… 93
  - 3）サービスの支給決定プロセスと利用者負担 …………………………… 94
  - 4）障害者総合支援法のサービス体系 …… 94
  - 5）住宅改修 ……………………… 97
- **❸ 障害者の生活を保障するシステム** …… 98
  - 1）障害者手帳 …………………… 98
  - 2）障害基礎年金 ………………… 98

❹ 障害者が活用できるリハビリテーション機器　（仁科聖子）　99

- **❶ 歩行補助具** ……………………… 99
  - 1）杖 …………………………… 100
  - 2）歩行器 ……………………… 100
- **❷ 車椅子** …………………………… 101
- **❸ 義肢（義手・義足）** ……………… 101
- **❹ 装具** ……………………………… 102
  - 1）体幹装具 …………………… 102
  - 2）上肢装具 …………………… 102
  - 3）下肢装具 …………………… 102
- **❺ 自助具** …………………………… 103
  - 1）食事動作で使用する自助具 …… 103
  - 2）更衣・整容動作で使用する自助具 …… 103
  - 3）入浴時に使用する自助具 ……… 104
  - 4）排泄動作で使用する自助具 …… 104
  - 5）移動時に使用する補助具 ……… 104
- **❻ コミュニケーション機器** ………… 105

第Ⅴ章　障害のある人の生活支援のための看護技術　107

❶「食べる」機能の障害と援助技術　（仁科聖子）　108

❶ 摂食嚥下のメカニズムとその障害 …… 108
　1）摂食嚥下のメカニズム …… 108
　2）摂食嚥下に影響を与える要素 …… 108
❷「食べる」機能が障害された状態 …… 110
　1）「食べる」機能の障害の原因 …… 110
　2）「食べる」機能が障害された患者への援助
　　　方法 …… 112

看護技術の実際 …… 115
　Ⓐ 摂食嚥下障害のある患者の口腔からの食事の援助 …… 115
　Ⓑ 経鼻経管栄養法による栄養剤の注入 …… 119
　Ⓒ 胃瘻からの栄養剤注入 …… 120

❷「排泄する」機能の障害と援助技術　（室岡陽子）　122

❶ 排尿・排便のメカニズムとその障害 …… 122
　1）排泄とは …… 122
　2）排尿のしくみ …… 122
　3）排尿障害の種類 …… 123
　4）排便のしくみ …… 124
　5）排便障害の種類 …… 125
　6）排便の評価ツール …… 125

❷「排泄する」機能が障害された状態 …… 127
　1）脊髄損傷による排泄障害 …… 127
　2）脳血管障害による排泄障害 …… 132
看護技術の実際 …… 135
　Ⓐ 排尿のコントロール方法：清潔間欠自己導尿
　　　（CIC） …… 135
　Ⓑ 排便のコントロール方法：浣腸（または坐薬） …… 136

❸「動く」機能の障害と援助技術　（高柳智子）　139

❶ 運動および運動調整のメカニズムとその障害
　…… 139
❷「動く」機能が障害された状態 …… 139
　1）形態の変化 …… 139
　2）運動神経の障害 …… 141
　3）筋の障害 …… 143
　4）心理的な要因（閉じこもり） …… 143
看護技術の実際 …… 144
　Ⓐ 筋力維持・増強運動 …… 144
　1）大腿四頭筋等尺性運動 …… 144
　2）大腿四頭筋等張性運動 …… 145
　Ⓑ 基本動作訓練 …… 145

　1）起き上がり・端座位への体位変換（片麻痺
　　　患者） …… 145
　2）起立動作（下肢筋力低下が認められる患者）
　　　…… 147
　Ⓒ 移乗・移動動作の自立に向けた援助 …… 149
　1）車椅子移乗（全介助） …… 149
　2）車椅子移乗（座位移乗） …… 150
　3）車椅子移乗（中等度介助） …… 151
　4）車椅子移乗（最小介助） …… 154
　5）車椅子移乗の自立に向けた援助（見守り） …… 155
　6）歩行の自立に向けた援助（片麻痺患者） …… 157

④ 「考える」「注意を払う」機能の障害と援助技術　（石川ふみよ）　── 160

❶ 脳の高次機能とその障害 …………… 160
　1）脳の高次機能とは ………………… 160
　2）高次脳機能障害の2つの定義 …… 160
❷ 「考える」「注意を払う」機能が障害された状態 …… 161
　1）高次脳機能障害の原因 …………… 161
　2）高次脳機能障害の症状 …………… 161
🌱 看護技術の実際 ……………………… 165
　A 症状の改善・機能の向上を目指す援助 …… 165
　1）注意の向上 ………………………… 165
　2）失行・失認の改善：肢節運動失行 …… 166
　3）失行・失認の改善：着衣失行 …… 167
　4）失行・失認の改善：視覚性失認 …… 168
　5）失行・失認の改善：半側空間無視 …… 168
　6）遂行機能の向上 …………………… 169
　7）欲求・感情のコントロール ……… 169
　B 日常生活における援助 …………… 170
　1）食　　事 …………………………… 170
　2）排　　泄 …………………………… 172
　3）清潔・整容 ………………………… 173
　4）更　　衣 …………………………… 175
　5）移　　動 …………………………… 176

⑤ 「覚える」「覚えている」「思い出す」機能の障害と援助技術　（杉原真裕子）── 178

❶ 記憶のメカニズムとその障害 ……… 178
　1）時間軸による記憶の分類 ………… 178
　2）記憶形式による分類 ……………… 179
　3）記憶をつかさどる脳の部位 ……… 179
❷ 「覚える」「覚えている」「思い出す」機能が障害された状態 ……… 180
　1）エピソード記憶の障害（健忘） … 180
　2）意味記憶の障害 …………………… 182
　3）手続き記憶の障害 ………………… 183
　4）心因性記憶障害（ストレス，うつ病） …… 183
　5）記憶障害の評価 …………………… 183
🌱 看護技術の実際 ……………………… 185
　A 直接訓練（記憶を改善するための訓練） …… 185
　B 記憶の代償法 ……………………… 185
　C 環境調整 …………………………… 186
　D 日常生活における援助 …………… 187
　E 事故回避の援助 …………………… 188

⑥ 「話す」「受け取る」機能の障害と援助技術　（林みつる）── 189

❶ 「話す」「受け取る」メカニズムとその障害 …… 189
　1）コミュニケーションの成り立ち … 189
　2）言語活動を支える神経機構 ……… 191
❷ 「話す」「受け取る」機能が障害された状態 …… 192
　1）運動性構音障害 …………………… 193
　2）失　語　症 ………………………… 194
🌱 看護技術の実際 ……………………… 198
　A 発声・発語を促す ………………… 198
　B コミュニケーションの工夫 ……… 199
　1）「聞いて理解する」を支援する …… 200
　2）「話す（伝える）」を支援する …… 201

❼ 「見る」「聞く」機能の障害と援助技術 （粟生田友子） ──── 203

- ❶「見る」メカニズムとその障害 ……… 203
  - 1）「見る」ことから得られる情報 ……… 203
  - 2）眼の構造 ……………………………… 203
  - 3）視覚障害とは：障害の程度による分類 ‥ 204
- ❷「見る」機能が障害された状態 ………… 204
  - 1）視覚の要素とその障害 ……………… 204
  - 2）視覚の評価 …………………………… 205
- ❸「見る」機能が障害された状態 ………… 206
  - 1）日常生活上の困難 …………………… 206
  - 2）心理的課題 …………………………… 207
  - 3）視機能の障害の原因となる疾患 …… 207
  - 4）視機能障害のある人の看護に必要な技術
     …………………………………………… 208
- ❹「聞く」メカニズムとその障害 ………… 211
  - 1）「聞く」メカニズム ………………… 211
  - 2）聴覚障害とは ………………………… 211
- ❺「聞く」機能が障害された状態 ………… 212
- ❻聴覚の障害が生活に及ぼす影響 ………… 212
  - 1）日常生活上の困難 …………………… 212
  - 2）看護の方法 …………………………… 214
- 🌱 看護技術の実際 …………………………… 215
  - Ⓐ 机上動作 ……………………………… 215
  - Ⓑ 歩行訓練 ……………………………… 217
  - 1）白杖を使用した一人での歩行の指導 … 217
  - 2）歩行誘導 ……………………………… 218

❽ 皮膚の機能障害と援助技術 （室岡陽子） ──── 222

- ❶皮膚の機能 ………………………………… 222
  - 1）皮膚の構造 …………………………… 222
  - 2）皮膚の機能 …………………………… 223
- ❷皮膚の機能が障害された状態 …………… 223
  - 1）褥瘡発生のメカニズム ……………… 224
  - 2）褥瘡の発生予測 ……………………… 225
  - 3）褥瘡の深達度分類 …………………… 228
  - 4）褥瘡の予防 …………………………… 229
- 🌱 看護技術の実際 …………………………… 234
  - Ⓐ 褥瘡の予防：車椅子上での除圧（荷重移動）…… 234
  - Ⓑ 創傷の管理：創部の洗浄，ドレッシング交換
     …………………………………………… 235

❾ 性の機能障害と援助技術 （瀬尾昌枝） ──── 237

- ❶性機能とその障害 ………………………… 237
- ❷男性性機能障害 …………………………… 237
  - 1）勃起障害 ……………………………… 237
  - 2）射精障害 ……………………………… 242
- ❸女性性機能障害 …………………………… 245
  - 1）婦人科系がんを中心とした骨盤・性器の
     疼痛と挿入障害 ……………………… 245
  - 2）骨盤・性器の疼痛と挿入障害の治療 … 245
- ❹脊髄損傷者の性機能障害 ………………… 246
  - 1）男性脊髄損傷者の性機能障害 ……… 246
  - 2）女性脊髄損傷者の性機能障害 ……… 246
  - 3）性行為中の障害 ……………………… 247
  - 4）脊髄損傷者の支援 …………………… 247
- 🌱 看護技術の実際 …………………………… 247
  - Ⓐ 勃起・射精の方法 …………………… 247
  - Ⓑ 性行為の準備，体位 ………………… 248

索　引 …………………………………………… 253

第 I 章

リハビリテーション看護の考え方

1 リハビリテーション看護の目的と考え方

学習目標
- リハビリテーション看護の定義を理解する。
- リハビリテーション看護の対象を理解する。
- リハビリテーション看護の目的を理解する。
- リハビリテーション看護の基本的アプローチを理解する。

1 リハビリテーションの射程

　リハビリテーションとは，人の存在の回復，生きる権利の回復を意味する。そのためリハビリテーションの射程範囲には，疾病や事故などによって健康が損なわれた状態にある人だけでなく，あらゆる健康状態の人が含まれ，対象者の健康状態に応じて，医療およびケアを提供するのである。

　リハビリテーションには，一般的には医療機関で行われる医療的リハビリテーション（リハビリテーション医療）と，生活施設や在宅などで行われる社会的リハビリテーションがあるが，そのほか，主として小児を対象とした教育的リハビリテーション，成人を対象とした職業リハビリテーションなど，リハビリテーションの目的別の分野がある。いずれも，よりよい生活の質を探求するものである。

　リハビリテーション医療は，障害を負った後に医療的処置が必要な人や，いったん生活適応した後に医療が必要となった人への治療とケアを担っている。その考え方の基本には，世界保健機関（World Health Organization：WHO）が示している国際生活機能分類（International Classification of Functioning, Disability and Health：ICF）がある。

　リハビリテーション看護は，医療的リハビリテーションにおいてだけでなく，社会的リハビリテーションにおいても，専門的視点で看護ケアのサービスを提供する。つまり受傷後早期から在宅へとつなげる医療の場でも，在宅という暮らしの場でも，健康状態を回復・維持し向上させるために，対象者の生活機能の状態にかかわらず日常生活の視点でケアを提供するものである。以下に具体的に述べていきたい。

1）ICFモデルとリハビリテーション

　WHOのICFモデル（図1-1）に即してみてみると，人の健康状態は，心身機能・身体構造，日常生活における活動，社会参加の側面から構成される。リハビリテーションでは，その人の健康に影響する個人因子および環境因子に働きかけることをとおして，よりよい健康状態へと導くのである[1]。

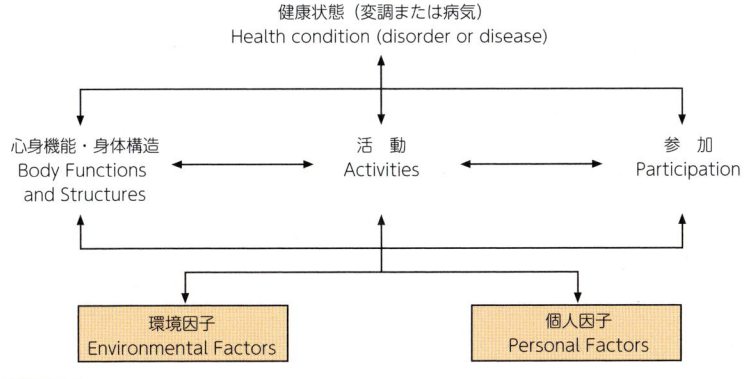

健康状態（変調または病気）
Health condition (disorder or disease)

心身機能・身体構造　　活　動　　参　加
Body Functions　　　Activities　　Participation
and Structures

環境因子　　　　個人因子
Environmental Factors　　Personal Factors

図1-1 ICFモデル：構成要素間の相互作用 (WHO, 2001)

　リハビリテーションの対象は，あらゆる健康状態の人である。狭義には，リハビリテーションの対象を障害および障害者とすることがあるが，ICFでは「健康状態 health condition」を健康モデルの中心に置き，心身機能・身体構造，活動，参加と相互に影響するものとして位置づけている。そこには障害という概念，ことに否定的にとらえる障害の概念は含まれてはいない。障害は社会が生むものであり，人はそれぞれその機能に見合った生活能力を発揮し，社会のなかで暮らす権利をもつ。人の健康状態は，心身の機能や構造，活動状態，社会参加のつながりのなかで構成され，その人のもつ個人の能力やその人を取り巻く環境によって影響を受けている。つまり，どのような健康状態にあっても，それぞれの健康状態に合わせて，その人自身が望む質の高い暮らしを実現することが重要なのであり，リハビリテーションの本質的な目的もそのことなのである。

2）リハビリテーション看護の独自性

　リハビリテーション看護では，様々な健康状態の人に対して，医療および社会的なアプローチを用いて専門的な技（art）を提供する。リハビリテーション看護の医療的なアプローチは，身体的・精神的に何らかの日常生活を送るうえでの困難があり，そのためにその人らしい生活を送ることができない状態にある人を，その人らしく生きるように支援するものである。そのケアの対象は，加齢，疾病，事故などにより何らかの日常生活上の困難を有しているが，自ら意思決定し，生活していける潜在的な力のある人である。看護は，そうした力を支え，培い，育てることを生活の視点から探究し，専門的な技を用いて，その人の生活の質をできるだけ高いものとすることを目的とする。

　リハビリテーション看護の独自性は，以下のような点である[2]。

(1) 対象者の生活場面に密着してかかわる

　日常生活支援は，リハビリテーション看護の機能の基本である。対象の状態を日常生活の視点でみて，ケアを展開する。多くの職種との協働が求められるリハビリテーションの分野にあって，看護の最大の特徴は対象者の日常生活に寄り添うことである。

(2) 対象者のセルフケア自立に向けて支援する

　リハビリテーション看護は，対象者のセルフケアの状態を正しくアセスメントすることに始まる。身体機能・精神機能はどのような状態にあるか，その機能の状態によってどのよ

うな日常生活への影響が生じているかを判断し，ケアの方向性を決定していく。

（3）多職種で共有できる多くの評価ツールが使用される

　リハビリテーションにおいて心身の機能・構造の評価をするためには評価ツールが必要である。身体機能の評価ツール，日常生活機能の評価ツール，メンタルアセスメント，社会適応力テストのほか，摂食嚥下機能テストの画像やMRI画像のような検査データも含まれる。それらを使用し，経時的に判断し，見通しをもって自立へ向けた支援を行う。

（4）人としてのコミュニケーションを基盤に全人的な支援をする

　リハビリテーション看護の基盤には人間対人間のかかわりがある。対象者のリハビリテーションが進む方向には，その人の希望や意思が反映される。期待どおりにならない場合であっても，本人の意向は大切に見守られる。

（5）人の発達に関与し，その発達レベルを推し進める

　リハビリテーションの対象者は，リハビリテーションをとおして発達が促され，成長を遂げていく。すなわち，リハビリテーションの過程では，対象者の成長発達に合わせてリハビリテーションの計画を立案あるいは修正し，人としての発達を支援していく。

（6）人間工学を活用することで，対象者の自立レベルの向上に寄与する

　現代のリハビリテーションには福祉機器や医療機械が多く投入されている。一人で歩行ができなくなっている人には，様々な形の歩行補助具や，車椅子をはじめ，からだを起こすために必要な介護ロボットが活用されることもある。こうした人間工学を活用した様々な機器は，リハビリテーションを必要とする人の自立の可能性と自立の質を変化させている。

（7）多職種連携が広く行われ，医療機関から生活施設へと支援が進められる

　リハビリテーションには多くの職種がかかわっている。医師や薬剤師や看護師だけでなく，多くの医療関係職種がチームのメンバーとして役割を発揮している。看護師は，病棟での日常生活支援のみならず，最も患者の近くに存在している職種として，情報発信し，チーム全体をコーディネートする役割を担う。

2 リハビリテーション看護の目的

　リハビリテーション看護の目的は，その人にとっての自立のありようを尊重し，対象者が満足できる生活へ向けて支援することである。自立とは，自らの意思や希望に沿った生活を，不自由や困難がない状態で送れるということであるが，経済的・社会的に生活を営んでいけるということも含まれる。言い換えるならば，たとえ身体的にあるいは精神的に不自由や困難があったとしても，自らが意思決定できて，その意思が尊重されるならば，リハビリテーション看護の目的は達せられているのである。

　この目的を達成するための看護の目標は次のとおりである。

1）目標1：身体機能に応じ，希望する自立の様態に向けて，日常生活の自立が獲得できる

　健康障害のある人の自立には，様々な様態がある。リハビリテーションの本来の意味は，

人が生きるうえでの人権の復活である。そのため，身体や精神の機能がどのような状態にあっても，自ら意思決定ができるという自立の形は，人が人として生きるために最も基本的な自立の様態である。意思決定できることは，自律（autonomy）がその基本にある。

リハビリテーションは，医療の場では，日常生活の「自立（independence）」を目指す。しかしその本質には自律（autonomy）があり，日常生活において，身体的には自立が困難な場合であっても，本人の意思が尊重され，人として生きる手立てを獲得することが目標に置かれる。

その対極にある自立の様態として，身体の機能が日常生活を送るうえで十分であり，身辺の生活関連の事柄を自分で行うことができ，自分で意思決定し，その決定に従って暮らすことが可能で，経済的にも自立し，社会生活を豊かに送ることができる状態がある。また，それらの中間として，日常生活動作は自立しているが，生活に関連する活動が十分にできないような状態もあり，社会的な役割達成や，経済的自立ができないような自立の様態もある。

その様々な状態に応じて，可能な自立の状態を目指すことがリハビリテーションの目標となる。自らが望む生活自立の様態が困難であっても，可能な限り対象者が了解できる安定した自立状態を獲得できるよう，看護はその目標に向かい，ケアの技を提供する。

2）目標2：自立に向かうリハビリテーション過程で生じる葛藤，悲しみ，喪失感から，安寧な状態へとリカバリーできる

リカバリー（recovery）は，自立に向かう当事者自身の回復のプロセスであり，力の回復がその中心にある。生きる力は，当事者のなかに何かの変化が起こることで培われ，維持される。しかし，障害を負った直後からそうした力があるわけではない。リカバリーは，病に向き合うときに体験する無力感や苦悩，困難感がもたらす感情の落ち込み現象に対して，エネルギーを投入することにより，生きる力が賦活するプロセスである。

リハビリテーションが必要な人は，健康状態に何かしらの虚弱がある。初めて日常生活の困難に直面している人もいれば，障害があって折り合いをつけながら暮らしている人もいる。生活における困難や不自由は，自立生活を目指すうえでエネルギーを消耗する体験である。

生活の自立を目指し行動を拡大しようとすれば，その過程では障害があることが自覚され，悲しみや苦悩や葛藤が生じる。その状態からのリカバリーが目標になる。

3）目標3：適切に支援を活用しながら，社会生活のなかで機能を維持し，より健康的な生活を志向することができる

健康生活を維持するための社会資源は法的に整備されており，物理的資源，経済的資源，人的資源がある。それらをうまく活用することで，身体機能がどのような状態にあっても健康を維持，増進できる。

健康な人が，よりよい暮らしを望み健康増進に励むように，障害のある人も，より健康的な生活を志向することができる。

3 リハビリテーション看護の基本的アプローチ

　リハビリテーション看護の目標を達成するための基本的なアプローチは，対象者が障害を負った時点をもとにして時系列にとらえると，①障害のある人への急性期のアプローチ，②障害のある人への回復期のアプローチ，③障害のある人への生活期のアプローチ，④障害と共に生活する人への健康を増進するアプローチに分類できる。さらにアプローチを構造化してとらえると，⑤障害のある人の家族へのアプローチ，⑥医療・福祉チームでのアプローチがある。

1）障害のある人の急性期のアプローチ

　人が障害を負うと，身体および精神の機能の状態が変化する。超急性期とよばれる時期には意識レベルが低下し生命のリスクが生じることもある。この時期に行われるリハビリテーション看護では，生命のリスクに対応し医療処置が集中するなかで，次に来る回復期への準備状態をつくっておくことが必要になる。

　安静による弊害をできるだけ回避し，最小限にとどめる。また様々な受傷直後の身体反応や医療処置による苦痛を緩和することも行われる。医療機関の状況により予後が左右されることもあるが，早期のリハビリテーションとして筋骨格系に関する関節可動域の維持，筋力の維持などが行われる。看護師のアプローチは，急性期から，リスクに対処するなかで進められる。

2）障害のある人の回復期のアプローチ

　回復期には，回復を促すことと生活期に向けた準備が進められる。この時期は急性期に比べると長いのが特徴である。

　この時期には，多職種が専門的技術を用いて行う機能訓練が積極的に進められる。これは，訓練室で行われると同時に，生活の場である病棟でも行われる。多職種により機能回復のためのアプローチが行われるなかで，看護師のアプローチの一つは「生活の視点」で訓練を生活に取り込み，日常生活全般をコーディネートすることである。チームとの連携は不可欠であり，日常生活の自立訓練はベッドサイドでも行われる。

　もう一つのアプローチは，次に来る生活期における生活の場の選定や確保，および準備を進めることである。回復期終了の段階での目標を設定し，日常生活にアプローチを展開する。その際に目標とするものが機能的な自立であり，活動耐性を向上させることである。そして，家族の意向も踏まえて患者の意思を尊重しながら，退院後の生活の場に関する準備を行う。

　退院時点では，心理的なリカバリーができていることが望ましく，たとえ身体の機能において障害が残ったとしても，生きる力を回復していくことが期待される。

3）障害のある人の生活期のアプローチ

　生活期は，機能の維持だけだはなく，生活をより豊かに送るための様々なアプローチが

展開される時期である。この時期には，医療職以上に福祉職が環境調整や実際の資源を活用しての支援を進める。そこでは家族の力とともに地域の力が必要であり，デイケアやショートステイなども大いに活用される。生活の場では，その人が望む暮らしを継続できることが目標となる。

4）障害とともに生活する人の健康を増進するアプローチ

障害者の運動量は，健常者に比べると受傷後に激減する傾向がある。身体機能の一部を失った場合でも，自由な活動状態に置くことが理論的にはできるが，現実には活動耐性は低下する。一方で，最近では障害があっても，新たな方法でのスポーツや身体活動を続けていくことのできる人が増えてきている。

障害者のヘルスプロモーションは，運動量を増やすことも大切であるが，身体機能に合わせた動きを実施することによって活動量の維持が可能になることも多い。そのためのアプローチが必要になる。

5）障害のある人の家族へのアプローチ

障害を負った人の家族は，障害のある当事者と同じように苦悩していることが少なくない。家族は障害を負った人が担ってきた役割を代替し，同時にその人の介護を引き受けることになる場合がある。

家族にもまた急性期，回復期に生じる心身の反応があり，それに対処する方法を身につけることが必要である。同時に，障害者を自宅あるいは他の施設で引き受けるための準備を整えることや，障害のある当事者に代わって意思決定しなければならないことも起こる。看護師は，そうした状況に置かれる家族への支援のアプローチを行う。

6）医療・福祉チームでのアプローチ

医療・福祉チームでのアプローチは，障害発生から在宅へ移行する過程のどの段階においても必要である。かかわる職種，アプローチの違い，協働のありようを検討していくことが必要になるが，これについては，第Ⅱ章を参照されたい。

文　献

1）WHO：ICF国際生活機能分類－国際障害分類改訂版，中央法規，2002.
2）粟生田友子：リハビリテーション看護の独自性と専門性，落合芙美子・粟生田友子編：リハビリテーション看護〈新体系看護学全書 別巻〉，メヂカルフレンド社，2015，p.144-122.

2 リハビリテーション看護技術の特徴

学習目標
- リハビリテーション看護に必要な技術の特性を理解する。
- 身体機能のアセスメントにつながる身体を診る技術を理解する。
- 患者の機能の維持・向上のための技術の要素を理解する。
- 患者の現在とこれからの生活を支えるために必要なリハビリテーション看護技術の要素を理解する。

　リハビリテーション看護における看護師の役割は，生活の再構築に直面した人々へ，機能回復・促進を目指す多職種によるチームアプローチを通じて，可能な限りの自立と健康の回復，維持，増進を支援することである。その目的は生活の質（quality of life：QOL）の向上である。リハビリテーション看護では，障害のある人だけではなくすべての人に対して，心身機能・身体構造，活動・参加とそれに影響する背景因子に関する情報をアセスメントし，顕在的・潜在的ニーズに対応した援助計画・実践・評価を行っていかなければならない。

　リハビリテーション看護を構成する技術は，「チーム連携技術」「心身の機能と構造を診る技術」「機能を維持・向上する技術」「生活を支える技術」「障害別看護技術」である（図2-1）。そのうちチーム連携技術は，他の技術の礎として位置づけられる。障害をもつ人がその人らしく生活するためには，医学的リハビリテーションのみならず，教育的・心理的・社会的・職業的リハビリテーションによる各分野からの総合的なアプローチを必要とする。障害をもつ個人がもつ問題は複雑かつ複合的であることが多く，解決のために必要とされる専門的な知識や技術は多岐にわたり，各職種の協働によるチームアプローチが不可欠である。

　各職種がそれぞれの専門性を発揮し，より効果的なリハビリテーションを実施するためには，職種間での目的の共有と適切な情報の交換が重要である。そこで要となるのが看護師である。看護師は，患者の最も近くで援助し，患者や家族のあらゆる情報を有している。ケアのなかから得られた患者・家族の情報と専門職の見解を整理し，調整することで，チームが患者個々の状況に合わせて一貫性をもちながらも柔軟に対応する機能を発揮することが可能となる。

1 心身の機能と構造を診る技術

　心身の機能と構造を診る技術は，障害の拡大を防ぎ，リハビリテーションのリスクや促進因子・阻害因子を把握するため，障害を及ぼした疾患に関連した臓器別医療の枠にとら

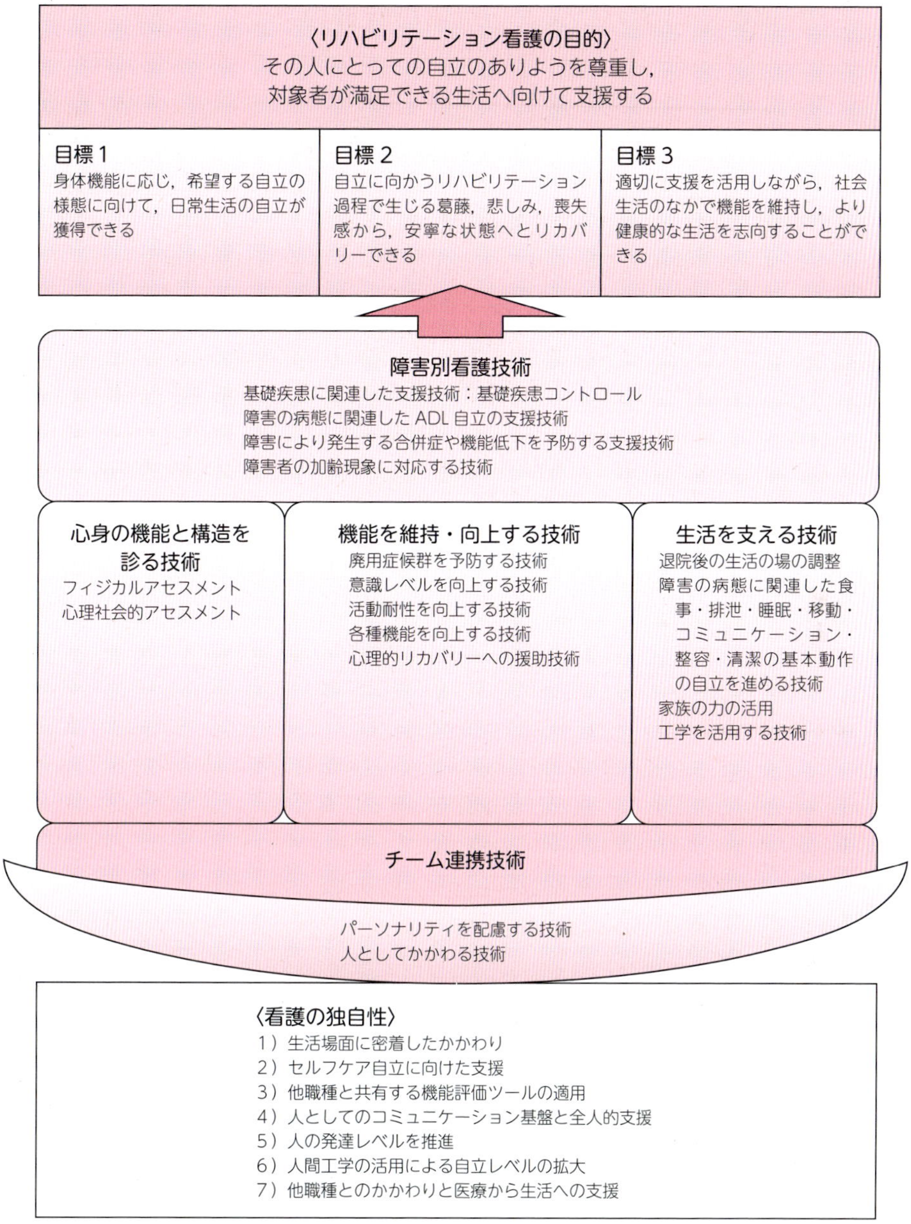

〈リハビリテーション看護の目的〉
その人にとっての自立のありようを尊重し，対象者が満足できる生活へ向けて支援する

目標1
身体機能に応じ，希望する自立の様態に向けて，日常生活の自立が獲得できる

目標2
自立に向かうリハビリテーション過程で生じる葛藤，悲しみ，喪失感から，安寧な状態へとリカバリーできる

目標3
適切に支援を活用しながら，社会生活のなかで機能を維持し，より健康的な生活を志向することができる

障害別看護技術
基礎疾患に関連した支援技術：基礎疾患コントロール
障害の病態に関連した ADL 自立の支援技術
障害により発生する合併症や機能低下を予防する支援技術
障害者の加齢現象に対応する技術

心身の機能と構造を診る技術
フィジカルアセスメント
心理社会的アセスメント

機能を維持・向上する技術
廃用症候群を予防する技術
意識レベルを向上する技術
活動耐性を向上する技術
各種機能を向上する技術
心理的リカバリーへの援助技術

生活を支える技術
退院後の生活の場の調整
障害の病態に関連した食事・排泄・睡眠・移動・コミュニケーション・整容・清潔の基本動作の自立を進める技術
家族の力の活用
工学を活用する技術

チーム連携技術
パーソナリティを配慮する技術
人としてかかわる技術

〈看護の独自性〉
1）生活場面に密着したかかわり
2）セルフケア自立に向けた支援
3）他職種と共有する機能評価ツールの適用
4）人としてのコミュニケーション基盤と全人的支援
5）人の発達レベルを推進
6）人間工学の活用による自立レベルの拡大
7）他職種とのかかわりと医療から生活への支援

図2-1 リハビリテーション看護の目的とリハビリテーション看護技術の構造（粟生田・石川，2015）

われず，患者の心身を調べ，状態を判断するために用いられるものである。また，立案され実施されたリハビリテーションの効果を判定するためにも用いられる。心身の状態の把握とリハビリテーションの効果を適切に判断するためには，疾患や治療によって生じる障害の程度，症状や検査などから予測される機能変化に関するアセスメントが重要である。心身を診る技術によって行われるアセスメントの結果は，QOL向上への援助方法を決定づける根拠となる。

1）身体機能のメカニズムと障害の状態のアセスメント

　適切なアセスメントのためには，身体の正常な機能に関する知識が必要である。身体の様々な機能をつかさどる器官やその構造・機能を正しく理解し，そのうえで障害発症の成り立ち，程度，日常生活への影響をアセスメントする必要がある。

　リハビリテーション対象者の障害の特徴的なものとして，運動機能障害があげられる。運動機能に関するアセスメント項目としては，神経系，筋・骨格系といった運動器が中心となるが，運動機能に影響を及ぼす循環器系・呼吸器系の状態把握も重要である。このようなことから，身体機能のアセスメントには，摂食嚥下，排泄，運動，呼吸・循環，視覚，聴覚，皮膚，性といったあらゆる機能に関する項目が含まれる。

　障害の状態をアセスメントするための基本技術として，病歴聴取の技術とフィジカルアセスメントの技術があげられる。病歴の聴取においては，顕在的，潜在的問題を明らかにするため，患者の主訴のみならず，病歴，生活や活動状況，心理的反応についての情報を得る。病歴については，原疾患の経緯，治療方法，これまでに受けたリハビリテーションの内容などに関する情報を収集する。また，診察や看護の場面で実際の動きの観察などから得られる情報も重要である。情報収集は，多職種と連携しながら行うことで，専門的な見地からより意義のある情報を得ることができる。

2）ADLの評価

　リハビリテーション看護の対象は，多くは障害をもち生活する人々である。このため，生活者としての患者の活動能力を評価することは重要で，日常生活活動（activities of daily living：ADL）の自立度についての情報は，その後のリハビリテーションの目標設定や計画の立案，効果の判定の鍵となる。生活や活動状況については，身体機能や能力を把握するため，家庭や職場での活動状況，移動や移乗，整容，コミュニケーションなどの自立度，介助を必要とする場合にはその状況について詳細な情報を得る。より正確な情報が得られるように，具体的な場面で情報を収集することが必要である。

　また，活動能力の向上には，身体的要因だけではなく，変化した身体状況の受け入れに関する心的要因，生活環境や社会的環境といった多くの因子が複雑に絡み合って影響を及ぼす。ADL評価は，患者を取り巻く複合的な問題を整理し，問題解決に向けての多職種連携のツールとしても重要な役割をもつ。また，客観的な評価は各種制度利用の際の資料ともなり得る。

　ADL評価の尺度は，これまで様々なものが開発されてきている。各疾患の特徴に合わせた評価法も検討されている。国際的によく用いられているものとしては，バーセル・インデックス（Barthel Index：BI）やカッツ・インデックス（Katz Index），機能的自立度評価法（Functional Independence Measure：FIM）などがある。それぞれの利点と欠点を踏まえ，評価者による差が生じないよう適切に用いる必要がある。

　看護師がADL評価を行う意義は，疾患や障害の状況に関連づけて状態を判断し，障害の拡大や悪化につながる危険な行為を避け，安全を確保したうえでリハビリテーションを進めることができる点にある。また，看護師は常に患者の傍らでケアするため，実際に患者が「しているADL」を評価するのに最も適した立場にあるといえる。条件が一定である訓練

室でできたとしても，他の患者の往来や障害物のある廊下での歩行や，実際に尿意や便意を催してからの排泄の場面などでは，状況が整っていればできる行為もうまくいかないことがある。うまくできなかったという失敗体験は，患者の自己効力の低下につながる。「できるADL」を安全に行えるように環境を調整し，状況に合わせた日常生活活動の実施方法を患者と共に検討していく必要がある。

3）心理社会的アセスメント

心理社会的アセスメントは，リハビリテーションの全過程で必要になる。身体機能障害は，急激な発症により引き起こされるものもあれば，徐々に進行し重症化するものもある。また，発達段階や当事者を取り巻く様々な環境の変化により，生活も変化する。リハビリテーションの過程において患者の生きる力を支えるため，表出されるありのままの感情をアセスメントすることが重要である。それにより，患者の本来もつ力を最大限引き出すエンパワーメントアプローチへとつなげていくことが可能となる。

2 機能を維持・向上する技術

機能を維持・向上する技術は，「心身の機能と構造を診る技術」に基づいて立案されたリハビリテーション計画を効果的に実施するために用いられるものである。

生命の危機的状態にあり，意識レベルの低下や生命維持のための処置が集中的に行われている患者は，安静臥床による廃用症候群が起こりやすい状態にある。また，生命の危機を脱したときには，身体の部位や機能を失ったことの受け止めや，変化した身体での新たな生活への適応といった生活の再構築の課題に直面する。患者のこのような状況の変化に応じた適切な援助は，障害の改善や機能の回復に直接影響を及ぼすものとなる。

1）障害発症後の各時期とリハビリテーション
（1）障害発症直後（急性期）

障害発症直後の急性期には，患者の生理的ニーズの充足のため，看護師は常に患者の身体・心理的変化を注意深く観察し，ADL向上を視野に入れた援助を行う。急性期には生命維持のため安静臥床状態で医療や処置が行われることで，廃用症候群が起こりやすい。バイタルサインも不安定になりやすく，身体の異常の早期発見と迅速な対応により二次障害を引き起こさないための看護が必要である。全身状態の安定を確認しながら体位変換し，早期離床に向けて筋力低下予防を取り入れていく。具体的には，発症当日から良肢位を保持し，関節可動域訓練を取り入れ，患者の「できるADL」を最大限引き出すことを支援する。

また，痛みを過度に増強させない技術も重要である。実施された医療や処置に伴う痛みを増強するリハビリテーションは，苦痛体験と結びつけられ，患者の意欲低下を引き起こす可能性がある。疼痛の有無，部位，強さ，増強因子を把握し，疼痛コントロールを図りながら実施する。

（2）生命の危機を脱した後の時期

生命の危機を脱した後は，障害の改善や機能の拡大，日常生活拡大に向けた訓練を行う。

障害によっては，これまでとはまったく異なる日常生活活動の獲得を必要とする場合がある。今後の生活を念頭に，日常生活のなかで実施している「しているADL」のみならず，家庭や職場などの実生活で「するADL」について，個々に目標を設定し，訓練で獲得したADLを実際の生活の場面で活用できるようにすることが重要である。具体的には基本的動作を訓練する基本的動作訓練，ADL訓練，生活環境調整，ソーシャルサポートの獲得があげられる。

2）新たな身体状態を理解し，リカバリーするための援助

訓練をしても思うように回復しない状況も考えられる。患者が障害をもつ自分をありのままにとらえ，新たな自分とともに生活していけるよう心理的な支援も重要である。患者の心理社会的適応の段階をアセスメントし，悲嘆反応に対しては共感的に対応する。また，障害とともによりよく生きることにつなげられるよう感情の表出を助け，患者が自身の気持ちを整理し，今後の見通しをもつことができるようなアプローチを行う。

3 生活を支える技術

生活を支える技術は，リハビリテーション対象者が，その人らしさを取り戻し，生活を再構築していくために必要な方策を見いだすことを支えるものである。

1）セルフケア自立に向けた支援

患者のセルフケア不足は，障害などによってセルフケアが完全にもしくは一部できなくなったことによって起こる。セルフケア不足を軽減するために，看護師は，行為の代行，方向づけ，支持，環境の調整，教育，指導などの援助を行う。セルフケア能力を高める支援は，患者のセルフケア能力のアセスメントに基づいて行う。そのうえで，在宅や地域社会でできるだけ継続して不自由なく生活できるように，患者が自身の状態を知り，障害を代替するリハビリテーションを効果的かつ主体的に実施していけるよう促す。

2）退院支援，ネットワークの構築

生活期のリハビリテーションでは，在宅や地域社会などにおいて，獲得した機能をできるだけ長期に維持できることを目的とする。障害の程度によってはADLのレベルに応じたプログラムの継続が必要であり，適切な退院調整により，療養支援にかかわる関係職種との連携，協働を進める。患者を取り巻く地域のスタッフに，病態や障害の程度，機能回復訓練の状況，訓練上の禁忌，緊急時の対処方法などの情報を提供し，個々に合わせた療養支援ネットワークを構築する。このネットワークの中心は，患者・家族であることを忘れてはならない。患者・家族が周囲の人とつながり，患者会などの人的資源を活用することは，生活の基盤を築くうえで重要である。

3）社会資源を選択・活用する

社会資源の導入にあたっては，患者が日常生活において自立して行えること・支援を必

要とすることはどのようなことかという視点でアセスメントする。疾患や障害の程度からだけではなく，患者・家族がどのような支援をどの程度必要としているのかを当事者の立場から判断する姿勢が重要である。社会資源の導入は，患者・家族にとって快適といえることばかりではない。社会資源を利用することで，患者の機能回復が妨げられていないか，生活のリズムが乱されていないか，その他のニーズは充足されているか，といったことを継続的に評価していく。

4 チーム連携技術

　障害をもつ人がその人らしく生活することを支えるために多職種チームが構成される。チーム連携技術は，そのチームのメンバーが，目的を共有し，それぞれの専門職の役割遂行を円滑にするために用いられるものである。

1）リハビリテーションを支えるチーム

　障害をもつ人の抱える問題は，医療分野の問題だけでなく，生活全般の様々な課題を含み多岐にわたる。病院や施設から地域へといった生活の場の変化により，さらなる問題に遭遇することもある。このような患者の問題を解決するためには，医療保健福祉の様々な専門職種がそれぞれの専門性を発揮して協働するチームアプローチが必須である。リハビリテーションに関連する職種としては，看護師，保健師，助産師，医師，薬剤師，理学療法士，作業療法士，言語聴覚士，義肢装具士，社会福祉士，介護福祉士，介護支援専門員，ヘルパーなどがあげられる。これらの専門職種が，共通の目的・目標をもち，互いの専門性を尊重し，役割を分担し，チームとして一貫したリハビリテーションを実施する。

　また，チームアプローチの構造は，急性期や回復期，生活期など，患者の状態や生活環境により変化する（マルチディシプリナリーチーム，インターディシプリナリーチーム，トランスディシプリナリーチーム*）。解決すべき課題は何か，それぞれの専門職の果たすべき役割は何かを見きわめつつ，アプローチ方法を検討する。

＊これらはチームアプローチのあり方のモデルである。マルチディシプリナリーモデルは各専門職がチームのなかで与えられた役割を果たすことに重点を置いたモデル，インターディシプリナリーモデルは各専門職が協働・連携してチームのなかで果たすべき役割を分担するモデル，トランスディシプリナリーモデルは各専門職がチームのなかで果たすべき役割を，意図的に分野を超えて横断的に共有するモデルである。これらのモデルに基づくチーム体制をさしている。

2）チーム連携の礎となる看護の役割

　看護師は，常に患者に寄り添い，傍らでケアする身近な存在であり，患者を擁護する立場にある。患者・家族が望むことは何か，常に当事者の立場から判断し，他の職種へ伝える役割をもつ。また，医療と生活，双方の視点から患者・家族を支える専門性をもち，適時性（いつ，どのような専門職がかかわることが必要か）を判断し，調整を行う。看護が本来もつこうした役割は，チーム連携に欠かせない要素であり，患者・家族を中心に，多職種が専門性を発揮し，共通の目的達成に向けて柔軟に対応することを可能にすると考えられる。

第Ⅱ章

リハビリテーション看護におけるチーム連携技術

1 チームモデル

学習目標
- チームで行う医療とはどのようなものか理解する。
- チーム医療の歴史を把握する。
- チーム医療の4つの要素について理解する。
- チーム医療の困難な点について理解する。
- チーム医療の論理を把握する。

1 チームで行う医療とは

　今日の医療ケアはチームで行われることが多くなってきている。特にリハビリテーションの分野では、一人の患者に対して複数の専門的な知識や技術を備えた専門職がかかわるチーム医療が行われている。たとえば、脳梗塞になった人には、どのような医療従事者がかかわっているか考えてみよう。

(1) 治療にかかわる医療従事者

　たとえばある人が脳梗塞になると、家族や知人でなくても、近くにいる人によって救急車が呼ばれ、病院へ運ばれる。その間、救急救命士が経過観察などを行う。病院へ運ばれるとまず看護師や医師がかかわり、CTを撮るなどの検査が行われ、治療が開始される。検査には診療放射線技師や臨床工学技士や臨床検査技師といった職種がかかわる。看護師は患者を受け入れる準備を整え、医師は診断、治療、予後予測を行い、処方箋やカルテを書き、薬剤師は薬を調剤する。

(2) 入院生活にかかわる医療従事者

　看護師は、患者が入院治療している期間をとおして、与薬、食事の介助、褥瘡予防、清拭、環境整備などを行ったり、突然の発症や障害が残ることで不安を感じる患者や家族の精神的なケアをしたりする。栄養士は嚥下が困難な患者のために特別の食事を用意し、臨床心理士はカウンセリングをする。

(3) リハビリテーション訓練にかかわる医療従事者

　脳梗塞の発症後、人によってはからだを動かすことができず、廃用症候群になったりする。看護師や理学療法士はそれらを防ぐために、入院するとすぐに体位変換や関節可動域を維持するためのリハビリテーションを行う。また発症後に、片麻痺や失語症などの巣症状が生じる人も少なくないので、理学療法士や作業療法士や言語聴覚士が、患者の障害に応じた訓練を行う。

（4）退院後の支援にかかわる医療従事者

障害をもちながらも社会生活を円滑に営めるように，薬剤師は自宅に帰ってからの服薬指導を行い，社会福祉士は家屋改修を支援する制度や地域の資源などを紹介したりする。実際に退院した後は，保健師，訪問看護師，福祉行政職員が，脳梗塞で障害をもつ人が地域社会で暮らすための支援をする。

このように見ていくと，リハビリテーションにおける医療ケアは，様々な領域を専門とする職種による，患者のその時々のニーズに合わせた協働から成り立っていることが確認できるだろう。

2 チーム医療の歴史

チームで医療を行うことは現在においては当たり前のようになっているが，このような考え方や実践はずっと以前からあったわけではない。明治時代以降，日本の医療体制は「自由開業医制」をとってきた。その際は，医師のみに医療提供者としての権利と義務が与えられてきた[1]。

医療が，医師や看護師のほか，検査にかかわる診療放射線技師や臨床検査技師，リハビ

表1-1　医療関係の資格の誕生

1948（昭和23）年	医師
1948（昭和23）年	薬剤師
1948（昭和23）年	保健婦（士）（のちに保健師）
1948（昭和23）年	助産婦（のちに助産師）
1948（昭和23）年	看護婦（士）（のちに看護師）
1951（昭和26）年	診療エックス線技師（のちに診療放射線技師）
1958（昭和33）年	衛生検査技師（のちに臨床検査技師と衛生検査技師）
1962（昭和37）年	管理栄養士
1965（昭和40）年	理学療法士
1965（昭和40）年	作業療法士
1971（昭和46）年	視能訓練士
1987（昭和62）年	社会福祉士
1987（昭和62）年	介護福祉士
1987（昭和62）年	臨床工学技士
1987（昭和62）年	義肢装具士
1991（平成3）年	救急救命士
1997（平成9）年	言語聴覚士
1997（平成9）年	精神保健福祉士
1997（平成9）年	介護支援専門員

リテーションにかかわる理学療法士や作業療法士，食事を提供する栄養士などによって担われるという発想が出てきたのは，第二次世界大戦の後である（表1-1）。この変化の大きな要因は，1948（昭和23）年に施行された新しい医療法に代表される，戦後の占領軍による医療改革である。

　この医療改革で，近代的な病院が誕生した。医療法第1条の五で「病院は，傷病者が，科学的でかつ適正な診療を受けることができる便宜を与えることを主たる目的として組織され，かつ，運営されるものでなければならない」とされた。そして診療内容を考慮した設備上の具体的な基準を満たし，科学的で適正な医療を行うことが要求された。

　1963（昭和38）年には，日本リハビリテーション医学会が創立された。リハビリテーションでは，身体障害・言語障害・精神障害のそれぞれの障害に対応する専門家の間の「チームワーク」が協調された。雑誌『病院』でも，1965（昭和40）年にリハビリテーションの特集が組まれ，チームワークやチームアプローチという言葉が使用された。

　その後，複数の医療専門職がかかわる医療を意味するのに，チーム診療，チーム診察，組織医療，医療チームなど，様々な言葉が使用されてきた。やがて，1980年代になってから「チーム医療」といえばその意味する内容がある程度共有されるような，一つの用語になってきた。こうした状況で，看護師やその他の医療専門職の間で，組織の一員として共に働くチーム医療への関心が芽生えていったことが推測される。

3 チーム医療の4つの要素

　チーム医療という言葉からは，「チームで行う医療」「一人の患者に対して複数の医療専門職がかかわること」などが思い起こされる。ただし個々の医療専門職によって，チーム医療として考えられているもの，あるいは現場でチーム医療として実践されていることは，実に多様である。

　では，「チーム医療」とはいったいどのようなものなのだろうか。チームで医療を行っている当事者への調査によって，チーム医療は，専門性志向，患者志向，職種構成志向，協働志向の4つの要素（図1-1）に分類できることがわかった[2]。

（1）専門性志向

　それぞれの職種のもつ専門性が重要な意味をもつことを表そうとしている。チーム医療においては，医療や看護が高度化し専門分化するなかで，医療専門職が高度で専門的な知識と技術をもち，自らの専門分野で専門性を発揮していくことに重きを置いている。

（2）患者志向

　医療では医療専門職ではなく患者が中心になることを表そうとしている。チーム医療においては，医療専門職の都合よりも患者の問題解決を最優先に考えることに重きを置いている。また医療上の意思決定では患者の意見が尊重される。

（3）職種構成志向

　チームのメンバーとして，複数の職種が存在していることを表そうとしている。チーム医療を行うには，チームのメンバーとして必要な職種が病院に公式に雇用されていることが必要であるとする。

```
┌─────────────────────────┐  ┌─────────────────────────┐
│ 専門性志向              │  │ 職種構成志向            │
│ それぞれの職種のもつ専門性│  │ チームのメンバーとして複数│
│ が重要な意味をもつことを表│  │ の職種が存在することを表そ│
│ そうとしている          │  │ うとしている            │
└─────────────────────────┘  └─────────────────────────┘

┌─────────────────────────┐  ┌─────────────────────────┐
│ 患者志向                │  │ 協働志向                │
│ 医療は医療従事者ではなく患│  │ 単に複数の職種が専門的な仕│
│ 者が中心になることを表そう│  │ 事を分担するだけではなく，│
│ としている              │  │ 互いに協力することを表そう│
│                         │  │ としている              │
└─────────────────────────┘  └─────────────────────────┘
```

図1-1 チーム医療の4つの要素

（4）協働志向

　単に複数の職種が専門的な仕事を分担するだけではなく，互いに協力していくことを表そうとしている。チーム医療とは，複数の職種が対等な立場で，互いに尊敬し合い，協力して業務を行うことと認識する。

　4つの要素は，いくつかの要素が併存したり，すべての要素が充足したりすることも可能性としてはある。すべての要素が最大値を取る地点は，いわばチーム医療の理想型といってもよいものだろう。その地点にすでに到達しているケースもあろうが，多くの場合，4つの要素のうちの，いずれかが欠如していたり，それぞれの達成度が低かったりする。そのため現実には，その理想型に向かうまでの間に，おのおのの医療専門職が位置する現実のチーム医療という地点があると考えられる。

4　チーム医療の困難な点

　一人の患者に対して複数の医療専門職がかかわることは普通のことになってきてはいるが，いつも問題なくチームによる医療ケアが遂行されているとは限らない。ここでは2つのケースをあげてチーム医療の困難な点を示す。

　〈ケース1〉嚥下が困難なためにリハビリテーションを行っている患者が，ある日気分がよいからといって食事を摂ってみることにした。看護師はそうした患者の意欲を回復の徴候と認識し，食事の介助をした。しかし，突然医師が処置をすると言って病室に入ってきて患者の食事は中断された。処置の後，患者は再び食事を摂ろうとはしなくなった。

　このケースで看護師は，患者の食事をしたいという意欲を医師に説明し，すぐに必要な処置でなければ時間をずらして実施してもらうように言うことができた。しかしそうはならなかった。医師にも看護師にも，患者の意欲や看護やリハビリテーションより，医師の都合や治療的行為が優先されるという考え方があったのだろう。結果として，患者は再び食事を摂る意欲をなくし，リハビリテーションは進まず，回復が遅れることになったという。

　4つの要素を援用して整理してみると，「患者志向」のチーム医療ができなかったために，患者が不利益を被ったケースとして理解できる。この場合，もし患者の意欲を尊重した看護師の業務が尊重され，医師にもそのことが伝えられ納得されたなら，チーム医療が実践されるだろう。

〈ケース2〉麻痺や嚥下障害や構音障害などのある患者の回復のためには，看護師，医師，言語聴覚士，作業療法士，理学療法士，管理栄養士などによるチーム医療が重要であるが，病院に言語聴覚士や理学療法士，作業療法士が必ずしも雇用されているとは限らない。そうした職種の人々が雇用されていない場合に，麻痺や嚥下障害などの障害をもつ患者に対して，職種がそろっている場合のようなチーム医療によるリハビリテーションが実施されることは難しい。

　このケースにも4つの要素を援用して読み解いてみよう。「職種構成志向」に関心が向けられる場合，必要な職種が雇用されているか否かが大きな意味をもつ。しかし，現実には，患者にとって必要な援助を行う職種が雇用されていない場合も存在する。患者の抱える問題に適した対処を協働して行うことが可能になるためには，必要な職種が病院に雇用されている体制が不可欠である。しかし，そうでないケースにおいて，どのように対処してゆけばよいのかということは，課題として解決してゆかねばならないだろう。

5 チーム医療の論理

　今日のリハビリテーションの分野では，「生活の質（quality of life：QOL）」や「全人的医療（holistic medicine）」という概念が重視されている。これらの用語は，病理学的に説明される「疾患（disease）」だけでなく，病む人の社会的・心理的背景から説明される「病い（illness）」に注目し，生活そのものや人間の全体性を医療の対象にしようとするときに用いられるものである[3]。

　「疾患」という側面に関しては，一定の確立された見立てがなされる。一方で，患者は一人ひとりそれまでの生活状況や生き方が異なっているので，「病い」という側面に関しては，それぞれの患者に応じた対応が必要とされる。そこで，「病い」に対処するために複数の視点で見ることが重要になる。ここにチーム医療の論理が見いだせる。チームワークは「知識に基づいた仕事（knowledge-based work）」ととらえられるが[4]，異なる原理に立脚する複数の専門職が，それぞれの知識に基づいて話し合いを行い，患者にとって最善の利益に沿うような医療を行うことが，チーム医療なのだろう。

文　献

1) 細田満和子：「チーム医療」の理念と現実，日本看護協会出版会，2003.
2) 細田満和子：「チーム医療」とは何か，日本看護協会出版会，2012.
3) Kleinman A著，江口重幸・五木田紳・上野豪志訳：病いの語り－慢性の病いをめぐる臨床人類学，誠信書房，1996.
4) Opie A：Thinking Teams/Thinking Clients：knowlege-based teamwork, Columbia University Press，2000.

2 リハビリテーション看護におけるチーム

学習目標
- チームで医療ケアを行うための様々な方法を理解する。
- 多職種協働チームにおける看護師の役割について理解する。
- 地域におけるリハビリテーションのチームについて理解する。
- 患者をメンバーに加えるチームについて理解する。
- 家族をメンバーに加えるチームについて理解する。

1 チームで医療ケアを行うための様々な方法

　医療専門職は，専門学校や短大・大学などで学んだり専門書から得たりした，専門的でフォーマルな知識をもっている。また，現場の実践のなかで，そのつど入手する情報をもっている。チーム医療は，こうしたそれぞれの医療専門職がもつ知識と情報が共有されることが，一つの基盤になると考えられている。

　知識と情報を共有するために，医療現場ではいくつかの方法が提起され，実践されてきている。ここではそれらの方法を，制度として（フォーマルに）整備されたシステムと，インフォーマルに形成されてきたものとに分けて見てみる。

1）フォーマルなシステム整備

（1）カルテの共有化

　近年多くの病院でカルテの共有化が進められているが，これはチーム医療のためのフォーマルなシステムづくりととらえることができる。カルテの共有化は，従来一人の患者に関する情報が，医師の書くカルテ，看護師の書く看護記録，リハビリテーション関連の各職種の書く記録などと分散していたものを，一つにまとめようとする動きである。この動きは，電子カルテのシステム開発と関係している。電子カルテによって，一つのカルテを離れたところにいる複数の医療専門職が共有できるようになった。

（2）カルテへの記入法の統一化

　カルテに記入するときの形式の統一化も推進されている。それは，一つのカルテを共有していたとしても，記入の形式がバラバラであったり書いてある内容が互いに理解できないようなものであったりしたら，意味がないからである。

　形式としては，問題志向型システム（problem oriented system：POS）が挙げられる。これは，患者のもつ問題から出発し，計画立案をしていくことである。また，患者の訴えを中心にした主観的情報（S：subjective）と診察（フィジカルイグザミネーション）や検査で得

られたデータを中心とした客観的情報（O：objective）の両面から，評価（A：assessment）し，計画（P：plan）を追加・修正する過程を記録するSOAP形式も挙げられる。

（3）クリティカルパスの作成と運用

　クリティカルパスは，クリニカルパスともよばれている。クリティカルパスは，医療専門職や患者が共に医療の流れを把握できるよう，疾患や治療法ごとに，入院直前から退院まで，検査，食事，処置，治療などがどのように行われるのかを一覧表にしたものである。医療者用と患者用に分かれていることが多く，患者用のもののなかにはイラストや写真が挿入されているものもある。ほとんどのクリティカルパスは，それぞれの病院ごとに人的資源や設備などに応じてつくられており，100を超える種類を作成している病院もある。これは，チームのメンバーが情報共有するための重要なツールとなる。また，クリティカルパスを作成するプロセスそのものが，チーム医療となることもある。

（4）カンファレンス（評価会議）の開催

　カンファレンスは，医師だけが参加するようなものもあるが，看護師など多職種が参加して話し合うカンファレンスもある。この話し合いを，リハビリテーション領域では評価会議ということもある。毎週一定の時間に定期的に行われるものや，患者の状態に合わせて随時行われるものがある。また，患者全員について行われるものや，特に注意の必要な患者を中心に行われるものがあるなど，カンファレンスの形式は様々である。こうした場で互いに情報や意見を交換することは，チームメンバー間の相互理解を促進することになる。

（5）チーム医療の教育

　近年，学生の段階からチームで医療を行うという認識と経験を学生に教え，入り口から変えていこうとする試みもなされている。これは多職種協働教育（inter-professional education：IPE）」とよばれている。実際にいくつかの大学の医療系の学部などでは，教育課程のなかに，チーム医療を理解し，実践に活かそうとする講座が設けられている[1]。

2）インフォーマルな交流や会合

（1）日常的な交流の積み重ね

　チーム医療を支えるインフォーマルな方法として，まずは日常的なかかわり合い方があげられる。同じ職場で働く者同士，日頃から挨拶を交わし，ちょっとした会話をもったりすることで，人間関係が円滑になってくると考えられる。それは，互いに考えや気持ちを言い合える雰囲気をつくることにもつながってくるだろう。

（2）研究会や勉強会

　通常の業務とは離れたところで行われる研究会や勉強会に参加することも，インフォーマルな交流の一つの方法であろう。以下にケースを紹介する。

　ある病院で早産の子どもが生まれた。子どもは新生児集中治療室（NICU）で管理されたが，その後，脳内出血と髄膜炎を併発し，一時危篤状態に陥ったが救命された。しかしそれを契機に水頭症になった。医療従事者はシャント手術を行うべきであると考え，父母に手術の同意を求めたが，父母はそれを拒否した。通常，父母の同意のない手術は日本では行われず，このような場合に子どもは無治療のまま命を落とすこともまれではない。

　その病院の小児科医師は日頃から子どもの虐待に関心をもっていたので，児童相談所職

員や保健師などが参加する，児童虐待に関する勉強会に参加していた。そこで，父母が子どもの治療を拒否するような事態を，医療ネグレクトという児童虐待の一つと考える発想が浮かび，児童相談所職員と連絡をとって，子どもを救命することが可能になった。これは，児童虐待に関する研究会で，医師と児童相談所職員がインフォーマルな交流を行ってきたことで，施設を横断するような連携が可能になったケースと考えられる。

2 多職種協働チームにおける看護師の役割

　先に，多職種協働チームが重要である理由の一つとして，個性的で多様である患者に複数の視点からアプローチできるということを挙げた。専門が異なれば，基盤となる原理や目標を達成する方法も異なってくる。患者の最善の利益にしても，医師が考えるもの，看護師の考えるもの，理学療法士の考えるものは異なる。さらに，同じ職種であっても価値観の違いから意見が異なってくるという場合もあろう。

　複数の人がいれば，その数だけの考え方がある。ただし，複数の専門職同士の見解にズレがあっても，全員が対等な立場で自由に意見を言いやすい環境で対話を重ねることによって，よりよい合理的な決定が可能になると考えられる。チーム医療の鍵となるのは，絶えざる対話だろう。看護師は，各医療専門職同士をつないで情報の集結点となり，チームを調整して対話を促進するファシリテーターとしての役割が期待されている。

3 地域におけるリハビリテーションのチーム

　今日，様々な要因によって，医療ケアの場所として地域の重要性が増している。その背景には，超高齢社会による医療費高騰の抑制，病院でなく住み慣れた地域で暮らしたいという患者のニーズ，患者の「生活の質（QOL）」を重視した医療を目指す医療専門職が増えてきたことなどがあげられる。それに伴い，チーム医療についての人々の認識も変化してきている。病院内だけでなく地域，限られた時間だけでなく24時間365日，医療だけでなく福祉・介護もというように，地理的，時間的，概念的にチームで行う医療ケアは広がっていき，チームアプローチや多職種協働などともよばれている。

　地域が医療の場として注目されてきた背景の一つには，1992（平成4）年の医療法の一部改正がある。この改正によって，病院や診療所などの施設だけでなく，医療を受ける者の居宅が，医療提供の場として法的に位置づけられた。そのほか，従来はほとんど病院でしか提供されなかった人工呼吸器管理などの高度医療や，がんなどのターミナル期の医療が在宅においても可能になったこと，たび重なる診療報酬制度の改正に伴い長期入院が困難になったことなども，病院から地域医療への移行の背景としてある。

　医療を受ける側は，自発的にせよ強制的にせよ，病院から在宅へという移行の波の渦中にあり，医療専門職の側もその流れの影響を受けている。病院とともに地域が医療の場になると，病院と地域との連携が必要であるという発想が生まれてくる。

1）地域での医療専門職同士の連携

医療専門職同士の連携では，病院看護師と訪問看護師や保健師との連携，病院医師と地域の診療所の医師との連携，病院薬剤部の薬剤師と地域薬局の薬剤師の連携などが，構想されたり実践されたりしている。

病院看護師と訪問看護師や保健師との連携は，地域で在宅医療を受けながら暮らす人々の日常的なケアや，緊急時の対応の際に必要である。日常生活の広範な援助が必要である高齢者，終末期に退院して在宅生活を希望する患者や家族，難病などで在宅医療を受けている患者は，状態が変化しやすい。いつ状態が悪化してもすぐに対応し，場合によっては病院に受診したり入院したりできるようにするために，看護職間の連携が求められている。こうした看護職の連携は，患者が安心して在宅で生活することを可能にする。

2）施設同士の連携

医療施設や医療機関同士の連携では，病院と診療所，病院と訪問看護ステーション，病院と地域の薬局，診療所と保健所・保健センターなどの連携が構想され，実践されている。

施設同士あるいは機関同士の連携といっても，具体的場面では，施設に所属する医療専門職同士の連携が基礎になる。たとえば病院のもっているMRIなどの特殊機器を診療所と共同利用することや，病院で得られた医療情報を地域の訪問看護ステーションと共有することなどで，施設や機関同士の連携は行われている。

また，施設や機関同士の連携といわれる際には，保健所・保健センターや社会福祉協議会など福祉の施設や機関との連携が加わることもある。

3）連携の難しさとチームアプローチの可能性

医療専門職個人や施設・機関を主体とした病院と地域の連携が必要と考えられ，その形が構想され，実践されているが，そうしたなかで連携の難しさも指摘されている。たとえば，療養を行っている人の医療にかかわるすべての人たちが集まって，医療提供に関して話し合うことが望ましいと考えられるが，実際にそのような機会をもつことは難しい。

患者の入院中は，その人にかかわる医療専門職のほとんどが病院に所属しているため，カンファレンスなどで集まり，話し合うことは比較的容易である。しかし在宅医療では，訪問看護ステーションの看護師，診療所の医師，介護会社に所属するヘルパー，保健所の保健師や理学療法士など，様々な施設や機関に所属する医療や福祉の諸従事者が，1人の人にかかわっている。これらの職種は，勤務時間も勤務体系も報酬体系もそれぞれに異なっているため，勤務時間内に，仕事として一堂に会して話し合いをすることは，きわめて困難であろう。これらの人々の連携のためには，情報流通の道具や行政の下支えのある制度が必要であろう。

4 患者をメンバーに加えるチーム

近年，患者や家族もチーム医療を実践するうえで重要な役割を期待されている。患者や家族も医療提供者から医療を受けるという立場から，医療に積極的にかかわっていこうと

する立場に変わってきたように思える。

　たとえば脳卒中で片麻痺になった人々は，突然の身体の変化に大きな衝撃を受ける。それまで特に意識することもなく自由に動いていた手足が動かなくなる，言葉が発せられなくなるなどの後遺症に悩まされ，時には自殺を考えることもある。しかしやがてリハビリテーションを行うことで，少しずつ新しい身体に慣れていき，歩けるようになったり，利き手交換をしたり，意思疎通が可能になったりする。そこに至るまでには，様々な医療従事者の働きかけや家族の励ましがあるが，何よりも本人が，歩けるようになりたい，よくなりたいという気持ちをもち，そのために努力をすることが不可欠である[2]。

　装具の装着方法や，杖の持ち方，歩くときの身体の動かし方などは，理学療法士が教えてくれる。しかし，言われたことを理解できたとしても，実行することはそう簡単ではない。杖は麻痺していないほうの手で持ち，一歩進むときにはまず杖を，次に麻痺側の足を前に出す。それから麻痺していない側の足を前に出す。この一連の動きを連続してスムーズに行うことで，「歩ける」という成果が得られる。何度も失敗を繰り返しては，再び挑戦するといった，患者本人の闘いにも似た試行錯誤の積み重ねが，その背後にある。この試行錯誤を経て，患者は自分自身のものとは思えなくなっていた身体を取り戻している。

　これは，麻痺した足で歩けるようになるという目標を，医療専門職と患者が共にもち，その目標達成のために最大限の努力をした結果であり，患者がチームの一員として医療に参加したからこそ可能になったということができる。リハビリテーション医療は，看護師，医師，理学療法士，作業療法士，言語聴覚士など，様々な職種が連携してチーム医療が実践される典型的な領域であるが，同時に患者の参加で成り立つ医療の典型であるともいえよう。

5 家族をメンバーに加えるチーム

　医療チームにメンバーとして家族が参加している光景も，今日しばしば見かけるようになってきている。病気や障害をもつ人（親や配偶者や子ども）が入院している間も，退院してからの世話や介護においても，家族は大きな役割を果たしている。家族もまた，共に医

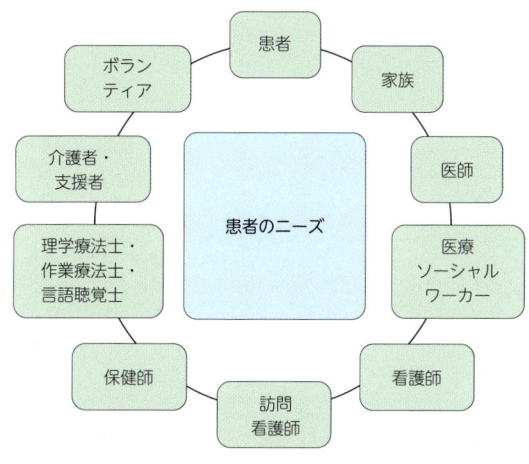

図2-1 チーム医療／チームアプローチ

療に参加するチームの一員であるという自覚をもつことで，より良い医療が可能になる[3]。チーム医療を深く理解し，自ら実践している家族の姿から，医療専門職も学ぶことは多いだろう（図2-1）。

文　献

1）大塚眞理子：インタープロフェッショナル教育プログラムの開発，酒井郁子編，超リハ学－看護援助論からのアプローチ，文光堂，2005．
2）細田満和子：脳卒中を生きる意味－病いと障害の社会学，青海社，2006．
3）亀井智泉：重い障害を持つ赤ちゃんの子育て－陽だまりの病室で2，メディカ出版，2008．

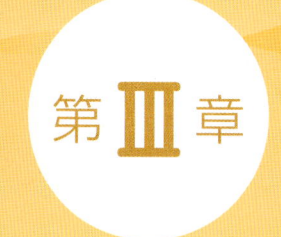

第Ⅲ章 リハビリテーション看護における基本技術

1 フィジカルアセスメント

学習目標
- リハビリテーション看護におけるフィジカルアセスメントの目的を理解する。
- リハビリテーション看護におけるフィジカルアセスメントの手続きを述べることができる。
- それぞれのフィジカルアセスメントの手技を実施できる。
- フィジカルアセスメントの組み合わせから援助方法を検討できる。

1 リハビリテーション看護におけるフィジカルアセスメントの目的

リハビリテーション看護においてフィジカルアセスメントは，次の目的で実施する。

1）スクリーニング

入院時のスクリーニングのために，全身のフィジカルアセスメントを行って心身の機能を把握する。回復期以降は，定期的にフィジカルアセスメントを行い，機能が維持できているかどうかを把握する。その結果，新たな介入の必要性を判断する。スクリーニングのためのフィジカルアセスメントは，部位別（head to toe）か，機能別に行う。

2）看護問題の明確化と介入評価

入院時のスクリーニングにより機能の低下が認められた場合は，機能障害の程度を明らかにするために詳細なフィジカルアセスメントを行う。場合によっては，専門医やセラピストによる心身の機能評価の結果を活用し，看護問題を明らかにする。それとともに，フィジカルアセスメントにより得られた結果を患者の強みとして看護介入に活用する。

また，各看護問題に対して設定した成果目標の達成度，介入効果を評価するためにも，フィジカルアセスメントを行う。

3）症状の確認

リハビリテーションを効果的に行うためには，患者のコンディションを把握して調整することが必要であり，それを担うのが看護師である。患者の活動耐性，血圧や血糖のコントロール状況，患者に生じている種々の症状をフィジカルアセスメントにより把握する。

2 機能別スクリーニング

訓練の対象となる機能についてだけでなく，併存疾患の悪化や合併症発生の可能性を念頭においてアセスメントを行う。

1）神経系の機能

脳血管障害や外傷性脳損傷などの脳実質の障害，脊髄損傷や神経難病など様々な理由により神経の機能障害が生じる。神経の機能を把握するために以下のフィジカルアセスメントを実施する。

（1）意識レベル

①ジャパンコーマスケール（Japan Coma Scale：JCS）（表1-1）

まず，全体の大まかな意識状態を3段階で評価する。覚醒していればⅠ（1桁），刺激をすると覚醒する場合はⅡ（2桁），刺激をしても覚醒しない場合はⅢ（3桁）である。その後，Ⅰ～Ⅲのそれぞれをさらに詳細に3段階に分けて評価する。記載は数字のみで，たとえば「JCS 10」と表す。熟睡しているかⅡ桁であるのかは，刺激による覚醒後15秒間観察を続け，その間に入眠してしまうようであればⅡ桁と判断する。不穏の場合は数字の後ろにRを付ける（例：20-R）。失禁があればⅠ，自発性が喪失していればAを付ける。意識が清明である場合は「0」と表す。運動麻痺や失語があると指示に応じることが困難となるため，レベルの判断の際に考慮する。

②グラスゴーコーマスケール（Glasgow Coma Scale：GCS）（表1-2）

意識状態を「開眼」「言葉による応答」「運動による応答」で観察し，それぞれ独立の評価を行って記載する。運動の「異常屈曲反応」は除皮質硬直を，「伸展反応」は除脳硬直を反映する。3つの合計が小さいほど重篤であることを示す。脳損傷を呈する疾患ではJCSと併用する。また，頭部外傷の場合は，GCSによる評価が重症度の分類につながる。

③エマージェンシーコーマスケール（Emergency Coma Scale：ECS）（表1-3）

このスケールは，JCSによる評価結果のばらつきの問題や，GCSの複雑で判定に時間がかかるというデメリットを克服するために，日本神経救急学会と日本脳神経外科救急学会の合同委員会により開発された。救急現場において患者の意識状態をごく短時間で把握することを目的としている。

見当識は，次のような質問により確認する。
- 時間　「今日は何月何日ですか」「今の季節は何ですか」
- 場所　「ここはどこですか」
- 人物　「一緒に来られた方は誰ですか」「あなたの横にいるのは誰ですか」

（2）小脳の機能

小脳は大脳皮質と関連して運動制御，知覚情報の統合や高次脳機能の円滑な遂行に重要な役割を果たしている。ここでは運動制御に関する機能の評価方法を示す。

①平衡感覚

開眼した状態で，座位・立位がとれるか動作を観察する。小脳に障害があると，端座位

表1-1 ジャパンコーマスケール（JCS）

	Ⅰ 刺激しないで覚醒している状態
1	ほぼ意識清明だが，今ひとつはっきりしない
2	見当識（時・場所・人の認識）に障害がある
3	自分の名前や生年月日が言えない

	Ⅱ 刺激すると覚醒する状態（刺激をやめると眠り込む）
10	普通の呼びかけで目を開ける 「右手を握れ」などの指示に応じ，言葉も話せるが間違いが多い
20	大声で呼ぶ，からだを揺するなどすると目を開ける 「手を握れ」など簡単な指示に応じる
30	痛み刺激を加えつつ呼びかけを繰り返すとかろうじて目を開ける

	Ⅲ 刺激をしても覚醒しない状態
100	痛み刺激に対して，払いのけるような動作をする
200	痛み刺激で少し手足を動かしたり，顔をしかめたりする
300	痛み刺激に反応しない

〔付〕R：不穏, I：失禁, A：自発性喪失．たとえば不穏を伴っていれば，相当する段階の数字に「-R」を付記する（例：30-R）

表1-2 グラスゴーコーマスケール（GCS）

項目	反応	記号	点数
A. 開眼 (Eye Opening)	自発的に開眼する	E	4
	呼びかけにより開眼する		3
	痛み刺激により開眼する		2
	全く開眼しない		1
B. 言語 (Best Verbal Response)	見当識良好	V	5
	混乱した会話		4
	不適切な言葉		3
	理解不能の応答		2
	反応なし		1
C. 運動 (Best Motor Response)	命令に従う	M	6
	疼痛に適切に反応		5
	屈曲逃避		4
	異常屈曲反応		3
	伸展反応（除脳姿勢）		2
	反応なし		1

で足底が床に着かない状態ではふらつきが強く，膝を開いて両手で上体を支える様子が観察される．開眼した状態でも歩幅を小さくして立つことは困難である．

②協調運動

指−鼻−指（鼻指鼻）試験：患者の示指を，まず自分の鼻先に当て，次に看護師の指先，続いて自分の鼻先に当てるように指示する（図1-1）．看護師は1回ごとに位置と指示する速さを変えて，患者の示指に振戦がないか，動き方にぎこちなさがないか，目標に正確に到達するかどうかを観察する．

踵膝試験：患者に仰臥位で閉眼してもらい，一方の踵を他方の膝につけ，踵を向こうず

表1-3 エマージェンシーコーマスケール(ECS)

I桁　覚醒している（自発的な開眼・発語または合目的動作をみる）	
見当識あり	1
見当識なしまたは発語なし	2
II桁　覚醒できる（刺激による開眼・発語または従命をみる）	
呼びかけにより	10
痛み刺激により	20
III桁　覚醒しない（痛み刺激でも開眼・発語および従命がなく運動反応のみをみる）	
痛みの部位に四肢を持っていく，払いのける	100L
引っ込める（脇を開けて）または顔をしかめる	100W
屈曲する（脇を閉めて）	200F
伸展する	200E
動きがまったくない	300

L：Localize（局所），W：Withdraw（引く），F：Flexion（屈曲），E：Extension（伸展）

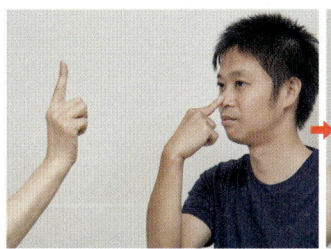

示指を自分自身の鼻先に当てる　　次に看護師の指先に当てる

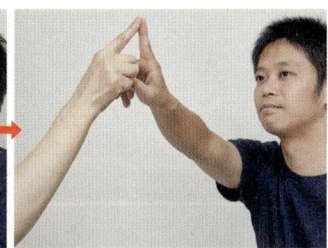

図1-1　指-鼻-指（鼻指鼻）試験

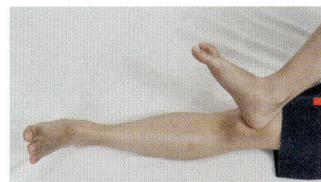

一方の踵を他方の膝につける　　踵を向こうずねに沿わせて動かす　　足背に到達させる

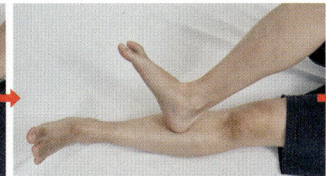

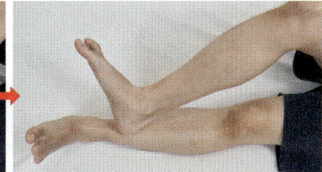

図1-2　踵膝試験

ねに沿わせて足背に到達させるように指示する（図1-2）。2～3回行ってもらい，踵が膝に乗るか，向こうずねに沿って円滑にまっすぐに動かすことができるかをみる。

　拮抗反復運動（手回内・回外検査）：患者に左右の手でグー・パーをつくってもらい，回内・回外しながら左右のグー・パーを交代するよう指示する。変換動作が素早く，一定の速さでできるかをみる。

(3) 頭頸部・四肢の感覚

①特殊感覚

　嗅覚：目をつぶってもらい，患者の知っているにおいを一方の鼻腔に近づけ，どれくらいの距離で，どのようににおいを感じるか聞く。たばこ，コーヒー，ハッカなどを使用し，左右別のにおいとする。嗅覚の異常の原因は，鼻腔内気流の異常，嗅覚受容細胞の傷害，嗅神経および嗅覚中枢の障害などである。嗅神経より中枢側の原因としては，頭部外傷，

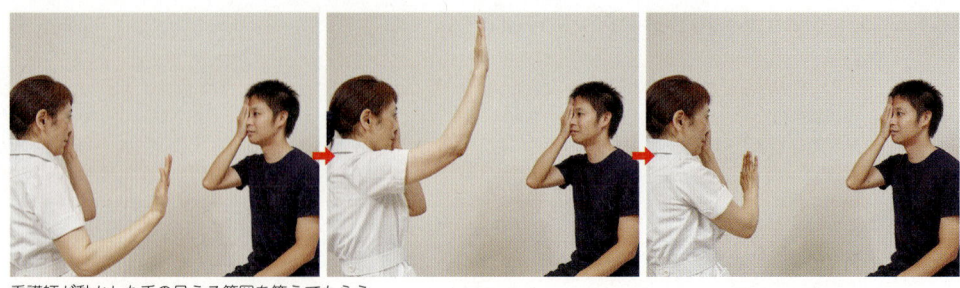

看護師が動かした手の見える範囲を答えてもらう

図1-3 視野のアセスメント

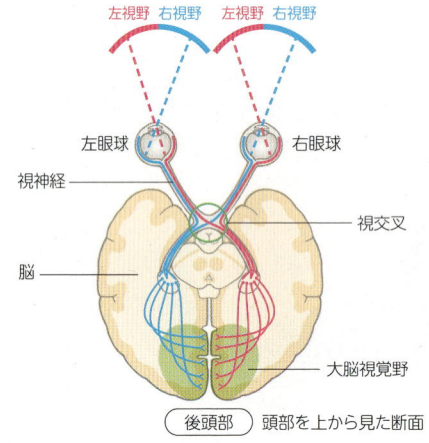

図1-4 視神経の経路

- 視交叉部の病変では左右両側の耳側のものが見えない
- 視索，後頭葉の障害では，両方の目の右半分または左半分が見えない
- 側頭葉の視放線部分の障害では両方の目の右側または左側の上半分（1/4）が見えない
- 頭頂葉の視放線部分の障害では両方の目の右側または左側の下半分（1/4）が見えない

脳腫瘍，脳梗塞，アルツハイマー病，パーキンソン病などがある。

　視覚：30cm離れた位置で，一方の眼で新聞や雑誌の文字を読んでもらい，どの大きさの文字を読むことができるか調べる。これを両側について行う。文字が読めない場合は，眼前30cmのところで看護師が出した指の本数がわかるかどうか確認する。

　次に，60cm離れた距離で片側の目を覆い，開いている眼の視点を動かさないように固定してもらって，看護師が動かした手の見える範囲を答えてもらう（図1-3）。視野が狭い，視野の右半分や左半分が見えないことや，視野内に見えない部分があるということがないか確認する（図1-4）。

　味覚：舌を出した状態で，舌の外側に砂糖／塩をぬり，「甘い」「塩からい」のカードを指差してもらう。顔面神経（舌の前2/3）・舌咽神経（舌の奥1/3）の障害があると，味覚が障害される。

　聴覚：患者の斜め後方30cmの距離からささやき声で話しかけ，聴き取れるかみる。片側ずつ行う。聴き取れない場合は難聴が考えられる。

　平衡感覚：患者に，両手を身体につけて足をそろえて立位をとってもらい，ふらつきがないかみる。

②表在感覚

　顔面の触覚・痛覚：患者に目を閉じてもらい，綿球/ティッシュペーパー，針で顔面に触れ（左右3か所ずつ），わかるかをみる。三叉神経の支配（表1-4，図1-5）を考慮して行う。

表1-4 三叉神経の支配

三叉神経の3枝	支配する領域
第1枝（眼神経）	前頭部，結膜，角膜，下眼瞼，鼻梁などの感覚
第2枝（上顎神経）	上顎部，鼻粘膜下部，鼻咽頭粘膜，硬口蓋，上顎の歯・歯肉，上唇などの感覚
第3枝（下顎神経）	下顎部，耳朶・耳介外側を除く耳介，舌，下顎の歯・歯肉，口腔下面，頬部粘膜，下唇などの感覚

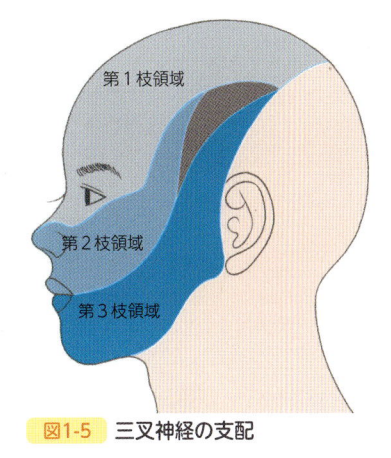

図1-5 三叉神経の支配

末梢性障害の場合は，3領域中いずれか1領域の触覚および痛覚が障害される。中枢性障害の場合は1領域にとどまらない。触覚はわかるが痛覚はわからない場合は，三叉神経脊髄路・三叉神経核の障害が考えられる。

四肢および体幹の触覚・痛覚：患者に目を閉じてもらい，綿球/ティシュペーパー，針で患者の皮膚に軽く触れる。触れたかどうか，どのような感じかを答えてもらう。上肢は肩・上腕・前腕内外側・手掌・手指，下肢は大腿前面・下腿内外側・足趾，体幹部は前面・背面で調べ，左右差，近位・遠位差の有無をみる。脊髄損傷の場合は，脊髄分節を考慮して調べる。

末梢性の神経障害が考えられる場合は，脊髄の根性分布や末梢性分布を考慮して，ルレットを用いて調べる。温度感覚の伝導路は痛覚と同じであるので，痛覚がわかれば温度もわかると考える。触れていることがわからない場合は，皮膚の感覚受容器，前脊髄視床路・視床皮質路，大脳感覚野の障害の可能性が示唆される。痛み・温度がわからない場合は，皮膚の感覚受容器，外側脊髄視床路・視床皮質路，大脳感覚野の障害の可能性が示唆される。

③**深部感覚**

振動覚：患者に目を閉じてもらう。患者の胸骨に振動させた音叉をつけ，看護師が振動を故意に止めて，振動を感じた瞬間と止まった瞬間を言ってもらい，振動を感じることを確認する。両側の肘・膝・手首・足首・手指・足趾で行い，知覚できるか，左右差がないかをみる（図1-6）。

深部痛覚：患者に目を閉じてもらう。患者の前腕・下腿・アキレス腱の筋肉のある部位を左右同時に強く握り，圧痛を感じたか答えてもらう。左右差の有無をみる。

位置覚（運動覚）：患者に目を閉じてもらう。看護師は患者の示指をつまみ，上下に動かし，指が上下どちらに動いたか答えてもらう（図1-7）。手指のほか，手首・足首・足趾で行う。位置がわかるか，左右差がないかをみる。

振動・圧痛・位置がわからない場合，皮膚・筋の感覚受容器，後柱・脊髄延髄路・延髄視床路・視床皮質路，大脳感覚野の障害の可能性が示唆される。

ロンベルグ試験：立位が保持できることを確認する。患者に，開眼した状態で両足をそろえ，つま先を閉じて立ってもらい，身体が安定しているかどうかみる。安定していたら，閉眼するよう指示し，体の動揺がないか，倒れないかをみる。開眼時は立っていられるの

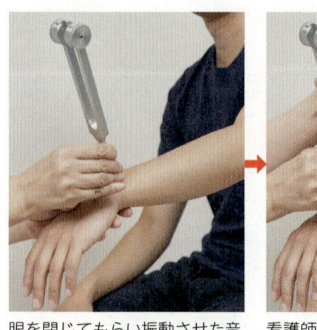

眼を閉じてもらい振動させた音叉を付けて，振動を感じた瞬間を言ってもらう

看護師が振動を止めて，止まった瞬間を言ってもらう

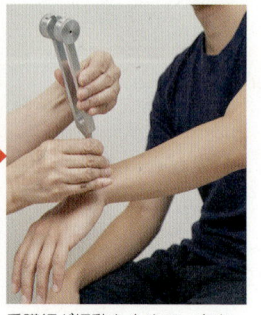

図1-6　振動覚のアセスメント

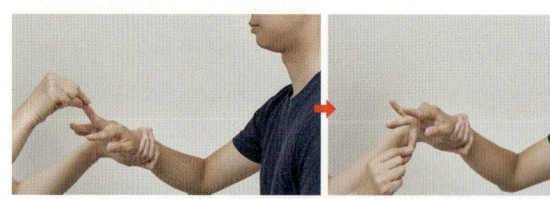

眼を閉じてもらって示指を動かし，どちらに動いたか答えてもらう

図1-7　位置覚のアセスメント

に閉眼時に倒れたら「ロンベルグ徴候陽性」であり，脊髄後根・後索の障害の可能性が示唆される。

④複合感覚

立体認知：患者に目を閉じてもらう。片側の手に患者が日頃よく知っているものを握らせ，何を握っているのかを答えてもらう。識別ができるか，左右差がないかをみる。

書字感覚：患者に目を閉じてもらう。患者の手掌に指先や鉛筆などで簡単な字（数字・○×△）を書き，何と書いたか答えてもらう。前腕・下腿後面・足背などで行う。文字の判読ができるか，左右差がないかをみる。

2点識別覚：患者に目を閉じてもらう。コンパス・ゼムクリップなどで皮膚に同時に2つの刺激を与える。2点で触ったと感じたら「2」，1点であれば「1」と答えてもらう。部位別の2点識別の最短距離（基準値）（表1-5）を考慮し，大腿・上腕・前腕・背部・手掌・指先で行う。2点の刺激が識別できるか，左右差はないかをみる。触覚・痛覚が正常で，複合感覚が障害されている場合は，頭頂葉に障害があることが示唆される。

(4) 頭頸部・四肢の運動

①眼球・眼瞼の運動

眼球の動き：患者の目から45cmの距離で指示棒を動かし，患者にそれを目で追うように指示する。指示棒は，「中央で左右」「右外側で上下」「左外側で上下」に動かす（図1-8）。また，指示棒を端で止め，眼振がないかをみる。動眼神経の麻痺では，眼球が耳側，下内側，上内側，下外側に偏位する。滑車神経の麻痺では眼球が上外側に偏位し，外転神経の麻痺では眼球が鼻側に偏位する。片側の眼球の偏位により複視の症状が出現する。脳の損傷により眼振がみられることがある（表1-6）。

眼瞼の動き：患者の眼瞼の開閉を観察する。動眼神経の麻痺があると眼瞼下垂となる。

次に，眼を閉じているよう指示し，看護師の手指で瞼を上げようと試みる。看護師の手指の力に抗して閉じていられるかをみる。顔面神経の末梢性の障害では，障害側の閉眼が障害される。両側性の中枢性の障害があると，両側の閉眼が障害される。

②口腔・咽頭の運動

　口の動き：笑った顔・怒った顔などを行ってもらう。顔面神経の中枢性の障害では，反対側の口角の挙上運動が障害される。末梢性の障害では，障害側の口角の挙上運動が障害される。次に，患者に舌圧子をかんでもらう。看護師は舌圧子を引っ張り，その力に抗してかんでいられるかをみる。三叉神経の第3枝が障害されるとかむ力が低下する。

　軟口蓋・咽頭後壁の動き：患者に口を開けて「アーアー」と言うように指示する。軟口蓋の挙上，咽頭後壁の収縮状態をみる。

　嚥下：患者の甲状軟骨・輪状軟骨の部位に看護師の指を当てて空嚥下を行ってもらう。軟骨が指を越え，スムーズに上下するかをみる（図1-9）。

　舌咽神経・迷走神経の障害があると，軟口蓋の挙上や嚥下が不良となる。

表1-5　2点識別の最短距離（基準値）

部　位	距離(mm)
指先	3～6
手掌・足底	15～20
手背・足背	30
前腕	40
脛骨面	40
胸部前面	60
背部	70

表1-6　眼振の種類と障害部位

種　類	方　　向		障害部位
水平性	定方向性		前庭神経
	注視方向性	左右差なし	橋
		左右差あり	小脳橋角部
垂直性	下眼瞼方向		延髄下部
	上眼瞼方向		中脳
回旋性	定方向性		延髄，前庭神経
	注視方向性（側方）		小脳半球

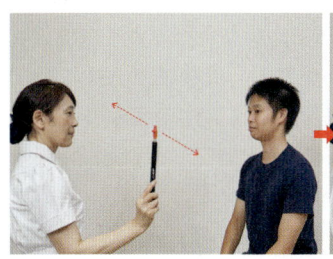

指示棒を中央で左右に動かす　　　指示棒を右外側（患者の）で上下に動かす

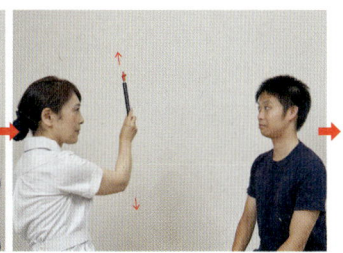

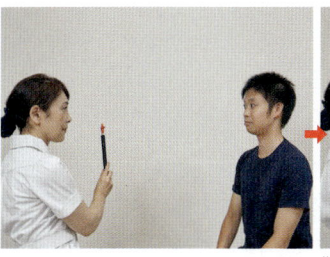

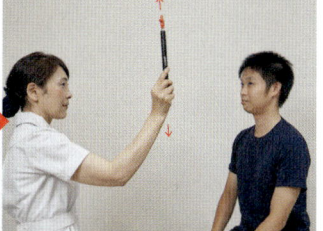

　　　　　　　　　　　　　　　　指示棒を左外側（患者の）で上下に動かす

図1-8　眼球の動きのアセスメント

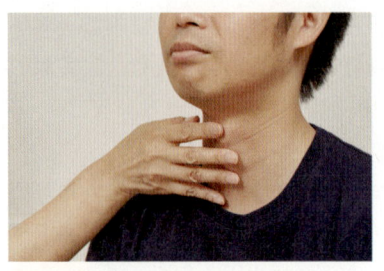

図1-9　嚥下のアセスメント

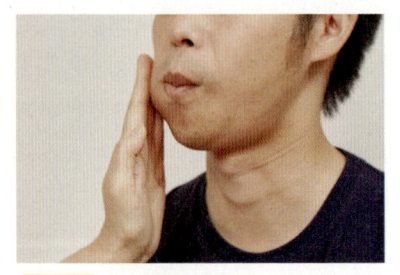

図1-10　舌の動きのアセスメント

表1-7　舌の動きの異常

舌の状態		舌萎縮*・線維束性収縮**	神経の障害
舌の偏位あり	障害側と反対方向へ	なし	中枢性で一側性
	障害側へ	あり	末梢性で一側性
舌が出ない		なし	中枢性で両側性または失行
		あり	末梢性で両側性

*舌萎縮：障害側にしわがよる
**線維束性収縮：小刻みなふるえが見られる

　舌の動き：患者に舌を出すように指示し，舌が出せるかどうか，中央にあるかをみる。次に，舌を上下・左右に動かしてもらい，動きをみる。また，患者の頬に看護師の手掌をあて，口内から舌で押してもらい力をみる（図1-10）。舌の動きに異常がある場合，表1-7のように判断する。

③筋緊張
　以下の運動を受動的に行い，抵抗をみる。
　上肢：肘関節の屈伸，前腕の回内・回外，手関節の背屈・掌屈
　下肢：足関節の背屈・底屈・内返し・外返し，膝関節の屈伸
　錐体路の障害では，屈曲または伸展の一方向に抵抗が生じる（痙縮）。初めは抵抗が大きく，あるところまで行くと急に抵抗が小さくなる状態を，折りたたみナイフ現象という。錐体外路障害では，動かす方向に関係なく常に抵抗が生じる。最後まで一様に抵抗がある状態を鉛管現象，抵抗の増減が連続する状態を歯車現象という。筋緊張が低下すると，筋肉が弛緩して垂れ下がり，触れると軟らかく，筋特有の抵抗が減弱している。

④筋萎縮・線維束性収縮
　視診により筋萎縮の有無をみる。視診でわかりにくい場合は触診する。萎縮している筋は軟らかく，力を入れてもらっても固くならない。萎縮が軽度の場合は，以下の筋周囲の計測を行う。
　上肢：上腕周径，肘関節周径，前腕最大周径，手関節周径
　下肢：大腿周径，膝蓋骨中央周径，下腿最大周径
　筋萎縮がある場合，その部位に収縮（線維束性収縮）を伴っているかみる。線維束性収縮は，皮膚の上から筋の細かい収縮運動として，舌・オトガイ・上腕・前腕・骨間筋・肩甲部・大腿・腓腹筋などで観察される。下位運動ニューロンの障害では筋萎縮が生じ，脊髄前角細胞の障害では線維束性収縮を伴う。

⑤**不随意運動**

　不随意運動を誘発する状況や要因（安静時／姿勢時／運動時／精神的ストレス負荷時など），運動パターン（部位，振幅，頻度，速度，相互の関連性，規則性の有無など）を観察する。それにより，筋束レベルの不随意運動（線維束性収縮，ミオキミアなど），筋レベル（手指振戦，ミオトニア，ミオクローヌス，チックなど），四肢・体幹レベルの不随意運動（ミオトニア，チック，バリズム，痙性斜頸，ミオクローヌス，舞踏運動，ジスキネジア，アテトーゼ，ジストニア，書痙など）に分類される。

⑥**関節可動域**

　指示が入る場合は，患者に看護師と同じ動きをとってもらい，主要な関節の可動域を把握する。自力で動かすことが困難な場合は，他動的に動かして把握する。日本整形外科学会・日本リハビリテーション医学会関節可動域合同委員会の指標をもとに評価する。

⑦**筋　　力**

　指示が入る場合は，患者に看護師と同じ動きをとってもらい，主な関節運動を担う筋の筋力を把握する。徒手筋力テスト（manual muscle testing：MMT）評価スケール（表1-8）で評価する場合は，重力がかかった状態で全可動域動かすことができればMMT 3となる。MMT 4の抵抗は，「検者の手の重さ／軽く引っ張り合う／軽く押し合う」であり，MMT 5の抵抗は「検者の手の重さ以上／強く引っ張り合う／強く押し合う」である。この評価スケールは改訂が頻繁であり，実際の現場で測定困難な方法が含まれているため，日本理学療法士学会では独自の評価法を作成している。それによると，「体節に最も大きな重力がかかる構えでその位置を保持できる」それが困難な場合は，「体節に最も大きな重力がかかる可動域（範囲）を通過して求心性収縮による自動運動が可能であり，その近辺でその構えを保持できる」をグレード3（fair）と設定している。主要関節を動かす筋の評価方法については表1-9に示す。

（5）反射（表在反射，深部反射）

①**表在反射**

　瞳孔反射：自然光で両側の瞳孔の大きさを測定する。散瞳・縮瞳がないか，左右差がないかを確認する。次に，同時に両眼を照らさないよう，耳側からペンライト移動させて左右それぞれの目に光を当てる。同じ目に2回光を当て，1回目は直接光を照射された側の瞳孔が縮小するかどうか（直接対光反射）をみる。2回目は光を照射されていない瞳孔が縮小するかどうか（共感性対光反射）をみる。縮瞳は速やか，鈍い，消失のいずれかで評価す

表1-8　徒手筋力テスト(MMT)評価スケール

5	Normal	強い抵抗を加えても，運動域全体にわたって動かせる
4	Good	抵抗を加えても，運動域全体にわたって動かせる
3	Fair	抵抗を加えなければ重力に抗して，運動域全体にわたって動かせる
2	Poor	重力を除去すれば，運動域全体にわたって動かせる
1	Trace	筋の収縮がわずかに認められるだけで，関節運動は起こらない
0	Zero	筋の収縮は認められない

表1-9 筋力の評価方法

関節の運動	筋	方法
頸の回旋	胸鎖乳突筋	頸を左右に動かしてもらう。対象者の片側の下顎部に看護師の手を当て抵抗をつくる。その力に抗して顔を横に向けることができるかをみる
肩の挙上	僧帽筋	座位で肩を挙上してもらう。肩に手を置いて抵抗をつくる。その力に抗して肩を挙上できるかをみる
手関節の掌屈	手根屈筋群	対象者に手関節を掌側に曲げてもらう。対象者の前腕を支え，看護師の利き手で対象者の掌を下から押し上げ，その力に抗して関節を曲げられるかをみる
手関節の背屈	手根伸筋群	対象者に手関節を手背に曲げてもらう。対象者の前腕を支え，看護師の手で対象者の手を上から押し下げ，その力に抗して手背側に曲げられるかをみる
肘関節の屈曲	上腕二頭筋	対象者の上肢を前方に挙上し，肘関節を屈曲してもらう。肘関節90度の状態にしてもらい，対象者の手首をつかんで自分のほうへ引く。その力に抗して肘を曲げられるかをみる
肘関節の伸展	上腕三頭筋	対象者の上肢を前方に挙上し，肘関節90度の状態から肘関節を伸展してもらう。肘関節90度の状態で，対象者の手首をつかんで対象者のほうへ押す。その力に抗して肘関節を伸ばせるかをみる
肩関節の屈曲	三角筋	対象者に上肢を前方に挙上してもらう。肩関節90度の状態で看護師の一方の手で対象者の肩を支え，もう一方の手で対象者の上腕を押し下げる。その力に抗して上肢を挙上できるかをみる
肩関節の伸展	三角筋	対象者に上肢を前方に挙上してもらう。肩関節90度の状態で看護師の一方の手で対象者の肩を支え，もう一方の手で対象者の上腕を押し上げる。その力に抗して上肢を下降できるかをみる
股関節の屈曲	腸腰筋 恥骨筋 大腿四頭筋	座位（膝関節90度）で大腿を持ち上げてもらう。対象者の大腿を看護師の手で押す。その力に抗して大腿を持ち上げられるかをみる
股関節の内転	内転筋群	座位（膝関節90度）で膝を閉じてもらう。対象者の膝の内側に看護師の手を当て，外側に押す。その力に抗して膝を閉じられるかをみる
股関節の外転	中殿筋 小殿筋	座位（膝関節90度）で膝を広げてもらう。対象者の膝の外側に看護師の手を当て，内側に押す。その力に抗して膝を広げられるかをみる
膝関節の屈曲	大腿二頭筋 下腿三頭筋	座位になってもらい（膝関節90度），下肢を曲げてもらう。対象者の下腿後面を看護師の手で持ち，看護師のほうへ引く。その力に抗して下肢を曲げられるかをみる
膝関節の伸展	大腿四頭筋	座位になってもらい（膝関節90度），下肢を伸ばしてもらう。対象者の下腿前面を看護師の手で持ち，対象者のほうへ押す。その力に抗して下肢を伸ばせるかをみる
足関節の底屈	大腿四頭筋 腓骨筋群	足関節を90度の位置から足底方向へ曲げてもらう。足関節90度の状態で，看護師の手を対象者の足底に置き，足背のほうへ押す。その力に抗して足関節を曲げられるかをみる
足関節の背屈	下腿伸筋群	足関節を90度の位置から足背方向へ曲げてもらう。足関節90度の状態で，看護師の手を対象者の足背に置き，足底のほうへ押す。その力に抗して足関節を曲げられるかをみる

表1-10 対光反射テスト結果からの判断

障害部位	光刺激	直接対光反射	共感性対光反射
視交叉〜視蓋前核	障害側	＋	＋
	健側	＋	＋
網膜〜視交叉	障害側	−	−
	健側	＋	＋
動眼神経	障害側	−	＋
	健側	＋	−

る。開眼できない場合は，ライトを持っていないほうの手指で上眼瞼を上に引いて開ける。対光反射テストの結果は表1-10のように判断する（部位については図1-4参照）。

次に，遠くを見ていてもらう。眼前10cmの位置に近づけた指（物）を注視してもらい，両眼の視軸が近寄るかどうか，瞳孔が縮瞳するかどうかをみる（輻輳反射）。

角膜反射：綿球で「こより」をつくり，患者の顔の横から角膜に触れ，またたきするかをみる。三叉神経（第1枝）・顔面神経核の障害や昏睡の場合は両側の反射が消失する。顔面神経の障害があると一側の反射が消失する。

軟口蓋反射：舌圧子で軟口蓋を触れ，軟口蓋・口蓋垂が挙上するかをみる。片側ずつ行う。片麻痺がある場合，口蓋垂が健側に引かれる（軟口蓋片麻痺）。

咽頭反射：舌圧子で咽頭後壁・扁桃部・舌根部を触れ，咽頭筋が収縮するかみる。片側ずつ行う。片麻痺がある場合，咽頭後壁が健側に引かれる（咽頭片側麻痺：カーテン徴候）。

腹壁反射：患者の両膝を軽く曲げて腹壁の緊張をとる。腹部を側腹部から臍に向かって打腱器の柄で軽くすばやくなぞる。臍が側腹部に偏位するかをみる。反射の一側での減弱・消失は，末梢神経の障害の可能性が示唆される。

足底反射：患者の足底部を打腱器の柄で踵から足趾のほうへ向かってこする。足趾の動き（母趾が足底へ屈曲するか）をみる。反射の一側での減弱・消失は，錐体路または末梢神経の障害の可能性が示唆される。

②深部反射

深部反射は，筋肉が受動的に引き伸ばされたとき，その筋が収縮する反射である。深部反射の亢進は反射中枢より上位に障害があることを示し，深部反射の減弱・消失は反射中枢/末梢神経に障害がある可能性を示す。反射中枢が高い順に実施し，左右差，上肢/下肢での違いをみる。各反射の中枢を表1-11に，評価方法を表1-12に示す。

下顎反射：患者に口を半分くらい開けてもらう。下顎の中央に看護師の利き手でないほ

表1-11 各反射の反射中枢レベルと反射を生じさせる神経

	反射	求心神経	反射中枢	遠心神経
表在反射	角膜反射	三叉神経	橋	顔面神経
	咽頭反射	舌咽神経	延髄	迷走神経
	軟口蓋反射	三叉神経	延髄	顔面神経
	腹壁反射	胸神経	T5～T12	胸神経
	挙睾筋反射	大腿神経	L1, L2	大腿陰部神経
	足底筋反射	脛骨神経	L5, S1, S2	脛骨神経
深部反射	下顎反射	三叉神経	橋	三叉神経
	上腕二頭筋反射	筋皮神経	C5	筋皮神経
	上腕三頭筋反射	橈骨神経	C7	橈骨神経
	膝蓋腱反射	大腿神経	L4	大腿神経
	アキレス腱反射	脛骨神経	S1	脛骨神経

表1-12 反射の評価方法

−	消失	まったく腱反射が生じない
±	低下	腱反射は出現するが，弱い
+	正常	腱反射の程度は正常域である
++	やや亢進	腱反射は亢進するが，筋腱移行部の叩打刺激による反射は亢進しない
+++	亢進	腱反射だけでなく筋腱移行部での反射も亢進するが，筋腹中央部では亢進しない
++++	著明な亢進	腱反射，筋腱移行部，筋腹中央部での反射がすべて亢進

うの親指を当てて，親指の遠位の関節（distal interphalangeal joint：DIP関節）付近を打腱器で叩く。下顎が閉じるように動くかをみる。

上腕二頭筋反射：患者の肘を軽く屈曲させ，前腕を回内させる。肘の内側を看護師の親指で押さえ，その上を打腱器で叩く。親指が屈曲するかをみる。

上腕三頭筋反射：患者の肘関節が90度になるように上腕を支え，肘頭より3cmほど中枢側を打腱器で叩き，腕が伸びるかをみる。

膝蓋腱反射：患者の膝蓋骨のやや下を打腱器で叩き，下腿が伸展するかをみる。観察するほうの足の裏全体が床に着かないように，足を組ませるか，ベッドを高くする。

アキレス腱反射：患者の足底に看護師の手を軽く当て，アキレス腱を打腱器で叩く。足部が底屈するかをみる。

③クローヌス（間代）

クローヌスの出現は，深部反射の著明な亢進と同じ意味をもつ。

膝蓋間代：仰臥位となってもらう。患者の下肢を伸展させて，膝蓋を看護師の母指と示指でつかみ強く下方へ押し下げ，そのまま力を加え続ける。クローヌスが生じると，膝蓋が上下に連続的に動く状態が観察される。

足間代：仰臥位となってもらう。患者の膝・足関節を軽く屈曲させ，看護師の手を足底に当てる。足底に当てた手を急激に上方へ押し上げ，そのまま力を加え続ける。クローヌスが生じると，下腿三頭筋の間代性痙攣が起こり，足が上下に連続的に動く状態が観察される。

④病的反射

錐体路の障害があると，以下のような病的な反射が生じる。

ホフマン反射：患者の手の中指を看護師の中指で支え，親指で手掌側にはじく。母指が屈曲しないかどうかを確認する。

トレムナー反射：患者の中指を把持し，中指の手掌面を看護師の人差し指で強くはじく。母指が屈曲しないかどうかを確認する。

バビンスキー反射：打腱器の柄で患者の足底（外側）を踵から母趾方向へなぞり，母趾の基部の手前で止める。母趾が背屈したら「バビンスキー反射陽性」である。

チャドック反射：患者の足の外踝を打腱器の柄やつまようじの鈍側で後ろから前にこする。母趾が背屈し，ほかの足趾は扇状に開くことがないか確認する。

2）呼吸器系の機能

（1）自覚症状

安静時および体動時の息苦しさの有無，程度を聴取する。MRC息切れスケール（**表1-13**）を用いて評価する。

（2）呼吸数・性状

以下の項目について把握する。

・呼吸数
・深さ：浅い/中等度/深い
・パターン：正常/速く浅い/速く深い/遅く浅い/遅く深い

表1-13　MRC息切れスケール

Grade		
	0	息切れを感じない
	1	激しい運動をしたときだけ息切れがある
	2	平坦な道を早足で歩く，あるいは緩やかな上り坂を歩くときに息切れがある
	3	息切れがあるので，同年代の人よりも平坦な道を歩くのが遅い，あるいは平坦な道を自分のペースで歩いているとき，息切れのために立ち止まることがある
	4	平坦な道を約100m，あるいは数分歩くと息切れのために立ち止まる
	5	息切れがひどく家から出られない，あるいは衣服の着替えをするときにも息が切れる

・リズム：規則的/不規則

　肺炎の場合は肺のコンプライアンスが低下し，速く浅い呼吸となる。気道閉塞や肺気腫の場合は気道の抵抗が高まり，遅く深い呼吸となる。

（3）胸郭・横隔膜の運動

①視　　診

　呼吸時に胸郭運動の左右差がないか，鎖骨上窩・肋間が陥没していないかをみる。

②触　　診

　胸郭の動きを見てわからない場合は，看護師の両手を胸部に当てて触診する。

（4）呼 吸 音

①減弱・消失・増強の有無，左右差の有無

　肺のある部位をイメージして，左右同じ高さを前胸部および背面で聴取する。胸水の貯留，慢性閉塞性肺疾患，気道の異物，無気肺などでは肺局所の気流速度・換気量の低下により，呼吸音が減弱または消失する。間質性肺炎や気管支炎などでは，肺局所の気流速度の増加・肺胞胸壁への伝播亢進により呼吸音が増強する。

②呼気延長の有無

　慢性閉塞性肺疾患，気管支喘息，右心不全などでは末梢気道の狭窄・閉塞により空気を速やかに呼出することができずに呼気が延長する。

③異所性呼吸音の有無

　胸水の貯留，肺炎，無気肺，肺うっ血が生じると，含気量の低下により肺実質の音の伝播が亢進し，肺胞呼吸音が聴取されるべき肺野で気管支肺胞呼吸音・気管支呼吸音が聴取されることがある。

④副雑音の有無

　連続性ラ音，断続性ラ音，胸膜摩擦音などが聴取されないか，聴取された場合は聴取部位を聴き分ける。

　気道の炎症や分泌物の貯留，慢性閉塞性肺疾患などにより咽頭から気管支までの比較的太い気道が狭窄すると類鼾音（いびき音）が聴取されることがある。同様の理由で細い気管支が狭窄すると笛声音が聴取される。間質性肺炎や初期の肺炎では，吸気時に胸腔内圧が陰圧となり，正常な肺胞が開いた後で，肺胞間質の肥厚により開きにくくなった（コンプライアンスが低下した）肺胞が一気に開くことで捻髪音が聴取される。肺水腫や気道分泌物を伴う炎症疾患では，気道内にある液体膜様物が呼吸に伴って破裂することで水泡音が生じる。

3）循環器系の機能

（1）自覚症状
　虚血性心疾患の既往がある者，リスクファクターを有する者に対しては，活動による負荷時，胸部痛，胸部不快感がないかどうかを聴取する。慢性心不全の患者では，侵襲や負荷が加わった際に息苦しさがないかどうかを聴取する。

（2）脈拍数・性状
　数・リズムの異常の有無，緊張度（表1-14）をみる。

（3）血　圧
　値の異常，体位による変化（起立性低血圧），上下肢・左右差，聴診間隙＊の有無をみる。

＊聴診間隙：血圧測定時に，コロトコフ音の第1相と第2相の間で音が聴こえなくなること。高血圧・動脈硬化症などでコンプライアンスが低下した血管が通常より早く開くことにより生じる。第1相が非常に短くなる傾向があり，収縮期血圧を聴き逃す危険があるため触診法を併用する。

（4）血管の視診・触診
①頸静脈の視診
　患者を仰臥位および45度以上の頭部挙上の状態とし，右頸静脈にペンライトを当て，頸静脈の拍動，怒張の有無をみる。大量の出血や高度の脱水などで循環血液量が減少していると，仰臥位で頸静脈の拍動が見られなくなる。右心不全や心タンポナーデなど中心静脈圧が上昇すると，頭部挙上の状態で著明な拍動や怒張が認められる。

②動脈の触診
　示指，中指，環指の3指の指腹を用いて，頸動脈，上腕動脈，橈骨動脈，大腿動脈，膝窩動脈，後脛骨動脈，足背動脈に触れる。頸動脈は輪状軟骨を確認し，その左右を別々に触診する。後脛骨動脈は内踝と踵部の間を触診する。足背動脈は，内踝と第3趾付け根を結ぶ線の中点を目安として触診する。緊張度（表1-14），左右差・上下肢差の有無をみる。心拍出量の減少，動脈の閉塞があると緊張度は低下する。大動脈炎症候群では左右差が生じ，閉塞性動脈硬化症では上下肢差（下肢のほうが触れにくい）が生じることがある。

（5）浮腫の触診
①圧痕性浮腫
　脛骨の横または足背を母指で10秒間圧迫し，圧痕の深さをみる。浮腫の重症度は表1-15

表1-14　動脈の触診（緊張度）

強さ	性状
0	触知しない
1	減弱（脈拍が弱く触知困難）
2	正常（正常に触知しすぐに消えない）
3	増大（通常より強く触れる）
4	跳躍的（強く弾むように触れる）

表1-15　浮腫の重症度の分類

強さ	所見
1	かろうじて認められる圧痕（2mm） 正常な輪郭
2	軽い圧痕（4mm） ＋1より長く続く。ほぼ正常な輪郭
3	深い圧痕（6mm） 元に戻るのに数秒かかる
4	深い圧痕（8mm） 元に戻るのに時間がかかる 腫れて見える

のように分類する。圧痕の戻り具合をみる場合は，視診で浮腫があると思われた部位を，母趾で10秒間5mmへこむ程度に圧迫し，回復するまでの時間を測定する。圧痕の戻りが40秒以上かかる場合はslowと判断する。

②非圧痕性浮腫

四肢の周囲径を計測する。

(6) 心　音

以下の5領域で，はじめは膜型，続いてベル型で聴取する。

①僧帽弁領域（左鎖骨中線・第5肋間）
②三尖弁領域（胸骨左縁・第4肋間）
③エルブ領域（胸骨左縁・第3肋間）
④肺動脈弁領域（胸骨左縁・第2肋間）
⑤大動脈弁領域（胸骨右縁・第2肋間）

膜型では①②および④⑤でⅠ音およびⅡ音の減弱・亢進・分裂の有無を聴取する。ベル型では①の部位でⅢ音・Ⅳ音の有無を聴取する。また，①〜⑤の各領域で心雑音の有無を聴取する。

(7) 血管性雑音

頸動脈，腹部大動脈，腎動脈の血管音を聴取する。動脈の狭窄があると，雑音が聴取される。

4) 消化器系の機能

(1) 自覚症状

食欲低下，胸やけ，胃部膨満感，悪心，腹痛などの症状がないかどうか聴取する。

(2) 便の回数，性状

排便の回数と性状を観察し，発症前の排便習慣と比較する。通常のその人の排便習慣より著しく排便回数が減少した状態か，3日以上排便がない状態，または毎日排便があっても残便感がある状態を便秘という。大便中の水分が90％以上となり，泥状あるいは液状に近い糞便を排泄する状態を下痢という。

(3) 腹部の視診・聴診・打診・触診

①腹部の視診

臥位で両膝を伸展し，上肢は下げて体側に軽く付けてもらった状態で，左右対称性，膨隆，動脈の拍動，皮膚の状態（発赤，発疹，色素沈着，手術痕，静脈の怒張，皮下出血など），臍の位置・大きさ・色を観察する。

②腹部の聴診

腹部のいずれかの場所で，1分間，腸雑音の回数と性状を聴く。聴こえない場合は，部位を変えて聴取する。常に聴取される場合は「亢進」，常にではなく1分間に5回以上聴取される場合は「正常」，5回未満であれば「減弱」，聴取部位を変えて5分間聴取しても聴こえない場合「腸蠕動消失」とする。胃幽門部狭窄やイレウスにより大量の液体とガスが貯留している場合は，心窩部で振水音が聴取されることがある。

③腹部の打診

　間接打診法（利き手でないほうの手の中指を腹壁に置き，遠位指関節の上を利き手の示指/中指で叩く）で腹部全体を打診し，音を聴き分ける。胃・腸・膀胱などの管腔臓器が空の場合，鼓音が聴かれる。異常に高調の鼓音の場合は，腸の拡張の可能性を示す。肝臓・脾臓・膵臓・子宮などの充実臓器や便の停滞部位を打診すると，濁音が聴取される。

④腹部の触診

　患者の両膝を屈曲して腹筋の緊張を緩め，看護師の片手で腹壁を軽く押して触診する。隆起・腹壁の硬結・圧痛・反動痛（反跳痛）・筋性防御の有無をみる。片手で触診した際に著明な疼痛がない場合は，両手を重ねて腹部に圧を加えて触診する。胃腸管が緊満している場合は，圧迫した状態を維持すると痛みは軽減する。

5）泌尿器系の機能
（1）排尿障害
①排出障害の症状

　尿勢低下，排尿終末時の尿滴下，残尿，尿閉，溢流性尿失禁の有無を観察する。

②蓄尿障害の症状

　昼間頻尿（8回/1日以上），夜間頻尿（夜間に1回以上排尿のために起きる），尿意切迫感，切迫性尿失禁，腹圧性尿失禁の有無を観察する。

③骨盤底の知覚

　陰核または肛門に沿って刺激を与え，肛門括約筋の反射性収縮の有無をみる。直腸または腟に指を挿入し，知覚できるかどうか，肛門や腟を締めてもらったときの収縮の強さ（骨盤底筋群の収縮力）と耐久力をみる。収縮力の評価については**表1-16**を参照。耐久力は，最大の力で何秒収縮し続けられるか計測することにより評価する。

④尿道口の可動範囲

　腹圧をかけてもらって観察する。

⑤骨盤臓器脱の有無

　腹圧をかけてもらって観察する。

⑥ストレステスト

　尿失禁がある場合，膀胱に蓄尿した状態で腹圧をかけてもらい，尿道口からの漏れの有無を確認する。

⑦パッドテスト

　失禁がある場合，60分間パッドテストを行う。パッド装着後，500mLの水を15分以内に飲み終えてもらう。飲み終えたら椅子またはベッド上で安静にしていてもらう。その後，30分間の歩行をする。さらに45〜60分で，階段昇降を1階分，椅子に座る・立ち上がる（10回），強く咳き込む（10回），同じ場所を走り回る（1分間），腰をかがめて床の上のものを拾う動作をする（5回），流水で手を洗う（1分間）を行い，パッドの重量を測定する。判定については**表1-17**を参照。

⑧排尿日誌

　排尿時間，尿量，尿漏れの有無，尿意切迫感の有無，パッドの使用状況，どのような状

況で失禁したかなどを記載する。

6）高次脳機能
代表的な高次脳機能障害のアセスメント項目を取り上げる。

（1）注意障害
注意は，覚醒度，持続的注意（選択した刺激に注意を向ける），選択的注意（多くの刺激の中から特定の刺激を選び，そこに注意を集中する），注意の転換性（ある刺激に注意を向けつつ，より重要な刺激に注意を切り替える），配分的注意（複数の刺激に同時に注意を配る）などに分けられる。日常生活のなかで表1-18をもとに観察する。

（2）記憶障害
記憶時間軸により「短期記憶」「長期記憶」，あるいは「即時記憶」「近時記憶」「遠隔記憶」に分けられる。また，記憶内容の質により「陳述記憶」と「非陳述記憶」に分けられる。

①**質問する**
・即時記憶：「これから言う数字を繰り返してください」
・近時記憶：「昨日の天気はどうでしたか」「先週の金曜日は何をして過ごしましたか」
・遠隔記憶：「学生時代はどこに住んでいましたか」

②**以下の症状がないか観察する**
・約束したことを守れない，忘れてしまう
・物の置き場所がわからなくなる

表1-16 骨盤底筋の収縮力評価（Oxford grading system）

0	全く筋肉の収縮が感じられない
1	収縮としては感じられないが，筋肉がわずかに動いている
2	確実に筋肉が収縮している
3	抵抗を加えなければ腟が閉じるまで完全に収縮している
4	相当の抵抗を加えても，それに抗して腟を閉じておくことができる
5	内診者の指が吸い込まれるような感じで締めつけられる

表1-17 60分パッドテストの判定

2g以下	尿禁制あり
2〜5g	軽度
5〜10g	中程度
10〜50g	高度
50g以上	きわめて高度

表1-18 日常生活観察による注意評価スケール

まったく認められない	0点
時として認められる	1点
時々認められる	2点
ほとんどいつも認められる	3点
絶えず認められる	4点

1）眠そうで，活力（エネルギー）に欠けてみえる
2）すぐに疲れる
3）動作がのろい
4）言葉での反応が遅い
5）頭脳的ないしは心理的な作業（たとえば計算など）が遅い
6）言われないと何事も続けられない
7）長時間（約15秒以上）宙をじっと見つめている
8）1つのことに注意を集中するのが困難である
9）すぐに注意散漫となる
10）一度に2つ以上のことに注意を向けることができない
11）注意をうまく向けられないために，間違いをおかす
12）何かする際に細かいことが抜けてしまう（誤る）
13）落ち着きがない
14）1つのことに長く（5分間以上）集中して取り組めない

- 物を盗まれたと言う
- 作り話をする
- 同じ質問を繰り返す
- 新しいことを覚えられない

(3) 失語症
①会話の状態，読み・書きの状態
　会話時に発語，話し言葉の理解，話題の把握，意味の理解，状況の察知について観察する。新聞や雑誌，本を読むことができるか，氏名や住所を書くことができるか観察する。「話す・読む・聞く・書く」のすべてに何らかの障害がある場合，失語が考えられる。会話の障害が軽度であるにもかかわらず，読み・書きが重度に障害されている場合，失読・失書が疑われる。

(4) 身体失認
　麻痺がないにもかかわらず，一側の身体を使わない，身体部位がわからないことがないか観察する。

(5) 半側空間無視
　左右それぞれから話しかけ，どちらか一方からの話しかけに反応しないことがないか観察する。日常生活のなかで，トレーや食器の片側の食べ物を残す，車椅子の片側のブレーキやフットレストの操作を忘れるなど，左右どちらか一側を無視した行動がないか観察する。

(6) 失行
　簡単な動作を行うよう口頭で指示し，行うことができるか観察する。簡単な動作を行って模倣するように指示する。正しく行うことができるか観察する。

　舌を出す，口笛を吹くなど口腔や顔面を用いて行う動作ができない場合，顔面失行が疑われる。スプーンの使用，ボタンをかけるなど手指を上手に使うことができない場合，肢節運動失行が疑われる。服を上手に着ることができない場合，着衣失行が疑われる。使用する道具はわかるが，使う対象や順番に誤りが生じる場合，観念運動失行（使用失行）が疑われる。

(7) 遂行機能障害
①行動の観察
　手順や達成状況を見たり，今後の計画を聞いたりして，以下の症状がないか確認し，目標の設定，計画立案，計画実行，自己モニタリングのどこに要因があるか判断する。
- 何も考えずに行動する
- 計画が現実的でない
- 正しい順番で実施できない
- 自分の行動を評価し，必要に応じて修正できない

7) 栄養状態
(1) 身長と体重からの評価
①body mass index (BMI)
　体重(kg)÷身長(m)÷身長(m)で計算する。表1-19のように判定する。

表1-19 BMIの判定

やせ	18.5未満
適正	18.5〜25未満
肥満（1度）	25〜30未満
肥満（2度）	30〜35未満
肥満（3度）	35〜40未満
肥満（4度）	40以上

表1-20 体重減少率の判定

期間	明らかな体重減少	重症の体重減少
1週間	1〜2%	2%以上
1か月	5%	5%以上
3か月	7.5%	7.5%以上
6か月	10%	10%以上

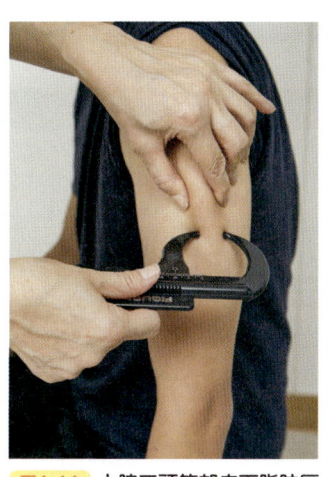

図1-11 上腕三頭筋部皮下脂肪厚

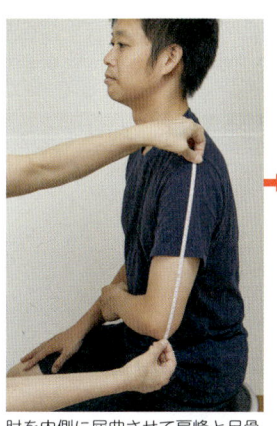

図1-12 上腕周囲長
肘を内側に屈曲させて肩峰と尺骨肘頭の間の長さを測り，中点に印をつける
肘を伸展させて，中点の周囲を計測する 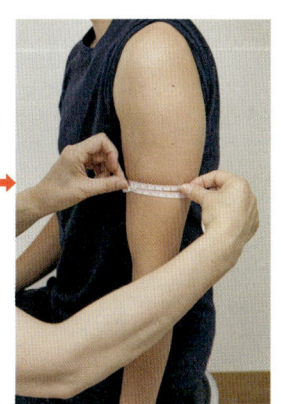

② **%理想体重**

測定体重（kg）÷理想体重（kg）×100を算出する。理想体重（kg）は，$\{身長（m）^2\}×22$で算出する。90〜100%は正常，80%未満は体重減少，120%以上は肥満を示す。

③ **%平常時体重**

現在の体重（kg）÷平常時体重（kg）×100で計算する。75%未満は高度低栄養状態，75〜85%は中等度低栄養状態，85〜96%であると軽度低栄養状態と判断する。

④ **体重減少率（%）**

｛平常時体重（kg）−現在の体重（kg）｝÷平常時体重（kg）×100で算出する。結果は表1-20のように判定する。

⑤ **身長の推定**

立位になれない場合や脊柱の彎曲がある場合は膝高から身長を推定する。男性の場合は，身長推定値＝64.02＋2.12×膝高−0.07×年齢で，女性の場合は，身長推定値＝77.88＋1.77×膝高−0.10×年齢で算出する。

（2）上腕三頭筋部皮下脂肪厚（triceps skinfold：TSF）

体脂肪（貯蔵脂肪量）の評価に用いる。測定部位の脂肪をつまみ上げ，つまんだ指から1cm程度離れたところをキャリパーではさむ。つまんだ脂肪を斜めにはさまないように注意し，値が一定になるまで待ってから読み取る（図1-11）。標準値（JARD2001）と比較して評価する。患者のTSF÷標準値＝%TSFとなり，80%以上は良好，40〜80%は中等度栄養障害，

表1-21　簡易栄養状態評価表

簡易栄養状態評価表
Mini Nutritional Assessment-Short Form
MNA®

Nestlé Nutrition Institute

氏名：

性別：　　　　年齢：　　　　体重：　　　　kg　身長：　　　　cm　調査日：

下の□欄に適切な数値を記入し、それらを加算してスクリーニング値を算出する。

スクリーニング

A 過去3ヶ月間で食欲不振、消化器系の問題、そしゃく・嚥下困難などで食事量が減少しましたか？
- 0 = 著しい食事量の減少
- 1 = 中等度の食事量の減少
- 2 = 食事量の減少なし

B 過去3ヶ月間で体重の減少がありましたか？
- 0 = 3 kg 以上の減少
- 1 = わからない
- 2 = 1〜3 kg の減少
- 3 = 体重減少なし

C 自力で歩けますか？
- 0 = 寝たきりまたは車椅子を常時使用
- 1 = ベッドや車椅子を離れられるが、歩いて外出はできない
- 2 = 自由に歩いて外出できる

D 過去3ヶ月間で精神的ストレスや急性疾患を経験しましたか？
- 0 = はい　　2 = いいえ

E 神経・精神的問題の有無
- 0 = 強度認知症またはうつ状態
- 1 = 中程度の認知症
- 2 = 精神的問題なし

F1 BMI (kg/m²)：体重(kg)÷身長(m)²
- 0 = BMI が 19 未満
- 1 = BMI が 19 以上、21 未満
- 2 = BMI が 21 以上、23 未満
- 3 = BMI が 23 以上

BMI が測定できない方は、F1 の代わりに F2 に回答してください。
BMI が測定できる方は、F1 のみに回答し、F2 には記入しないでください。

F2 ふくらはぎの周囲長(cm)：CC
- 0 = 31cm未満
- 3 = 31cm以上

スクリーニング値
(最大：14ポイント)

- **12-14 ポイント：**　栄養状態良好
- **8-11 ポイント：**　低栄養のおそれあり (At risk)
- **0-7 ポイント：**　低栄養

Ref.　Vellas B, Villars H, Abellan G, et al. *Overview of the MNA® - Its History and Challenges.* J Nutr Health Aging 2006;10:456-465.
Rubenstein LZ, Harker JO, Salva A, Guigoz Y, Vellas B. *Screening for Undernutrition in Geriatric Practice: Developing the Short-Form Mini Nutritional Assessment (MNA-SF).* J. Geront 2001;56A: M366-377.
Guigoz Y. *The Mini-Nutritional Assessment (MNA®) Review of the Literature - What does it tell us?* J Nutr Health Aging 2006; 10:466-487.
Kaiser MJ, Bauer JM, Ramsch C, et al. *Validation of the Mini Nutritional Assessment Short-Form (MNA®-SF): A practical tool for identification of nutritional status.* J Nutr Health Aging 2009; 13:782-788.
® Société des Produits Nestlé, S.A., Vevey, Switzerland, Trademark Owners
© Nestlé, 1994, Revision 2009. N67200 12/99 10M

さらに詳しい情報をお知りになりたい方は、www.mna-elderly.com にアクセスしてください。

40%未満は重度栄養障害とされる。

（3）上腕周囲長（arm circumference：AC）
　エネルギー摂取量を反映し，体脂肪量と筋肉量の指標となる。まず，利き腕でないほうの腕を内側に屈曲させる。メジャーで肩峰と尺骨肘頭の長さを測定し，その中点に印を付ける。次に，肘を伸展させて，中点の周囲をメジャーで計測する（図1-12）。3回計測し，平均をとる。

（4）上腕筋囲長（arm muscle circumference：AMC）
　骨格筋量および内臓たんぱく質指標とよく相関する。
　上腕周囲長（cm）－π×上腕三頭筋部皮下脂肪厚（cm）で算出する（π＝3.14とする）。標準値（JARD2001）と比較して評価する。患者のAMC÷基準値＝％AMCであり，80〜90％は軽度の消耗状態，60〜80％は中等度の消耗状態，60％以下は高度の消耗状態とされる。

（5）簡易栄養状態評価表（表1-21）
　完全版と短縮版がある。短縮版でも栄養状態の評価は可能である。

8）日常生活活動
　日常生活活動（activities of daily living：ADL）については，機能的自立度評価法（Functional Independence Measure：FIM）（表1-22）またはバーセルインデックス（Barthel Index：BI）（表1-23）を用いて評価する。
　家事，金銭管理，公共の交通機関の利用などの応用動作は手段的日常生活活動（instrumental ADL：IADL）尺度（表1-24）を用いて評価する。

3　援助方法の検討

　データベースアセスメントは，患者の全体像を把握し，問題点（課題）とその要因を明らかにすることができるが，具体的に援助方法を検討するためには，いくつかの機能別アセスメントを組み合わせることが必要になる。

（1）「食べる」をアセスメントするための組み合わせ
　食物を安全・安楽においしく食べるには，認知，感覚，運動，消化管の機能が適正であることが必要である。そのため，覚醒状態と食物の認知（高次脳機能），嚥下，味覚，嗅覚，視覚，姿勢の保持，食欲，消化・吸収の機能，栄養状態などのアセスメント結果を組み合わせて状況を判断し，どこにどのように働きかけることが必要か検討する。

（2）「排泄」をアセスメントするための組み合わせ
　自然な形で排泄を行うには，消化管，泌尿器系，排泄をコントロールする神経系，運動，感覚などの機能が適正であることが必要である。そのため，食物・水分の摂取，消化管の機能，泌尿器系の機能，排泄をコントロールする神経系の機能，姿勢の保持，歩行，更衣動作などのアセスメント結果を組み合わせて判断する。

（3）「動く」をアセスメントするための組み合わせ
　意図的な行動をとるためには，認知，運動，感覚の機能が適正であることが必要であり，それらのアセスメント結果を組み合わせて判断する。

第Ⅲ章 リハビリテーション看護における基本技術

表1-22 機能的自立度評価法(FIM)

レベル		介助者
	7 完全自立（時間，安全性を含めて） 6 修正自立（補助具使用）	介助者なし
	部分介助 　5 監視，準備 　4 最小介助（患者自身で75%以上） 　3 中等度介助（50%以上） 完全介助 　2 最大介助（25%以上） 　1 全介助（25%未満）	介助者あり

			入院時	退院時	フォローアップ時
セルフケア					
	A	食事 　箸 　　　スプーンなど			
	B	整容			
	C	清拭			
	D	更衣（上半身）			
	E	更衣（下半身）			
	F	トイレ動作			
排泄コントロール					
	G	排尿コントロール			
	H	排便コントロール			
移乗					
	I	ベッド，椅子，車椅子			
	J	トイレ			
	K	浴槽，シャワー　浴槽 　　　　　　　　シャワー			
移動					
	L	歩行，車椅子　歩行 　　　　　　　車椅子			
	M	階段			
コミュニケーション					
	N	理解　視覚 　　　聴覚			
	O	表出　音声 　　　非音声			
社会的認知					
	P	社会的交流			
	Q	問題解決			
	R	記録			
		合計			

注意：空欄は残さないこと，リスクのために検査不能の場合はレベル1とする

千野直一：リハビリテーション医療の流れ，日本医師会雑誌，118(9)：239-247, 1997. より引用

表1-23 バーセルインデックス(BI)

1 食事	10： 自立，自助具などの装着可，標準的時間内に食べ終える 5： 部分介助（たとえば，おかずを切って細かくしてもらう） 0： 全介助
2 車椅子からベッドへの移動	15： 自立，ブレーキ，フットレストの操作も含む（非自立も含む） 10： 軽度の部分介助または監視を要する 5： 座ることは可能であるがほぼ全介助 0： 全介助または不可能
3 整容	5： 自立（洗顔，整髪，歯みがき，ひげそり） 0： 部分介助または不可能
4 トイレ動作	10： 自立（衣類の操作，後始末を含む，ポータブル便器などを使用している場合はその洗浄も含む） 5： 部分介助，体を支える，衣服，後始末に介助を要する 0： 全介助または不可能
5 入浴	5： 自立 0： 部分介助または不可能
6 歩行	15： 45m以上の歩行，補装具（車椅子，歩行器は除く）の使用の有無は問わない 10： 45m以上の介助歩行，歩行器の使用を含む 5： 歩行不能の場合，車椅子にて45m以上の操作可能 0： 上記以外
7 階段昇降	10： 自立，手すりなどの使用の有無は問わない 5： 介助または監視を要する 0： 不能
8 着替え	10： 自立，靴，ファスナー，装具の脱着を含む 5： 部分介助，標準的な時間内，半分以上は自分で行える 0： 上記以外
9 排便コントロール	10： 失禁なし，浣腸，坐薬の取り扱いも可能 5： ときに失禁あり，浣腸，坐薬の取り扱いに介助を要する者も含む 0： 上記以外
10 排尿コントロール	10： 失禁なし，収尿器の取り扱いも可能 5： ときに失禁あり，収尿器の取り扱いに介助を要する者も含む 0： 上記以外

合計点：0～100

表1-24 手段的日常生活活動(IADL)尺度

項目	採点：男性	女性
A. 電話を使用する能力		
1. 自分から電話をかける，電話帳を調べたり，ダイヤル番号を回す，など	1	1
2. 2〜3のよく知っている番号をかける	1	1
3. 電話に出るが自分からかけることはない	1	1
4. まったく電話を使用しない	0	0
B. 買い物		
1. すべての買い物は自分で行う	1	1
2. 少額の買い物は自分で行える	0	0
3. 買い物に行くときはいつも付き添いが必要である	0	0
4. まったく買い物はできない	0	0
C. 食事の準備		
1. 適切な食事を自分で計画し，準備し，給仕する		1
2. 材料が供与されれば適切な食事を準備する		0
3. 準備された食事を温めて給仕する，あるいは食事を準備するが，適切な食事内容を維持しない		0
4. 食事の準備と給仕をしてもらう必要がある		0
D. 家事		
1. 家事を一人でこなす，あるいは時に手助けを要する（例：重労働）		1
2. 皿洗いやベッドの支度などの簡単な日常的仕事はできる		1
3. 簡単な日常的仕事はできるが，妥当な清潔さの水準を保てない		1
4. すべての家事に手助けを必要とする		1
5. すべての家事にかかわらない		0
E. 洗濯		
1. 自分の洗濯は完全に行う		1
2. ソックス，靴下のすすぎなどの簡単な洗濯をする		1
3. すべて他人にしてもらわなければならない		0
F. 移送の様式		
1. 自分で公的輸送機関を利用して旅行したり，自家用車を運転する	1	1
2. タクシーを利用して旅行するが，その他の公的輸送機関は利用しない	1	1
3. 付き添いがいたり皆と一緒なら公的輸送機関で旅行する	0	1
4. 付き添いがいるか皆と一緒で，タクシーか自家用車に乗り旅行する	0	0
5. まったく旅行しない	0	0
G. 自分の服薬管理		
1. 正しいときに正しい量の薬を飲むことに責任がもてる	1	1
2. あらかじめ薬が分けて準備されていれば飲むことに責任がもてる	0	0
3. 自分の薬を管理できない	0	0
H. 財産取り扱い能力		
1. 経済的問題を自分で管理して（予算，小切手書き，掛け金支払い，銀行に行く）一連の収入を得て，維持する	1	1
2. 日々の小銭は管理するが，預金や大金などでは手助けを必要とする	1	1
3. お金の取り扱いができない	0	0

Lawton MP, Brody EM : Assessment of older people : Self-maintaining and instrumental activities of daily living, *Gerontologist*, 9 : 179-186, 1969. より引用

文 献

1) 奥宮曉子・石川ふみよ・金城利雄編：リハビリテーション看護〈ナーシング・グラフィカ　成人看護学⑥〉, メディカ出版, 2012.
2) 岩崎テル子・小川恵子・小林夏子・他編：作業療法学評価学, 第2版, 医学書院, 2011.
3) 高久史麿監, 黒川清・春日雅人・北村聖編：臨床検査データブック2011-2012, 医学書院, 2011.
4) 三上真弘・出江紳一編：リハビリテーション医学テキスト, 改訂第3版, 南江堂, 2010.
5) 上田敏監, 伊藤利之・大橋正洋・千田富義・他編：標準リハビリテーション医学, 医学書院, 2012.
6) 深浦順一編集主幹, 長谷川賢一・立石雅子・佐竹恒夫編：図解　言語聴覚療法技術ガイド, 文光堂, 2014.
7) 石川裕治：改訂　失語症〈言語聴覚療法シリーズ4〉, 建帛社, 2011.
8) 藤田郁代・関啓子編：高次脳機能障害学, 医学書院, 2009.
9) 藤田郁代, 熊倉勇美・今井智子編：発声発語障害学, 第2版, 医学書院, 2015.
10) 立木孝監, 日本聴覚医学会編：聴覚検査の実際, 改訂3版, 南山堂, 2009.
11) 廣瀬肇監, 岩田誠・小川郁・立石雅子編：言語聴覚士テキスト, 第2版, 医歯薬出版, 2011.

2 心理社会的アセスメント

学習目標
- リハビリテーション看護における心理社会的アセスメントの目的を理解する。
- 心理社会的アセスメントに必要な評価者としての観察視点を理解する。
- 対象の言動や態度に現れている事象がどのような異常かを判断できる基礎的知識を理解する。
- リハビリテーション途上に生じやすい心理社会的課題を述べることができる。

　看護師が行う心理社会的アセスメントは，通常は日常的な生活場面をとおして行う。治療・訓練場面や入院生活の様子をみて，違和感のある言動に気づき，それを手がかりにして，ケアにつなげていく。これは看護師の重要な役割である。そのために，心理的な状況を察知できるよう感受性を高めておくことが必要である。

　患者が治療や訓練を受けることを目的にする場合，フィジカルアセスメントは治療のフローに従って行われる。しかし，心理的な問題は必ずしも治療の初期計画にはあげられていない。そのため，日常生活における観察から気づけることが，アセスメントからケアへとつなげるきっかけになる。

　治療や訓練に影響を及ぼすようなハイリスクな心理的問題が予測される場合は，初期から心理評価を含めたアセスメントを行い，定期的に変化を評価していく。たとえば，頭部外傷や脳機能の障害がある場合，高齢者や認知機能の障害が疑われる場合，既往歴に精神疾患がある場合などでは，治療初期にフィジカルアセスメントと併せて心理アセスメントを開始する。

　そのような場合は，精神科医師，臨床心理士の治療的な介入が必要かどうかも含めて査定され，治療へとつなげる。そして，日常生活場面で看護師は，治療的かかわりを行うことが求められ，心理社会的アセスメントを継続することで変化をとらえ，医療チームでの情報を共有する。

1 リハビリテーション看護における心理社会的アセスメントの目的

　看護師が行う心理社会的アセスメントは，次の目的で実施する。

1）初期アセスメント

　初期にスクリーニングしておくべきことは，認知機能（特に記憶，知能，認知症の有無），回復の動機づけの欠如，および強い不安状態にないかどうかである。初期のスクリーニ

グは，基本的には，表情や態度の観察により査定される。併せて，初期に標準的に実施している心理テストがあればそれを実施し，その結果と併せてアセスメントする。心理テストは看護師が行う場合もあるが，臨床心理士や精神科医師など他の専門職が行う場合もある。それ以降は，継続的に日常生活場面における観察をとおしてアセスメントする。

　心理状態の初期のスクリーニングは，ある期間をかけて査定することも必要である。患者はなじみのない治療環境にいるだけでも緊張することがあり，気分が高揚することや思考が混乱することがあるからである。そのため，初期（たとえば入院日のみ）の表情や態度，心理テストのデータだけでなく，数日かけて記録を残し判断するか，あるいは数日後に再度判断することも必要である。

　心理テストは，繰り返し実施することでテストへの感受性が弱まり，慣性によりデータの的確性が損なわれる場合がある。また，テストを繰り返すことが不安を助長することもある。そのため，テスト自体を短期間に頻繁に行うことは避ける。再テストをする場合は，入院時の心理テストで異常が認められ場合と，看護師から加えられる日常的な心理アセスメントにより必要と判断された場合などである。フィジカルなテストは，定期的に行うことで成長や改善を確認でき，それが自己効力につながることがあるが，心理テストは必ずしもよい状態につながらないこともある。

2）看護上の課題の明確化

　初期のスクリーニングにより心理的な問題が抽出された場合は，継続的に観察を続け，主に日中の過ごし方や，他者との交流場面をとおして明確な課題抽出へとつなげる。場合によっては，専門医やセラピストによる心身の機能評価の結果を活用し，看護上の課題を明らかにする。特に病的な心理状態にある場合は，医療チーム全体で共有する。

　患者は，病室で一人でいるときの表情，看護師に見せる表情，家族や患者同士では必ずしも同じ表情ではないかもしれない。医療チームのメンバーに対して見せる表情や態度が異なる可能性を察知できるときには，医療スタッフと交流場面の情報を交換し，把握することも必要である。

3）変化の確認

　表情や態度，異常な症状について，最初に観察された時点からその変動や変化を継続的に確認する。時間単位，日単位，期間，あるいは訓練内容が変更されたときや身体状態の変化があった場合は，心理的にも変化する可能性が高いので，留意して確認する。

　リハビリテーションを効果的に行うためには，患者の動機づけの強さや達成可能な目標設定が，治療や訓練への主体性や積極性に影響を及ぼすことに留意する。患者自身が安寧な状態になければ，最終的には目標の達成が難しい。そのために病的な状態かどうかだけでなく，気持ちの変化を的確に把握していくことが必要である。

2 アセスメントの基本

1）心理状態とは
　心の状態は複数の側面に分類される。大きな分類では，知能，感情，意志がある。より詳細な分類では，記憶，知能，知覚，自我意識，思考，意欲および行動，気分などに分類できる。

2）判定者の感受性
　心理的状態に何かしらの違和感を感じ取れることは，二者の関係性，査定者の感受性，心理的状態に関する知識などの影響を受ける。たとえば，対象が示すある言動がおかしいと思えることは，異常に関する感受性があることであり，さらにその言動を気分の問題ととらえるのか，思考の問題ととらえるのかは，心理的な状態に関する知識の的確さに基づくものである。またその言動に影響する関係性がその二者間にはあるということにもなる。甘えることができる関係，怒りをぶつけることができる関係のような"関係性"による心理状態の表出は，あらゆる人に同じように示せるものではない。

3）基　　準
　日常生活から察知できる違和感は，一般にはある基準に照らして感じ取れる。①育ってきた地域や地方の慣習，一般常識のような一般的「正常」，②同じ人がある時点で示していた表情や態度との比較，③判定者がもつ「正常」の概念である。
①例をあげると，ある地方では正常な事象であってもほかの地方では狂気的であることが世の中にはたくさんあり，「普通」「正常」には地域の特性がある。たとえば，ある国では食材にすることが当たり前であるものは，ほかの国では必ずしも食べないことがある。小遣いの金額が一般常識とはかけ離れているセレブな環境は，中流階級からみれば特殊である。外食の回数も各家庭でかなり異なる。
②ある時点とは，「昨日の」「以前の」「病気をする前の」というような，過去のある時点であり，そのときの状態を基準として「今は」どういう表情であるのか，言動や態度であるのかを比較する。例をあげると，「昨日は笑顔だったけど今日は悲しい表情をしている」「病気になる前はこんなことを言う人ではなかった」というような比較である。病気になる前との比較は，家族や知人にしかわからないので，家族からの情報を聞き取っておくと比較しやすい。特にストレス対処法や，ストレスへの強さ，日常の生活ぶりなどは有用な情報となる。
③自分自身の気分や情動の状態により判断がぶれることがある。スタッフの強い意見に引きずられることや，プライベートで起こった不安な状態が判断を揺るがすこともある。連動して介入のしかたも影響を受ける。

4）客観テスト
　医療機関によっては，機能訓練を目的として入院してくる患者すべてに対して標準的に

いくつかのテストを実施し，初期状態のデータとすることがある。最初にスクリーニングあるいはベースラインデータとして測定されるものは，記憶，知能，うつなどである。それらは最も一般的な，どの人にも起こりやすい，回復期の心理的問題であり，脳機能の状態や気分，回復への動機を知るのを助ける。これを初期に行っておくことで，その後身体状態の回復が思うようにいかない場合や，気分の落ち込みが現れたときには，客観的に判断できる基礎データとなる。

3 アセスメントの内容

1）表情および態度

人の感情の動きは，喜怒哀楽として表情や態度に現れる。そのため，それを的確に見て違和感のある状態をアセスメントする。

・表情から感じ取れる違和感や異常：不安や緊張が強い場合に現れる

硬い表情／無表情／冷たい表情：表情の動きが乏しい状態。

しかめ顔，ひそめ眉，尖り口：顔をしかめる，額にしわを寄せ眉をひそめる，口を突き出すように尖らせるなどの表情

・態度から感じ取れる違和感や異常：落ち着きのなさ，攻撃的，冷淡，無関心，拒絶的，妙に親しい，遠慮がない，不作法，誇張する，演技的，依存的など

観察の方法は，①観察者を意識させない距離感での観察，②観察者をある程度意識できる距離感での観察，③観察者と直接のやり取りを含めた，意識される距離感での観察がある。基本的には，まず直接のやり取りを含まずにありのままに観察する立場をとり，一人での様子，観察者以外の二者関係での様子，集団のなかでの様子，場所や状況を変えての様子をそれぞれ記録しておく。そして，二者の関係性を活用しながら，話しかける，指導するなどの観察者の行為を加えた状態での観察を追加していく。

現れている事象は，患者が表出している客観的現象（症状や徴候）と，患者が自分の言葉で語ることで明らかになる主観的現象（思考や知覚）に分かれる。主観的現象は，患者の言葉でしか表されないために，言葉を発しない患者からは知ることができない。したがって，心の状態を知るには，ちょうど身体疾患で診察する場合の視診（観察），打診・聴診（反応を見る）のように，一人でいる様態から二者関係，集団のなかでの交流の情報と様態など患者自身の言動で示されるとともに，面接のような語りの場のなかで観察することにより情報を得ることができる。

構造化された状態での観察とテストなどでは，情報を集め，統合し，解釈・判断を加える。しかし，身体のアセスメントでは，一般化された正常と異常の境界が明確であるのに対し，心の状態のアセスメントは正常・異常の境界もあいまいであり，かつ変動しやすい。また，治療的なかかわりを受け入れるかどうかも，自らの意思決定によることもある。

たとえば，リハビリテーション途上にある人には感情が落ち込む状態があるが，これが病的なうつであるか否かも明確でないことが多い。時間帯や前後の人との交流によって気分の高揚があることもあるし，治療が必要な状態であっても本人がそれを認識しないこともよくある。

2）言動に含まれている事象の心理的評価

　記憶，知能，知覚，感情，意欲および行動，思考，自我意識，意識の，どの領域に違和感のある状況なのか識別する。いずれの症状も，精神疾患がある場合にみられると思われがちだが，極度の緊張状態や強い不安のあるとき，器質性の脳障害があるときにもみられるので，的確に言動を分類していきたい。

（1）問いを発して判別できる記憶と知能

■記憶

　極度の緊張や不安がある場合，あるいは認知症や高次機能障害で記憶の異常がみられる。記憶障害は，「明らかに体験していること」「知っている事象」について，正しく覚えているかどうかを確認することで判別する。

例：「今日のお昼ご飯はおいしかったですか」と尋ねて，「食べていない」と答えるような状況。また，「先ほど面会にいらしていた人はどなたですか」と尋ねて，「誰も来ていない」と答える状況などがある。この答えの内容は妄想と区別することが必要である。

■知能

　知能の異常は，知的障害がある場合のほか，自殺未遂後後遺症，外傷性脳損傷などによる高次脳機能障害がある場合にみられる。簡単な内容を尋ねたり，オリエンテーションをしたり，一緒にゲームをしたりした際，過去にはできていたはずのものができなくなっていることで確認できる。

例：話題のなかに簡単な計算や理解度がわかるやり取りを入れることや，ゲームを取り入れてみてカード枚数が数えられないことなどがある。

（2）日常に表れる言動を繰り返し観察して判別する知覚

■知覚

　知覚の異常は，認知症，てんかん発作などの器質性精神障害でみられるが，機能性精神障害でもせん妄などでみられる。

　知覚は，感覚器をとおして取り入れた外界の刺激を，記憶，判断，感情などを加えて意味づけし，認知するものである。知覚の異常には，実際には存在しないものを知覚する幻覚，対象を誤って知覚する錯覚，その他の知覚異常がある。

〈幻覚〉

　幻視，幻聴，幻嗅，体感幻覚などがある。認知症，てんかん発作などで現れる。せん妄では幻視体験がよく聞かれる。

- 幻視：実際にはないものが見える体験。
- 幻聴：実際にはない声や音が聞こえる体験。考想化声などが含まれる。
- 幻嗅，幻味：変な臭いや味がするなどの体験。
- 体感幻覚，幻触：温度，痛み，運動，平衡感覚などの体感の異常体験。

例：点滴部位が心配な患者が浅い眠りがちになり，点滴部位に関する「夢」を見てその内容を話すような場合や，面会に来てほしい家族と看護師を区別できず，会話するような場合などがある。

（3）日常の言動を左右する感情や気分
■感情や気分

　感情や気分は，不安定性，表出の強さ，表出のしかたで異常として感知される。

　感情とは，快，不快を基本とし，主観的体験により動く心の状態の総称で，情動，気分，感覚的感情などが含まれる。感情は欲動や行為，思考に影響を及ぼす。

　情動とは，ある特定の体験に際し動悸や発汗など自律神経系や内分泌系の変化を伴って起こる一時的な強い感情反応をいう。怒り，恐怖，喜び，悲しみ，驚異，嫌悪などがある。

　気分とは，身体面の変化を伴わず持続的で穏やかな感情状態をいう。

　感情の異常として，感情鈍麻があり，外界の刺激に対して，うれしい，悲しいなどの反応が乏しくなり，周囲と人間的な交流ができなくなる状態になる。

　両価性（アンビバレント）は，同じ対象に対して快と不快，愛情と憎しみのような正反対の感情を同時に抱くことで，ある特定の対象や状況に対して，無意識に感情を抑圧してきたような状況が継続的に体験した場合などに現れる。たとえば，母親に対して愛されたい気持ちと嫌いという感情を同時に抱いているような例がある。

（4）日常の言動を起こす思考，意志
■思考

　思考の異常は，強度の不安状態が継続的に体験されるときには頻繁に現れる。ストレス耐性がない人が新たに障害を負ってしまった直後には，感情の不安定だけでなく，思考過程が途絶し，何も考えられない状態に陥るときがある。

　思考とは，状況に適したいくつかの観念を思い浮かべて整理・統合し，それを分析・解決することである。思考の異常は，思考過程（思路）の異常，思考内容の異常，思考体験の異常に分けられる。

〈思考過程の異常〉
- **思考途絶**：思考の流れが途中で突然停止した状態。
- **思考滅裂**：考えの進み方がバラバラで，全体として何を言おうとしているのか理解できない状態。支離滅裂な状態。

〈思考内容の異常（妄想）〉

　妄想とは，主に自分に結びついた誤った意味づけで，内容が不合理で現実には起こっていないにもかかわらず，強い確信がある。誤りを論理的に説明しても訂正することができない。妄想は，形式により一次妄想と二次妄想に分類される。また，内容による分類もあるが多彩である。

a．形式による分類
- **一次妄想**：これは精神疾患に多くみられる。まったく不合理な確信で，その確信に至る動機にも因果関係が見いだせず，まったく理解できない了解不能な妄想。
- **妄想気分**：突然，動機なしに不気味な予感が起こり，何か大変な事態が起こりそうな気分にとらわれる。
- **妄想知覚**：実際に知覚した内容に，論理的にも感情的にも関連がない不合理な意味づけをし，それを確信する。
- **妄想着想**：突然，「自分は○○の生まれ変わりである」「大会社の社長である」など誤った

観念が頭の中に浮かび，確信する。心因性障害，器質性精神障害にみられる。
- **二次妄想**：妄想の成立が，感情や体験などから二次的に発展したとある程度は理解できるもの。二次妄想は，強い不安状態が起こったときにみられることがある。たとえば，子どものことが心配で入院となったときにあり得ないことが考えに浮かび，それを信じきって訂正できない。あるいは仕事のことが心配で，実際には解雇されていないのに，雇用者がすでに解雇したと思い込んでしまうような状況である。強い感情を伴う経験をし，それが原因となって起こる妄想が発展する場合を，妄想反応という。

b．内容による分類
- **被害的**：関係妄想（周囲の人たちの態度や話などを自分に関係づけて確信する），注察妄想（他人から注目されている，観察されていると思い込む），注視妄想（誰かに見られていると思い込む）などである。
- **自己の過小評価**：微小妄想（自分の能力，社会的地位などがすべて他人より劣っていると思い込む），貧困妄想，罪業妄想，心気妄想などがある。器質性精神障害，抑うつ気分の強い人，うつ病でみられる。
- **自己の過大評価**：誇大妄想（自分の能力，社会的地位などが他人より優れていると思い込む），発明妄想，恋愛妄想などがある。躁状態，器質性精神障害でもみられることがある。

〈思考体験の異常〉
- **強迫観念（強迫思考）**：ある考えが自分の意志に反して繰り返し現れ，重要なことではなく不合理なことであるとわかっていても，それにとらわれるものである。強迫行為などがあり，うつ病で現れる。
- **作為思考（させられ思考）**：自分の思考が自分以外のものによって左右され，無理にそうさせられていると感じるものである。

■ **意欲および行動**

生物学的な本能の欲求（食欲，性欲など）を欲動といい，欲動を意識的にコントロールするものが意志で，欲動と意志を合わせて意欲という。これらは結果として行動（行為）に現れる。

- **途絶**：突然，ある欲動とそれに相反する欲動が対立し，行動が中断または停止してしまう状態。
- **思考途絶**：思考の流れが止まること。
- **精神運動興奮**：意志が著しく亢進し，行動過多になった状態。不穏（軽度の場合），心迫（何かせずにいられない意欲が次々とわき抑制できない状態），興奮が含まれる。
- **昏迷**：制止や途絶が極端になり，さらに意欲が低下して行動が止まり，周囲の刺激にも反応しなくなり無動状態になったもの。緊張病性昏迷，うつ病性昏迷，情動昏迷（激しい恐怖や不安による）がある。
- **常同**：無意味な行動をいつまでもとり続ける状態。常同運動，常同姿勢，語唱がある。
- **衒奇**：第三者には理解不能の奇妙な服装や，わざとらしい行動，態度あるいは話し方などをする。

（5）意　識
■意識の異常

前節「フィジカルアセスメント」を参照。

（6）自　我
■自我意識

　自我意識とは，自分の存在に関する意識で，①自分の体験はすべて自分が考え感じ行動しているという能動性，②自分が一人であり二人ではないという単一性，③過去から現在まで自分が同じであるという同一性，④自分は外界や他人から区別されているという限界性に分けられる。単一性自我意識の障害（自分以外に外界にもう一人の自分がいると体験する），能動性自我意識の障害，作為体験（させられ体験）自分の行動，思考，感情が自分以外のものによって左右され，無理にそうさせられていると体験される。思考面での作為体験を作為思考といい，考想伝播，考想察知がある。

3）心理テスト

　臨床でよく用いられている心理テストについて，表2-1～2-3に示した。これらのほかに，自閉症関係のテスト，失語症関係のテスト（心理），脳卒中関係のテストなど疾病や障害に対するテストがある。

表2-1　記憶・知能・認知関係のテスト

名　称	別名など	対象者
改訂版　鈴木ビネー知能検査		2歳～18歳11か月
田中ビネー知能検査Ｖ		2歳～成人
新田中B式知能検査	集団式知能テスト	小学生～成人
WISC-Ⅲ	ウィスクスリー	5歳～16歳11か月
WAIS-Ⅲ	ウァイススリー	16歳～89歳
WMS-Ⅲ	ウェクスラー記憶検査	16歳～74歳11か月
HDS-R	改訂長谷川式簡易知能評価スケール	成人
国立精研式認知症スクリーニングテスト		成人
MMSE	ミニメンタルステイト	高齢者
N式精神機能検査		高齢者
N式老年者用精神状態評価尺度	NMスケール	高齢者
FAB	前頭葉機能検査（遂行機能の障害を診る）	高齢者
WCST	前頭葉機能検査（遂行機能の障害を診る） ウィスコンシンカード分類検査	成人
CAT	標準注意検査法	成人

表2-2 パーソナリティ関係のテスト

名　称	別名など	対象者
Y-G	矢田部ギルフォード性格検査	小・中・高・一般用
CMI	日本版コーネル・メディカル・インデックス	14歳～成人
MMPI	ミネソタ多面的人格目録	15歳～成人
改訂版INV	精研式パーソナリティインベントリー	14歳～成人
MJPI	法務省式人格目録	少年
UPI	UPI学生精神的健康調査	大学生
GHQ	精神健康調査票	12歳～成人
日本版BDI―Ⅱ	ベック抑うつ質問票	13歳～80歳
SDS	Zungの自己評価式抑うつ尺度	16歳～成人
MAS	顕在性不安尺度	16歳以上
CMAS	児童用顕在性不安尺度	小4～中3
CAS	キャッテル不安尺度	中学生～成人
新版STAI	状態・特性不安検査	18歳以上
日本版POMS	ポムス	15歳以上
内田クレペリン精神検査		幼児・児童・標準型（中学生以上）
精研式SCT	文章完成法	小・中・成人用
K-SCT	構成的文章完成法	高校生以上
MJSCT	法務省式文章完成法	少年
TST	20答法	小学生～成人
バウムテスト		幼児～成人
ロールシャッハテスト		幼児～成人

表2-3 発達関係のテスト

名　称	別名など	対象者
新版K式発達検査		0歳～成人
円城寺式乳幼児分析的発達検査法	九大小児科改訂版	0歳～4歳8か月
増補　乳幼児精神発達診断法		0歳～3歳
RBMT	日本版リバーミード行動記憶検査	3歳～10歳
乳幼児精神発達診断法		3歳～7歳
JMAP	日本版ミラー幼児発達スクリーニング検査	2歳9か月～6歳2か月
PVT-R	改訂版絵画語彙発達検査	3歳～12歳3か月
DTVT	フロスティック視知覚発達検査	4歳～7歳11か月
国リハ式〈S-S〉法言語発達遅滞検査（改訂第4版）		2歳～12歳

4 リハビリテーション途上にある人の心理的課題

　リハビリテーション看護領域における心理的課題を臨床での研究動向から抽出すると，表2-4に示すような状態となる。

　これらの心理的課題は，臨床でたびたび生じるエピソードの中に含まれる。こうした心理的課題が抽出されるベースになる情報は，前項で挙げた，表情や態度，各心理領域の現象からの観察やテストによって導き出される。

1) 障害を負った後の感情体験

　新たな障害を負ったことによって起こる感情領域の反応には，悲嘆・悲哀，怒り，否認，不安，落胆などがある。特に怒りや悲しみは，初期の頃に強く現れ，十分に了解できない状態が続く間はたびたび感情の不安定性と強い感情表出として現れる。これらは，身体の障害が軽度であっても重度であっても，相応に表現される。

　併せて，自我が揺らぐことによって表出される感情領域の反応には，自己否定，羞恥心，被害的感情，自責的感情，挫折感，絶望感，焦燥感，羨望などがある。この自己価値に関する感情は，やや高度な価値感情であり，背景には強い不安が存在する。ケアを受ける体験や，自己の将来を思い描き，「現実検討」を繰り返すなかで生じる。

　感情は，刺激が神経回路に沿って伝達された結果生じるもので，前頭葉で思考として処理される前に現れるので，そのときのその人の状態をよく現しているし，表出されない場合は，うまく処理できているか，防衛機制（表2-5）として処理され，行動に現れることもある。

　たとえば，一生懸命訓練に取り組んでいるように見える人でも，心理的にはとても受け入れがたい感情を体験しているために「やるしかない」「訓練することで将来のない自分を考えなくてすむ」というような「打ち消し」を，行動として示しているに過ぎないこともある。自分の状態を的確に解釈して起こしている行動も同じように積極的に訓練に取り組む行動になるが，心のなかに強い不安があり，無意識に自分を何とか守ろうとして起こしている場合には，苦悩が表情に表れている。

表2-4 リハビリテーション看護領域における心理的課題

- いわゆる障害受容に関する受容状態もしくは受容困難：障害をうまく受け入れられない状態
- 意欲低下：意欲に欠けるあるいは気分が落ち込んだ状態
- 精神症状：精神症状が顕著に現れ病的に見える状態
- 身体化：苦悩を表出できずに身体化・行動化（下痢，不眠，引きこもり，他の患者とのトラブルなど）する
- 疾病利得：病気であることでの利得があり逃げ込む。障害を盾にとって問題行動を起こす
- 理解力や発動性の低下：障害部位により理解力や行動を起こす能力が欠損する
- 自立困難：その人が以前の生活に戻ることができる社会環境に見合った生活の自立が期待できない
- 家族の障害不適応：障害発生による家族の苦悩や不適応の状態
- 経済的破綻，家族関係の変容：家族に生じる問題

表2-5 障害を負った後に現れる防衛機制

抑圧	無意識のうちに欲求や願望を押さえつける
否認	同意できない現実を無視したりそれを認めるのを拒否したりして避ける
投影	自分のなかにある感情や衝動や考えを自分の意識のなかで受け入れがたいので，他人がそうした感情をもっているとみなす
退行	人生の初期に逆戻りしてそこで得られた満足を得ようとする
自己離反	自己への敵対を自分自身へ向け変え，外的なものを自分の罪意識で自分を罰し，自分の気持ちを損傷する
置き換え	抑えている感情や葛藤，考えなどを本来の対象から離れ，別の対象に向ける
打ち消し	ある感情や考えを取り去ろうとして違う感情が起こり，脅迫的に取り組む
合理化	受け入れがたい感情などを正常化して受け入れやすくするために，社会において論理的に説明できる形にする

2）心理状態が生じている背景や要因の分析

心理的課題には，次のような要因が影響する。

①受傷時期：発症年齢やそのときの発達状態，②障害の種類や大きさ：機能障害の部位・自立生活への影響，③障害の発生状況：病気・事故・自殺未遂，④受傷後の経過：受傷後の治療状態，軽快または悪化，⑤対象を取り巻く環境：支援できる人の環境，経済状態，家屋や住居の状態，など。

心理的課題は，その人がもつ内部環境や外部環境に影響を受けている。たとえば，先天性の障害の場合は，障害のない状態を体験することがないので，ありのままの自分の状態としてとらえることができるが（社会に対する反発があったとしても），後天的な障害や年齢の高い状態での障害は，受け入れることが一般には困難である。それが自分で自分のことが何とかできる状態であるのと，そうでないのとでは，心理的な反応は異なる。また，介護条件が整えられる場合とそうでない場合とでは，心理的にも影響が異なってくる。

以上に述べたように，心理社会的アセスメントの要点は，細かく心の構造や領域を理解することがまず重要である。それによりケアできる範囲が異なってくる。また，心理的課題は傾聴するだけでは解決できない。共感もたやすくできるものではない。メンタルケアをひとくくりに考えるのではなく，まず，看護場面で見えている感情の反応に気づき，見守っていていいものと寄り添っていくものとを区別したい。そのうえで，理解できることは対象が理解できる言葉で具体的に返していくことで不安の一部は解消されるかもしれない。また，専門的な治療につなぐ必要があるかどうかを見きわめ，医師の診断がついたものについては治療的に介入する。

看護師のケアは，構造化面接によるものだけではないために，対象に表われている事象から察知できるかどうか，そしてケア技術をもっているかどうかは重要なメンタルケアの質を決定づける。身体ケアをとおしてかかわることも，看護師のメンタルケアの技量による影響が大きい。メンタルケアは，アセスメントによって広いケアの技術を展開できるものである。

■ 文　献

1）粟生田友子：リハビリテーション看護における評価－心理アセスメント，医歯薬出版，1989.
2）松岡純子：リハビリテーション領域における基本理論，落合芙美子・粟生田友子編：リハビリテーション看護〈新体系看護学全書　別巻〉，メヂカルフレンド社，2015，p.123-144.
3）名島潤慈：臨床場面において用いられている心理テストの現況，山口大学教育学部附属教育実践総合センター研究紀要，30：101-112，2010.
4）保健師がつかう検査一覧　https://WWW.success55.co.jp/untitled478.html　平成27年12月20日

3 協働する多職種のデータの活用

学習目標 協働する多職種から示されるデータの有用性を理解し活用する。

1 身体機能評価に関するデータ

1）嚥下機能
以下の（1）～（3）のテストによる嚥下機能の評価は，言語聴覚士によって行われる。

（1）反復唾液嚥下テスト（Repetitive Saliva Swallowing Test：RSST）
このテストは，患者に空嚥下を繰り返してもらい，随意的な嚥下反射を評価する方法である。第2指で患者の舌骨，第3指で甲状軟骨を触診し，軽く指で押さえて，30秒間に嚥下運動（空嚥下）を何回行えるか観察する。嚥下運動時の喉頭挙上が，押さえている指をしっかり越えた場合に1回と数える。30秒間に3回以上できれば正常と判断する。

（2）改訂水飲みテスト（Modified Water Swallow Test：MWST）
このテストは，少量の水を嚥下してもらい，嚥下にかかる時間や回数，咳やむせの有無，呼吸状態の変化を観察する方法である。患者の口腔底に3 mLの水を注入し，嚥下運動を観察する。評価基準（表3-1）で4以上であれば，さらに2回の嚥下運動を繰り返し，最も悪い場合の評価を記入する。

（3）食物テスト
このテストは，少量の食物を嚥下してもらい，口腔内での食塊の形成や咽頭への送り込みを評価する。患者にティースプーン1杯（3～4 g）のプリンなどを嚥下してもらい，口腔内に食物残渣がないか観察する。評価基準は改訂水飲みテストと同様である。

（4）嚥下造影検査（Videofluoroscopic Examination of Swallowing：VF）
造影剤を含んだ食物を嚥下してもらい，X線透視下で正面像・側面像を撮影する。この検査により，口腔や咽頭，食道の運動機能，形態的変化を把握することができる。また，

表3-1 改訂水飲みテストの評価

1	嚥下なし，むせる，そして／または，呼吸切迫
2	嚥下あり，呼吸切迫（不顕性誤嚥の疑い）
3	嚥下あり，呼吸良好，むせる，そして／または，湿性嗄声
4	嚥下あり，呼吸良好，むせない
5	4に加え，空嚥下の追加を指示し，30秒以内に2回空嚥下可能

撮影映像を録画することによって、誤嚥の程度や機序について詳細に確認することが可能となり、嚥下訓練の方法の検討や訓練の効果を確認することができる。むせない誤嚥（不顕性誤嚥）は嚥下造影のみで確認することができる。

2）排泄機能

（1）尿流量測定

尿流量計を用いて、1回の排尿における排尿量と速度を曲線で経時的に記録することによって、排尿機能を把握する。正常な尿流量は年齢や性別によって異なるが、診断基準としては、15mL/秒以下が軽症、10mL/秒以下で中等症、5mL/秒以下が重症とされる。この検査の直後に残尿測定を行うと、排尿障害の評価に有用である。残尿量は、排尿後の導尿、もしくは超音波膀胱画像診断装置（Bladder Scan®）を用いると侵襲なく測定することができる。

（2）尿流動態検査（ウロダイナミックスタディ）

主として下部尿路（膀胱および尿道）の排尿機能を調べる検査で、排尿に関する統合的な観察を行い、神経因性膀胱などの診断に用いる。これには、表3-2に示す検査が含まれる。

（3）直腸肛門内圧検査

この検査は、肛門括約不全、直腸肛門由来の排便障害などの直腸肛門疾患の患者に対して行う検査で、内肛門括約筋と外肛門括約筋の状況を把握する。

圧力センサー付きのカテーテルを肛門から挿入し、最大静止圧（安静時で肛門を緩めているとき）と、最大随意収縮圧（力んで肛門を収縮させているとき）、肛門管長などを測定する。70歳未満の正常値は、最大静止圧は、男性：87.0〜138.2cmH$_2$O／女性：68.5〜125.5cmH$_2$O、また、最大随意圧は、男性：234.6〜528.4cmH$_2$O／女性：136.5〜327.5cmH$_2$Oである。

（4）排便造影

様々な排便障害の診断に用いられる。バリウムを直腸に注入して、安静時、収縮時、努責時の様子をX線撮影し、排便時の直腸や肛門の動き、形態などを評価する。

3）運動・知覚機能

（1）（2）は医師および理学療法士・作業療法士により実施される。（1）（2）は脊髄損傷の患者、（3）は脳卒中の患者に用いる。

表3-2 尿流動態検査の内容

膀胱内圧測定	膀胱の蓄尿機能を評価する
外尿道括約筋筋電図	外尿道括約筋の活動を評価する
尿道内圧測定	蓄尿期における尿道の閉鎖機能を評価する
尿流測定	尿流を客観的に評価する
内圧尿流検査	排尿期の膀胱排尿筋の機能と下部尿路閉塞の程度を評価する
残尿量測定	排尿直後の残尿量を測定する

（1）ASIA（American Spinal Injury Association 米国脊髄障害協会）による神経学的・機能的国際評価法

運動機能スコアと知覚機能スコアの得点結果から，神経損傷高位と機能障害スケール，臨床症状分類を判断できるように構成されている。

運動機能スコアはC5からS1までの10脊髄節を代表する筋について判定する。得点は上肢5筋と下肢5筋を合わせた10筋をそれぞれ0～5点の6段階で評価し，左右の得点を合計した値とする。左右の10筋がすべて5点の場合が満点で100点となる。

知覚機能スコアは体表のC2からS4-5髄節が支配する28領域に検査すべき点が規定されており，その部位の触覚と痛覚を検査する。評価は脱失，鈍麻，正常の3段階を0～2点で行う。得点は28の検査部位について左右を合計し，正常では112点になる。また，運動機能スコアも感覚機能スコアも検査が不可能な状態をNTと記載する。

（2）改良フランケル分類（表3-3）

フランケルが作成した脊髄損傷の機能障害および歩行能力の評価分類について，B，C，D項目をさらに細分化したものである。改良フランケル分類は，四肢麻痺の機能障害を明瞭に評価できるだけでなく，急性期の頸髄損傷における神経学的回復の予測に有用である。

（3）ブルンストロームステージ（表3-4）

中枢性麻痺の回復機能を表す評価表として用いられている。運動麻痺の回復過程を脊髄レベルの連合反応から始まり，次に屈曲共同運動，伸筋共同運動を経て，上位の随意運動へと改善するとの理論をもとに作成されている。上肢stage Ⅳ・Ⅴは，①～③のうち1つで

表3-3 改良フランケル分類

A	Motor, sensory complete 完全麻痺 仙髄の知覚（肛門周辺）脱失と運動（肛門括約筋）完全麻痺
B	Motor complete, sensory only 運動完全（下肢自動運動なし），感覚不全
B1	触覚残存（仙髄領域のみ）
B2	触覚残存（仙髄だけでなく下肢にも残存）
B3	痛覚残存（仙髄あるいは下肢）
C	Motor useless 運動不全で有用でない（歩行できない）
C1	下肢筋力1，2（仰臥位で膝立てができない）
C2	下肢筋力3程度（仰臥位で膝立てができる）
D	Motor useful 運動不全で有用である（歩行できる）
D0	急性期歩行テスト不能例。下肢筋力4，5あり歩行できそうだが，急性期のため正確な判定困難
D1	車椅子併用例。屋内の平地であれば10m以上歩ける（歩行器，装具，杖を利用してよい）が，屋外，階段は困難で日常的には車椅子を併用する ＊10m以下の歩行であればC2と判定
D2	杖独歩例あるいは中心性損傷例。杖独歩例：杖，下肢装具など必要であるが屋外歩行も安定し車椅子不要。中心性損傷例：杖，下肢装具など不要で歩行は安定しているが，上肢機能が悪いため，入浴や衣服着脱などに部分介助を必要とする
D3	独歩自立例。筋力低下，感覚低下はあるが独歩で上肢機能も含めて日常生活に介助不要
E	Normal 正常 神経学的脱落所見なし（自覚的しびれ感，反射亢進はあってよい）

表3-4 ブルンストロームステージ

上　肢	
stage Ⅰ	随意運動なし（弛緩期）
stage Ⅱ	基本的共同運動またはその要素の最初の出現，痙縮の発現期
stage Ⅲ	基本的共同運動またはその要素を随意的に起こしうる。痙縮は強くなり，最強となる
stage Ⅳ	痙縮は減少し始め，基本的共同運動から逸脱した運動が出現する ①手を腰の後ろに付ける ②上肢を前方水平位に上げられる（肘は伸展位で） ③肘90度屈曲位で，前腕の回内・回外ができる
stage Ⅴ	基本的共同運動から独立した運動がほとんど可能，痙縮はさらに減少する ①上肢を横水平位まで上げられる（肘伸展，前腕回内位で） ②上肢を屈曲して頭上まで上げられる（肘伸展位で） ③肘伸展位での前腕の回内・回外ができる
stage Ⅵ	分離運動が自由に可能である。協調運動がほとんど正常にできる。痙縮はほとんど消失する

手　指	
stage Ⅰ	弛緩性
stage Ⅱ	指屈曲がわずかに可能か，またはほとんど不可能な状態
stage Ⅲ	指の集団屈曲が可能，鉤形握りをするが，離すことはできない。指伸展は随意的に，わずかに可能なこともある
stage Ⅳ	横つまみ可能で，母指の動きにより離すことも可能。指伸展はなかば随意的に，わずかに可能
stage Ⅴ	対向つまみができる。円筒にぎり，球にぎりなどが可能（ぎこちないが，ある程度実用性がある） 指の集団伸展が可能（しかしその範囲はまちまちである）
stage Ⅵ	すべてのつまみ方が可能になり，上手にできる。随意的な指伸展が全可動域にわたって可能，指の分離運動も可能である。しかし，健側より多少拙劣

下　肢	
stage Ⅰ	随意運動なし（弛緩期）
stage Ⅱ	下肢の随意運動がわずかに可能
stage Ⅲ	座位，立位で股・膝・足の屈曲が可能
stage Ⅳ	座位で足を床上にすべらせながら，膝屈曲90度以上可能 座位でかかとを床につけたまま，足関節の背屈が可能
stage Ⅴ	立位で股関節を伸展したまま，膝関節の屈曲が可能 立位で患側足部を少し前方に出し，膝関節を伸展したまま，足関節の背屈が可能
stage Ⅵ	立位で股関節の外転が，骨盤挙上による外転角度以上に可能 座位で内側・外側ハムストリングスの交互収縮により，下腿の内旋・外旋が可能（足関節の内反，外反を伴う）

Brunnstrom S : Movement therapy in hemiplegia, Harper & Row Publishers, 1970. より引用

きればそのstageとする。

2 精神・神経機能，知能の評価に関するデータ

1）考える，注意を払う

主として，リハビリテーション医師，作業療法士により実施される。

（1）標準注意検査法（Clinical Assessment for Attention：CAT）

　注意機能に関する総合評価として幅広く用いられている。下記の7種の下位検査から構成されており，注意の容量，持続，選択，変換，配分などを検査できる。CATでは標準化得点が設定されており，得点が正常範囲内にあるかを確認する。

①数唱・視覚性スパン

　短期記憶や作動記憶（working memory ワーキングメモリー）を評価する。作動記憶とは保持時間が数秒という非常に短い記憶力で，保持と処理を並行して行うシステムのことをいう。

②抹消検査課題

　注意の持続性と選択性を評価する。長く集中する力，邪魔を抑制し，必要なものにだけ反応する力を測定する。

③符号変換課題（Symbol Digit Modalities Test：SDMT）

　注意の分配性を評価する。複数の情報に同時に注意を向ける力を測定する。符号と数字の関係を記憶しておき，次々に変換していく作業を行う。

④記憶更新検査

　口頭で提示する数列のうち，末尾3桁または4桁のみを被検者に復唱させる。作動記憶を評価する。

⑤定速聴覚連続付加検査（Paced Auditory Serial Addition Test：PASAT）

　注意の分配性を評価する。CDから聴覚的に呈示される数字について，1つ目を記憶しておき，次に数字が呈示されたら1つ目の数字と次の数字を加算するという作業を連続して行う。

⑥上中下検査

　検査用紙の上段・中段・下段に，「上・中・下」という漢字がランダムに1文字ずつ配置されており，この漢字の意味に惑わされずに漢字の位置を回答する。異なる刺激や情報に対して注目を柔軟に切り替える注意の転動性を評価する。

⑦持続処理課題（Continuous Performance Test：CPT）

　注意の持続性，選択性を評価する。

（2）標準意欲評価法（Clinical Assessment for Spontaneity：CAS）

　この検査は客観的，主観的，行動観察的な視点から，意欲の低下や自発性の欠乏について評価するものである。得点が高いほど成績が悪く，意欲・自発性の障害が重度となる。以下の5つの検査が含まれる。

①面接による意欲評価スケール

　表情，視線（アイコンタクト），しぐさ，身だしなみ，会話，話題に対する関心，反応のしかた，気力，自らの状況についての理解，周囲のできごとに対する関心，将来に対する希望など。

②質問紙法による意欲評価スケール

　興味の喪失（認知面），情緒障害や感情平板化などの情動の喪失（情動面），エネルギーの喪失（行動面）などに関連する33質問項目に，自記式で，「よくある」「少しある」「あまりない」「ない」で答える。

③日常生活行動の意欲評価スケール

　食事をする，排泄の一連の動作をする，洗面・歯みがきをする，衣服の着脱をする，入浴を行う，服薬をする，訓練を行う，テレビを見る，新聞または雑誌を読む，他者と挨拶をする，他者と話をする，電話をする，手紙を書く，行事に参加する，趣味を行うなどの16項目である。

④自由時間の日常行動観察

　リハビリテーションなどのスケジュールのない時間（たとえば午後3時半ごろなど）における被検者の行為を具体的に記録する。評価事項は「a. 行為する場所，b. 行為内容，c. 行為の質の評価，d. 談話の質の評価」などである。行為の質の評価では「1：意欲的・能動的・生産的行為，自発的問題解決行為，2：自発的行為，習慣的行為，3：依存的生活，4：無動」が区別される。

⑤臨床的総合評価

　総合的印象に基づいて，「0：通常の意欲がある，1：軽度の意欲低下，2：中程度の意欲低下，3：著しい意欲低下，4：ほとんど意欲がない」の5段階で評価する。

（3）トレイルメイキングテスト（Trail Making Test-A/B：TMT-A/B）

　TMT-Aは1〜25の数字がランダムに配置された用紙を提示し，被検者に1から順に1→2→3と鉛筆で線を引いてもらい，25に到達するまでの所要時間を計測する。TMT-Bは，数字と仮名が配置された用紙を使い，数字→仮名→数字→仮名（1→あ→2→い）の順に線を引いてもらい，終了するまでの所要時間を計測する。いずれも選択性注意機能を反映するが，注意転換の要素も含んでいる。TMT-Bでは分配の要素も加わる。

　TMT実施には麻痺や運動失調などが影響するため，この検査だけでは注意機能は判断ができない。また，「TMT-Bの所要時間÷TMT-Aの所要時間」を指数として，3を超えるような場合には，注意の転換機能，あるいは作動記憶障害が疑われる。

（4）神経心理学的検査

　日常生活上の遂行機能に関する問題点を把握するために行う検査である。

①機能障害症候群の行動評価法（Behavioural Assessment of the Dysexecutive Syndrome：BADS）

　規則変換カード：トランプのカードを用いて規則の変換に対応できるかを問う課題である。

　行為計画：管の底にあるコルクを，ある条件を守ったうえで，どのようにして取り出すかを計画し，行動する課題である。

　鍵探し：10cm平方の用紙を草原と見立て，鍵を落とした想定で，鍵を探し出すためにどのような経路で歩くかを問う課題である。

　時間判断課題：湯が沸く時間など，特に定義はないが経験的におおよその予測がつく時間を問う課題である。

　動物園地図：いくつかの制約事項が設定されている動物園の地図を使って，指示された場所へ行くための経路を計画する課題である。

　修正6要素：10分間に計算，呼称，口述問題という3種類2部で構成された問題を，どれかに偏ることなく取り組み，効率よく時間を使うことを問う課題である。

②ウィスコンシン・カード分類検査（Wisconsin Card Sorting Test：WCST）

概念の形成や転換といった前頭葉機能の評価を行う検査である。色（赤，黄，緑，青），形（三角，星，十字，円），数（1～4個）の異なる図形が印刷されたカードを用いる。対象者は，提示されたカードについて，どのような概念で分類されているか推測する。

（5）日本版Vineland-II適応行動尺度

0～92歳までの各年齢における適応行動の水準をもとに，発達障害や知的障害，精神障害の程度を数値化することができる。この検査によって対象者の現在の適応行動を把握し，その後の支援の検討に活用することができる。項目は，次の5つの領域に分かれており，それぞれに下位領域が設定されている。①コミュニケーション領域：受容言語，表出言語，読み書き，②日常生活スキル領域：身辺自立，家事，地域生活，③社会性領域：対人関係，遊びと余暇，コーピングスキル，④運動スキル領域：粗大運動，微細運動，⑤不適応行動領域：内向性，外向性，その他

（6）標準高次動作性検査（Standard Performance Test for Apraxia：SPTA）

失行症を中心に大脳損傷後の行為障害を評価する検査である。SPTAは顔面動作，物品を使う顔面動作，習慣的動作，手指構成模倣，客体のない動作，連続動作，着衣動作，物品を使う上肢動作，系列動作，物品を使う下肢動作，自発描画，模倣の描画，積木テストの13項目で構成される。できなければ2点，過程に異常があれば1点，正常であれば0点と判定される。また，できなかった場合には分類表に沿って誤反応の分類を行う。SPTAは項目が非常に多いので，失語症検査の行為課題をスクリーニングとして用いる場合もある。

（7）コース立方体組み合わせテスト

4面それぞれに異なる配色がなされた立方体ブロックを4～16個用いて，見本に示される模様を構成する。知能測定や失行の程度を評価する。半側空間無視では左半分の構成が障害されるのに対して，左半球頭頂葉損傷では左右半分に限らず，構成そのものが困難となる。

（8）標準高次視知覚検査（Visual Perception Test for Agnosia：VPTA）

視知覚の基本機能，物体・画像認知，相貌認知，色彩認知，シンボル認知，視空間の認知と操作，地誌的見当識の7分類44課題で構成される視知覚認知検査である。この検査は，減点法であり，採点の基本原則は，0点が即反応（指定時間以内で正答），1点が遅延反応（指定時間以内で正答か，不完全反応），2点は無反応またはまったくの誤反応，もしくは遅延反応の時間を超える遅い反応とされている。0点が最もよい結果となる。

（9）行動性無視検査日本版（Behavioral Inattention Test：BIT）

軽度の半側空間無視を検出するための検査である。通常検査6項目と行動検査9項目からなる。通常検査は，線分抹消試験，文字抹消試験，星印抹消試験，模写試験，線分二等分試験，描画試験の6項目からなり，満点は146点で基準点は131点となっている。

行動検査は日常生活の側面を反映させた検査である。写真課題，電話課題，メニュー課題，音読課題，時計課題，硬貨課題，書写課題，地図課題，トランプ課題の9項目からなり，満点は81点，基準点は68点となっている。

（10）田中-ビネー知能検査

生活年齢（calendar age：CA），精神年齢（mental age：MA），知能指数（intelligence

quotient：IQ) を算出し，CA，MA，IQの3者の関連を考察し，対象者の知能水準を判定するものである。

検査の内容は，1歳から成人までの問題(118問)が「易〜難」の順に並べられている。言語，動作，記憶，数量，知覚，推理，構成など様々な内容で構成されている。

検査は対象者の生活年齢と同じ年齢級の問題から開始する。1つでも合格できない問題がある場合には，下の年齢級へ下がって問題を提示し，すべての問題に合格できる年齢級まで行う。すべての問題に合格できれば，今度は上の年齢級へ進み，すべての問題が不合格となる年齢級まで行う。合格問題，不合格問題に注目するとともに，対象者の反応など質的特徴も分析する。

2) 覚える，覚えている，思い出す

(1) ウェクスラー記憶検査 (Wechsler Memory Scale-Revised：WMS-R)

国際的によく使用されている総合的な記憶検査である。言語を使った問題と図形を使った問題で構成されている。13の下位検査があり，標準値は100点で，85点以下で記憶障害が疑われる。

(2) 三宅式記銘力検査

短期記憶のなかでも特に聴覚性言語の記憶検査である。2つずつ対にした有関連対語(例：タバコとマッチ，病気と薬)10対と，無関連対語(例：花とイルカ，時間と砂糖)10対を読んで聞かせた後に，片方を読んでもう一方を想起させる。10点満点とし，3回繰り返して点数がどのように推移するかをみる。

(3) ベントン視覚記銘力検査

視覚性記憶を評価する。簡単な要素図形が描かれたカードを数秒間提示した後，ただちにあるいは数秒後に再生してもらい，細部の表現ができるかを評価する。

(4) レイ・オステライトの複雑図形 (Rey-Osterrieth Complex Figure)

視覚性記憶を評価する。図を模写してもらう。このとき，対象者には覚えるようにとの指示はせず，何分か経過した後に遅延再生してもらう。

(5) リバーミード行動記憶検査 (Rivermead Behavioral Memory Test：RBMT)

日常生活における記憶を検査するもので，記憶障害の有無と重症度がわかる。以下の9つの課題で構成されている。①姓名(顔写真と対で覚える)，②持ち物(遅延条件：持ち物を被検者に渡し，検査終了時に返却が条件であることを告げる)，③約束(タイマーが鳴ったら，定められた質問を被検者に尋ねる)，④絵(呼称しながら覚え，遅延条件後に再確認する)，⑤物語(短文を記憶する)，⑥顔写真(性別，年齢と対で覚え，遅延条件後に再確認する)，⑦道順(被検者の示した移動行動を記憶し再生する)，⑧用件(道順課題で示した用件を再生する)，⑨見当識。

3 その他の機能に関するデータ

1) 失語症の検査

(1)〜(4)は，言語聴覚士により実施される。

(1) プロソディー検査

プロソディーとは，アクセントやイントネーション，リズムや速さなど発語における特徴のことである。検査として，声域の検査，速度やリズムの検査，音読などがある。プロソディーの障害は，話し言葉の不自然さにつながり，聞き手の聞きやすさに影響する。

(2) 発話特徴抽出検査

声質・声の高さ・大きさ・話速度・共鳴・会話明瞭度などの視点で聴覚印象に基づき評価する。運動障害性（麻痺性）構音障害の患者の発話は病変部位や疾患の種類によって特徴があり，原疾患の同定や鑑別に役立てることができる。

(3) 標準失語症検査 (Standard Language Test of Aphasia：SLTA)

失語症の診断，症状の経時的変化の把握，治療の手がかりの取得を目的に行われる。聞く（聴覚的言語理解），話す（口頭言語表出），読む（音読，読字理解），書く（自発書字，書取），計算（四則筆算）の5大項目から構成され，26の小項目がある。評定は原則として6段階に分かれており，「6：完全正答，5：一定時間内の正答，4：不完全正答，3：ヒント後の完全正答，2：ヒント後の不完全正答，1：ヒント後でも誤答」である。一定数の誤答が続いたか，特定の項目で一定の得点に達しなかった場合に検査が中止される。

標準失語症検査補助テストでは本検査で抽出しきれなかった反応がみられるようになり，失語症のみならず構音障害の合併や右半球損傷によるコミュニケーション障害などの判別にも活用が可能である。

(4) 失語症検査日本版WAB (Western Aphasia Battery)

ブローカ失語，ウェルニッケ失語，全失語など失語症の種類を判別することができる。また，失語症の重症度を示す失語指数（AQ）を算出でき，回復や増悪の評価をすることができる。失語症に関する検査項目のほか，失行，半側空間無視，非言語性知能なども含んでおり，高次脳機能障害について広く把握することができる。検査は言語側面（自発言語，話し言葉の理解，復唱，書き言葉の理解，音読，自発書字，書き取り，写字）に関する8項目と行為や構成能力などを測る38の下位項目がある。

2) 聴力検査

(1) 純音聴力検査

オージオメーターという聴力を測定する機器を用いて行う。また，オージオメーターを用いた純音聴力検査により得られた結果を記載したものをオージオグラムという。純音という周波数が一定の音を提示し，その人の聴こえる最小可聴閾値を求め，聴力レベルを判定する。125Hz（ヘルツ）から8000Hzまで，言葉のもつ周波数の分布と一致した7つの周波数を用いて最小可聴閾値を求める。正常聴力は0dbであり，数値が大きくなるほど聴こえが悪いことを示す。

難聴の程度を表すには一般に平均聴力レベルを用いる。500Hzの閾値，1,000Hzの閾値×2,2000Hzの閾値を足し4で割り算出した値を平均聴力レベルという。①両耳の聴力レベルが70db以上，②良いほうの聴力が50db以上，悪いほうが90db以上，③両耳の語音明瞭度（言葉の聴き取り）が50％以下の場合，身体障害として認定される。

3）血液検査・尿検査（栄養状態）
（1）血清総たんぱく
　基準値は6.3〜7.8g/dLである。血清中には様々なたんぱく成分が存在する。通常，総たんぱくの増減は，アルブミンとγグロブリンの変化を反映している。溶血を起こすとヘモグロビンもたんぱくとして測定され，高値になる。

（2）血清アルブミン
　基準値は3.7g〜4.9g/dLである。血清アルブミンは肝臓で合成されるたんぱく質で，血中での半減期は約15日である。血清アルブミンの減少は，①産生の低下（肝障害，炎症性疾患），②体外（尿，消化管など）への漏出，③代謝亢進（炎症性疾患，甲状腺機能亢進症），④栄養不良（低栄養，消化吸収障害）が考えられる。また，侵襲が加わると，サイトカインの影響で低値を示す。血清アルブミンの増加は，主に脱水の可能性が考えられる。

（3）尿中クレアチニン
　基準値は，成人男性は1.1〜1.9g/日，成人女性は0.5〜1.6g/日である。全身の筋肉量と相関するといわれる。

4）勃起障害（erectile dysfunction：ED）
（1）国際勃起能スコア（International Index of Erectile Function：IIEF）
　勃起障害の診断と重症度評価を行うための問診票で，簡略版であるIIEF 5がよく用いられる。21点以下で勃起障害と診断される。

（2）視聴覚性的刺激試験（Audio-Visual Sexual Stimulation：AVSS）
　動画や写真によって大脳への性的刺激を与え，勃起中枢神経が正常に働くかどうかをみる。勃起が得られれば器質性EDが除外される。

（3）夜間睡眠時勃起検査（Nocturnal Penile Tumescence：NPT）
　客観的勃起機能検査法として，夜間睡眠時勃起検査がある。これは夜間睡眠中のレム期に起こる勃起について，陰茎の硬度と周径を同時に測定し記録する方法である。成人男性では生理的にレム睡眠時に勃起が認められ，これはストレスによる影響を受けない。そのため，夜間に勃起が認められるかを調べ，認められれば機能性EDが疑われる。器質性勃起障害患者では，これが減弱または消失する。NPTの測定では，①周径増加値，②陰茎硬度，③持続期間，④頻度を経時的に評価する。4項目のうち1つでも異常があれば器質的EDと診断される。

5）心理テスト
（1）ロールシャッハテスト
　偶然にできたインクのしみを左右対称形にしたカード10枚を見せて，絵がどのように見えたかを問うことで性格を判断するものである。

（2）矢田部-ギルフォード検査
　120項目の質問形式に「はい」「いいえ」で答える。A〜E型の5つの性格（プロフィール）に分けられる。

（3）ミネソタ多面的人格特性目録検査（Minnesota Multiphasic Personality Inventory：MMPI）

質問紙による性格検査である。550項目の質問から構成されており，信頼できる回答をしているか評価される。4個の妥当性尺度と，代表的な精神疾患を表す10個の臨床尺度がある。

（4）不安検査（Manifest Anxiety Scale：MAS）

統合失調症や心身症などに伴う不安を客観的に評価するものである。また，心理療法や薬物療法の効果を評価する際にも用いられる。

文　献

1）奥宮暁子・石川ふみよ・金城利雄編：リハビリテーション看護〈ナーシング・グラフィカ　成人看護学⑥〉，メディカ出版，2012.
2）岩崎テル子・小川恵子・小林夏子・他編：作業療法学評価学，第2版，医学書院，2011.
3）高久史麿監，黒川清・春日雅人・北村聖編：臨床検査データブック2011-2012，医学書院，2011.
4）三上真弘・出江紳一編：リハビリテーション医学テキスト，改訂第3版，南江堂，2010.
5）上田敏監，伊藤利之・大橋正洋・千田富義・他編：標準リハビリテーション医学，医学書院，2012.
6）深浦順一編集主幹，長谷川賢一・立石雅子・佐竹恒夫編：図解　言語聴覚療法技術ガイド，文光堂，2014.
7）石川裕治：改訂　失語症〈言語聴覚療法シリーズ4〉，建帛社，2011.
8）藤田郁代・関啓子編：高次脳機能障害学，医学書院，2009.
9）藤田郁代監，熊倉勇美・今井智子編：発声発語障害学，第2版，医学書院，2015.
10）立木孝監，日本聴覚医学会編：聴覚検査の実際，改訂3版，南山堂，2009.
11）廣瀬肇監，岩田誠・小川郁・立石雅子編：言語聴覚士テキスト，第2版，医歯薬出版，2011.

第 Ⅳ 章

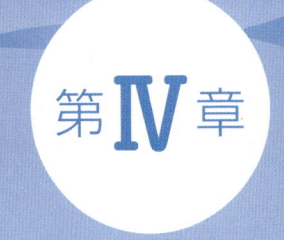

リハビリテーション看護における自立支援

1 リハビリテーション看護における生活機能のとらえ方

学習目標
- 自立の概念について理解する。
- ICFによる生活機能のとらえ方と支援の方向性を理解する。
- リハビリテーション看護における生活機能のとらえ方について理解する。

1 生活の自立とは

1）自立の概念

「自立」という状態は，医療や福祉の分野では広い意味を含んでいる。障害のある当事者の立場では，生活の実態に基づいて，自立には，「身辺自立」「経済的自立」「職業的自立」「職業経済的自立」「自立生活」「社会的自立」の要素があり，これによって自立を区分することがある[1]。しかし，援助／介入という看護ケアを提供する立場では，自立は狭義には「日常生活自立」「日常生活活動（ADL）の自立」のように自分で自分の身の回りのことができる状態として定義される。そしてやや広くとらえれば，必ずしも動作の自立をさすだけでなく，「身辺自立」（動作の自立よりはやや広い意味での活動の自立，IADL を含む），「経済的自立」（社会的に利益を得ることができて生活が成り立つ）のような意味を含んでいる。

社会保障，障害者福祉の分野では，人間の成長過程における自律（autonomy）の観点から，「経済的自立-依存」「身体的な自立-依存」「精神的な自立-依存」の3要素に分類され，自立-依存の両極から自立をとらえる傾向がある[2]。これは法的な制度に基づいて自立を支援すると同時に，生活保障に関する社会の義務や責任を施行することや，社会の障害の見方やとらえ方に基づく人権擁護を必要とすることなどによって生じるものである。

一方で，自立という状態は，完全に自立している状態から，一部自立している状態，そして完全に依存している状態まで，どの自立をとらえても，その様態は自立の程度や段階が異なる。そして寝たきりのような完全に依存して見えるような状態であっても，人には意思があり，自己決定できることがその本質にはある。人の心身機能は，すべての機能が同時にすべて失われることは少なく，すべての機能において完全に自立することも，すべて依存することも少ない。

たとえば，認知機能あるいは思考・注意のような機能が失われても，身体機能がある程度維持できていれば，物事を一人で行うことはできる。その人は間違った判断や実行を繰り返すかもしれないが，その人なりに自分の意思に基づいてからだを動かしていることに変わりはない。この場合の自立とは何であろうか。たとえ，認知機能が他人から見て普通

でないにしても，安全を守ってもらいながら，自分の意思で良い時間を過ごすことはできている。つまり，人は，相互依存のなかで固有の自立した形があり，その人なりに自立して生活していることになる[3]。

2）自己という観点からみた自立

　セルフケアとは，オレムによれば，「自分のために自分自身が行う行動」であり，健康問題の解決や，健康の維持・増進，健康破綻の予防などのあらゆる健康生活の側面に向けて，自らの健康を自ら守るために行う。セルフケアは自分自身のために行う行動であり，ケアの方向は自己（セルフ）と環境に向けられる。自己の健康生活のために必要な環境を自ら整えるのである[4]。

　自立するということはまた，自分の求めることを実現できるように自己が環境をコントロールできることであり，根源的には自分自身がその世界の中心に位置する。自己には意識の世界だけでなく無意識の世界も含まれており，存在の中心に位置し，自分の意識の中心には自我が位置づけられる。自分自身の意思によって行動を起こすことは，自律（autonomy）であり，自立（independence）とは区別される。

　このように，自立は，様々な領域で，広い意味で用いられているが，自立生活は，「自己の意思」によって行動として現れるものであるといえる。

2 国際生活機能分類（ICF）による生活機能のとらえ方と支援の方向性

　WHOは，2002年に国際生活機能分類（International Classification of Functioning, Disability and Health：ICF）を示した[5]。ICFでは，人の「健康状態」は，生活機能，障害，健康の3つの構成概念からなり，健康状態の変調disorderおよび病気diseaseは，人の生活機能を形づくるととらえている。ICFはもともと1980年以降に示されていた「国際障害分類」（ICIDH）を改訂したものであるが，人の生活が「障害」によって否定的に影響を受けて破綻すると考えるのではなく，人の生活機能を肯定的にとらえ直している。基本的に障害は社会がつくり出すものであり，障害それ自体やハンディキャップは，社会の考え方によって存在しないものになりうる。しかし，「生活機能」は，個人因子や環境因子に限りなく影響を受けており，「健康状態」に影響している。

　ICFにおける生活機能は，「心身機能body functionsと身体構造body structures」，「活動activities」と「参加participation」から構成され（p.3参照），心身機能と身体構造は，人の生活能力である「活動activities」とそれに対置する「活動の制限activity limitation」に相補的に関連する。共に，社会における生活や人生場面における「参加participation」とそれに対置する「参加制約participation restriction」にも相補的に関連し，人における生活機能は心身の機能や構造，個人の生活側面，社会における生活側面から全人的にとらえられることを示している。すなわち，①心身機能の生理学的変化や身体構造の解剖学的変化，②人における課題や行為の能力，③環境における課題の遂行の3側面を，生活機能の構成概念としている。

　ICFの考え方によれば，健康状態を構成する生活機能には個人因子と環境因子が影響す

るため，この個人因子と環境因子にいかに働きかけるかが生活機能を決定づけるということになる[6]。

　「個人因子 personal factors」には，「個人の人生や生活の特別な背景，性別，人種，生育歴，ライフスタイル，社会的背景，教育歴，職業，過去および現在の経験，性格など」が含まれる。また，「環境因子 environmental factors」は，「人々が生活し，人生を送っている物的・社会的環境，人々の社会的態度による環境，個人の外部にあり，社会の一員としての個人の実行状況，課題や行為の遂行能力，心身機能・身体構造に対して肯定的・否定的な影響を及ぼす環境」と定義されている。

　健康状態に影響するこの2つの因子には，支援をしていくうえでの重要な情報が含まれる。援助する対象の個人特性に関する情報からは，その人の過去における生活状況や，身体機能に関する理解や関心，回復への意思などを援助者が知り，日常生活での援助方法に取り入れることや，教育指導の内容に活かすことができる。また，個人を取り巻く環境因子に関する情報は，本人が望む自立生活に応じて，物理的な支援と人的資源を整えることに役立つ。

文献

1) 慎英弘：自立を混乱させるのは誰か－障害者の「自立」と自立支援，生活書院，2013，p.17-18.
2) 品田充儀：社会保障法における「自立」の意義，菊池馨実編著，自立支援と社会保障，日本加除出版，2008，p.32.
3) 河野哲也：自立をめぐる哲学的考察，庄司洋子・菅沼隆・河東田博・他編：自立と福祉－制度・臨床への学際的アプローチ，現代書館，2013，p.15-19.
4) オレム DE著，小野寺杜紀訳：オレム看護論，第4版，医学書院，2005.
5) 厚生労働省：国際生活機能分類；国際障害分類改訂版（日本語版）．http://www.mhlw.go.jp/houdou/2002/08/h0805-1.html
6) 粟生田友子：リハビリテーション概念の理解，落合芙美子，粟生田友子編：リハビリテーション看護〈新体系看護学全書別巻〉，メヂカルフレンド社，2015，p.2-4.

2 障害者の自立支援の方法

学習目標
- 障害者が自律するうえで必要な意思決定，自己決定およびその支援体系について理解する。
- 法的にみた自立支援に関する環境整備について理解する。
- 自立を促進するために必要な当事者への内発的な動機づけについて理解する。
- 自立を促進する集団の特性について理解する。

　自立支援には，3つの観点がある[1]。1つ目の観点は，医療の場を中心とした，障害のある人々への科学的な根拠に基づく支援を，どのような方法で行うかというものである。これは，生物学的な心身機能の状態に対して多職種がそれぞれの専門的視点で介入する際の実践的な方法に着目し，支援と合わせて「援助」の方法として示され，機能障害に対する治療ではなく，日常生活への適応や改善を目的としている。具体的に，食事・排泄・移動・睡眠・コミュニケーションなどの自立援助を展開し，実践し，方法を開発する。

　2つ目の観点は，障害者倫理に基づいて，不公平，不公正，不平等に関する問題に対峙する障害者の権利の擁護にかかわるものである。これは，障害者の当事者運動を起こし，制度や法律の変革をもたらし，具体的な生活支援の環境整備を進めることへとつながる社会構造への介入の観点ともいえる。3つ目は，障害者差別から発展的にもたらされた環境を，主体である当事者が自己の意思決定に基づいていかに活用するかという，主体や意思決定に絡む観点である。

　第1の観点については，別の章に委ねるとして，この章では，第2，第3の観点について概説する。

　2008年に国連が「障害者の権利に関する条約（障害者の権利条約）」を採択して以降，意思決定に関する議論が活発になり，様々な国で法や制度の改革が進められてきている[2]。したがって，制度改革が断行されるたびに改変される部分があることを念頭に，特に制度については常に最新の情報を入手されることを勧めたい。

　日本では，まず2011年に障害者基本法が改正され，第23条には国や地方公共団体に対して，障害者や家族などへの相談業務や成年後見制度の利用の際に，意思決定に配慮する義務を定めた。また，2013年には，障害者総合支援法で，指定障害者福祉サービス事業者や指定相談事業所等に対して，障害者等の意思決定の支援に配慮することを責務として定めた。つまり，このとき「意思決定支援」が明確に制度に盛り込まれてきているのである。

81

1 障害者の意思決定および自己決定の支援

1）意思決定（decision making）

　意思決定は，実践的な看護場面では，しばしばインフォームドコンセントや自律性とともに議論される。インフォームドとは，「患者が医療に対する情報の説明を受けること」であり，コンセントとは，「それに対する同意と承諾」である。しかし，森川[3]によれば，これは単に医療者が患者に疾病や治療について説明し同意を得ることではなく，「日常の医療行為に対して，①診断結果に基づく病状の正確な内容，②医師が推薦する医学的処置の性格と目的，③その医学的処置が成功する可能性とその処置に伴うリスク，④その医学的処置の結果として生じる利益と不利益，⑤代案としてのその他の適切な医学的処置の性格と目的，成功の可能性，危険性，および利益と不利益，⑥それらすべての医学的処置が行われない場合の予後，などの良識人が欲するであろう情報を患者が理解できるような方法で開示し，かつ，患者がそれらの情報を十分に理解したうえで，患者が，提示された複数の医学的処置（無処置を含む）のいずれを選択するか，自己の意思で決定し，選択した医学的処置の実行に関して医師に対して与える許可」である。そして，真のインフォームドコンセントが実施されるためには，根幹に患者の自律性（autonomy）が保障され，患者の意思がその医療行為に反映されることが必要である[4]。

　医療行為に対する受療者の意思決定は，がん患者治療方法の選択，高齢者の外科治療の選択，延命治療の選択など，生命の危機状態や治療の是非をめぐる問題から始まり，近年では様々な医療場面で取り上げられている。たとえば，経管栄養や胃瘻造設による栄養補給の是非，女性の尊厳を重視する乳房の切除術の回避，形成外科・美容外科手術の受療の是非，治療方法の選択などが広く議論されている。さらに近年では，患者が自分自身で病院を選択し，医師を選択して，セカンドオピニオンやサードオピニオンを自由に取得するという行動にまで広がりをみせている。これらの問題に共通している点は，患者が情報を正しく受け取れる権利の保障であり，自由に治療を選択できる権利の保障である。

2）自己決定（self-determination）

　障害者の医療・福祉では，意思決定よりも自己決定が議論となる。意思決定の中心には自己決定があり，自律に結びついた自己決定と，人権の延長線上にある自己決定とがある。特に福祉の領域では自己決定が重要な概念となる。その背景には，障害者を取り巻く環境が存在し，社会におけるモラルが障害者の「意志」の表出を妨げてきた歴史がある。

　自己決定権を憲法における基本的人権の一つであるため，自己決定権の及ぼす範囲はどこまでとするか，また何を基準に自己決定権を制約（代行）するかがしばしば問題になる。前者は，憲法第13条に規定される「個人の尊重，生命，自由および幸福追求権」の解釈を機軸として，「自律」と「自由」が議論され，人が人格的に自律した存在としての自己を主張し，そのような存在としてあり続けるうえで必要な権利であると考える立場であり，基本的人権の基礎に人格的自律があると考える。またそうした人格的に自律した存在には幸福の追求が必要不可欠なものであると考える。それに対し，自由権は，人格的自律権を過度に主

張することによって，自己決定を行うことが困難な障害者の人権を狭めることになりかねないことを危惧する。さらに自己決定権の制約として，代行するか否かにはモラリズム，公益，パターナリズムなどがあり，個人の判断能力がどのように扱われるべきかが議論されている。

自己決定に関する議論は，尊厳死（消極的安楽死を受ける権利）や，知的障害者の判断能力など具体的な事象で論拠が必要になり，制約（代行）を受ける個人の判断能力について他者がどのように判断できるか，個人が未成年か否か，また個人の自己加害行為の重大さという点で，法的な制度化へと進められた[5]。

3）法的枠組みに基づく支援

法的な枠組みのなかで，自立支援に関する環境整備が進められている。法律上の自立支援は，現在，以下の法において整備され，制度化されている[6]。

（1）障害者基本法（2011（平成23）年7月改正成立，同年8月施行）

障害者基本法（表2-1）は，障害のある人に関する法律や制度の基本的な考え方を示す。国連の「障害者の権利条約」にうたわれている「障害者に関することについては障害当事者の意見に基づいて決定する」（Nothing about us without us）という考え方に基づいている。2011年の改正の要点は，すべての人が人権をもっているという考え方に基づき，障害があってもなくても，一人ひとりを大切にする社会（共生社会）をつくることを目指すという点を明確に打ち出し，情報に関するバリアフリーと情報支援の重要性を規定したことである[3]。

（2）成年後見制度

この制度は，精神上の障害（知的障害，精神障害，認知症など）により判断能力が十分でない人が不利益を被らないように，家庭裁判所に申立てをし，その人を援助してくれる人を付ける制度である。

成年後見制度は精神上の障害により判断能力が十分でない人の保護を図りつつ，自己決定権の尊重，残存能力の活用，ノーマライゼーションの理念をその趣旨とする。成年後見人が選任されても，日常生活に必要な範囲の行為は本人が自由に行うことができる。

（3）障害者の日常生活及び社会生活を総合的に支援するための法律（障害者総合支援法）

本章3「障害者が活用できる公的サービス」p.93参照。

（4）障害を理由とする差別の解消の推進に関する法律（障害者差別解消法）（2016（平成28）年4月施行）

この法律では，社会的障壁の理解とその解消について定めている。主な内容は，店舗や公的な場で①障害があることを理由に，障害者に対して不当な差別をしてはならない，②「必要かつ合理的な配慮」をするようにしなければならない，の2点である。日常生活や社会生活を営むなかで，障害の種類やその程度において，どのようなことが実際に不自由なのか，その原因となる「社会的障壁」（設備や物，制度，慣行，偏見などの観念）について，職場での検証を試みることもサービスの一環として行うことが規定されている。

必要な措置の理解についてもうたわれている。「障害者差別解消法」への対応はもとより，実際にどのような対応が必要なのかを検討し，店舗であるならばすべての来店者が快適に利用できるサービスや施設のあり方を，業態に合わせて来店者に提案するものとしている。

表2-1　障害者基本法の主な内容

目的　この法律は，すべての人が人権をもっているという考え方に基づいて，障害があってもなくても区別されず，一人ひとりを大切にする社会（共生社会）をつくるために，自立や社会参加を支援する法律や制度を整備することを目指す。

定義　障害のある人とは，身体障害や知的障害のある人や，発達障害を含めた精神障害のある人，その他の障害のある人で，障害や社会的障壁（社会の壁）によって，暮らしにくく，生きにくい状態が続いている人をいう。社会的障壁とは，以下のような例である。
　①ことがら（例：早口でわかりにくく，あいまいな案内や説明）
　②物（例：段差，難しい言葉，手話通訳のない講演，字幕のないテレビ番組，音の鳴らない信号）
　③制度（例：納得していないのに入院させられる，医療費が高いため必要な医療が受けられない，近所の友達と一緒の学校に行くことが認められない）
　④習慣（例：障害のある人が結婚式や葬式によばれない，障害のある人が子ども扱いされる）
　⑤考え方（例：障害のある人は施設や病院で暮らしたほうが幸せだ，障害のある人は施設や病院に閉じ込めるべきだ，障害のある人は結婚や子育てができない）

基本原則
　原則1　地域社会における共生等　共生社会をつくるために，障害のある人の社会参加，生活の場の選択，コミュニケーションの方法（点字，指点字，触手話，要約筆記，筆談，わかりやすい言葉），情報入手
　原則2　差別の禁止　障害があるという理由での差別の禁止と国の義務
　原則3　国際的協調　共生社会をつくるための国際的協調

義務と責任
　国及び地方公共団体の責務（国と都道府県市町村の責任）　国と都道府県市町村は，共生社会をつくるために，基本原則に従って，障害のある人の自立や社会参加の支援のための法律や制度を行う責任がある。
　国民の理解　国と都道府県市町村は，地域社会における共生，差別の禁止，国際的協調の基本原則について，理解を深めるために必要な法律や制度を整備する。
　国民の責務　地域社会における共生，差別の禁止，国際的協調の基本原則に従って，共生社会をつくるために，国民は努力しなければならない。
　障害者週間　基本原則について国民に伝え，障害のある人がすべての活動に参加できるようにするために，障害者週間を毎年12月3日から12月9日までの1週間設ける。

施策の基本方針　障害のある人の自立と社会参加の支援のための法律や制度は，障害のある人の性別，年齢，障害の種類，生活実態によって，策定され実施されなければならない。また，国と都道府県市町村は，障害のある人の自立と社会参加を支援する法律や制度をつくり，実施の際には，障害のある人や，家族，支援者の意見を大切にするよう努力しなければならない。

障害者基本計画等　国は，障害のある人の自立と社会参加を支援する法律や制度を施行するために，障害のある人のための法律や制度の基本的な計画をつくらなければならない。また，都道府県は，障害者基本計画に基づいて，それぞれの都道府県の障害のある人のための基本的な計画（都道府県障害者計画）を策定しなければならない。市町村は，障害者基本計画と都道府県障害者計画に基づいて，それぞれの市町村の基本的な計画（市町村障害者計画）を策定しなければならない。

基本施策　医療，介護等，年金（障害者年金）等，教育，療育，職業相談等，雇用の促進等，住宅の確保，公共的施設のバリアフリー化，情報の利用におけるバリアフリー化等，相談等，経済的負担の軽減，文化的諸条件の整備等，防災及び防犯，消費者としての障害者の保護，選挙等における配慮，司法手続きにおける配慮等

2　障害者の自立に向けた心理的支援

　障害者の自立については，自立に向けた環境整備を法律によって規定し，国や都道府県，市区町村での努力義務を示すことで，具体的な施策を促しているが，そうした環境をいかに活用するかは障害者自身の意思あるいは内発的な動機づけに委ねられている。

　環境整備とは異なり，障害者の生きる力は体系化されてはいない。それは，障害を受けた後の心理過程が一様ではないことや，障害を負う前の生き方や障害発生機転や，その後の経過など様々な要因によって変化しながら，その人の人生をたどることによる。それゆえに，ここでは，内的な生きる力を促す支援の視点を示していきたい。

援助過程には，情緒的サポート，現実認識を促す，動機づけを高めるといった視点が必要である。

1）情緒的サポート

障害を負った後に起こる感情体験については，前述したように，障害それ自体によって起こる悲嘆，否認，怒り，絶望感や希望の喪失，不安，落胆などがある。また，障害によって自己の存在価値が揺るがされることによって，惨めさや，情けなさ，恥ずかしさ，羨望，被害感情，自責，挫折感，焦燥感などを体験している[7]。気持ちを立て直すうえでは，こうした感情体験は重要な意味をもつ。

感情体験については，様々な感情を表情や態度，行動で表すことで他者がそれを感知することができる。そして当事者にとって耐え難い感情は，表出し，行動に表すことで次第に安定していく。表出できない場合は感情が自己に向けられ，苦しい時間が持続する。その結果，身体化して現れたり，防衛機制としての行動が現れたりして，障害を正しく認識し，立ち向かう心の立て直しがうまく進まない。

生きる力の回復には，身体の状態を正しく理解し，認識することが必要になるが，その過程において，まずは情緒的に支えられることで安寧な状態がもたらされていく。この情緒的サポートは，二者関係や集団のなかで受けることができるが，援助者には，初期に起こっている防衛機制や不安に気づくことが求められる。ある行動が観察できたとしても，時に苦しい表情であったり，言動の不一致，表情と行動の違和感が察知できるときには，内面に苦悩を抱えていることや不安があることに気づかなければならない（防衛機制については第Ⅲ章2「心理社会的アセスメント」p.54を参照）。

感情は看護師をはじめとする医療職に向けられることや，感情を表出できる家族や友人に向けられることがある。表出は大切な作業であり，向けられた者は安寧に向かう過程として受け止め，感情体験を分かち，受け取ることで，情緒的な支えになりうる。表出した人が楽になった，理解してもらえた，わかってもらえたという感覚を体験できれば，よいケア（かかわり合い）をしたことになるだろう。生きる力は，そうした感情の安寧の後にエネルギーとして蓄積されていく。

病的なうつは，非常に多くの人に体験されている。脳卒中の場合，脳卒中ガイドライン(2004)[8]では，18〜62％がうつ（うつ状態）を合併，大うつは23〜34％，小うつは14〜26％という数値が示されており，3割近くは単なる気分の低下ではなく，うつの発症であることがわかる。また，精神疾患の既往例，ADL高度障害例でうつが生じやすく，うつの発症により死亡率は3倍高くなるが，改善されるとADLの改善もみられると報告されている。脳の左半球病変でうつが生じやすいという報告もあるが，左右差はないとする報告もある。抗うつ薬により改善効果があるという報告がある一方で，認知機能の改善効果はないとする報告もある。発症予防効果は認められていない。

したがって，単に情緒的なサポートをするだけでなく，対処能力を超えた苦悩や不安には十分にかかわることが大切であり，病的なうつについては治療につなげなければならない。

2）病や障害に対する正しい認識

　生きるエネルギーを回復するためには，病気や障害に対する正しい認識をもつ過程が必要である[9]。正しい認識は単に医師による説明や看護師の教育的アプローチだけでは培うことができず，自らの身体感覚と理解，さらには病の体験のなかで自分の状態として了解されることが大切である[10]。情報を得ることや，説明を理解すること，知識を得ることとは違う。

　了解するためには，自分自身に起こった現実として受け止めていける経験の意味づけが必要であり，そこに本質的な了解が生まれる[11]。それは次第に時間をかけて自己の存在価値が新たに生まれ，心の立て直しにつながる。もちろん，医療者による理解の促しや，基本的な病や障害についての説明は必要である。

3）動機づけを高める

　動機は，行為のきっかけとなる原因やできごとによって引き起こされる意志や姿勢である。動機づけられた結果，その人のなかにどうありたいかという態度が起こり，その人自身の前向きで肯定的な態度が示された場合は主体性があるといわれる。

　セルフケア行動は自分自身が自分のために起こす行動である。セルフケア行動が確立されるには動機づけが必要であり，主体性がある状態が必要である。セルフケア自立のプロセスは，困難さの知覚→障害の認知→問題の明確さ→自己対処と求助行動→セルフケアの困難または再獲得という流れをたどる（図2-1）。つまり，障害は漠然と知覚された状態から徐々に認識できる状態となり，自分自身でできることとできないことが明確に理解される。その結果，ある対処行動が起こるが，一方，自分でできないことについて援助を受けることも受け入れられていく。

　また，動機づけには，外発的動機づけと内発的動機づけがある。外発的動機づけは本人の内面に起こる動機を引き起こす外からの刺激であり，報酬や言葉による激励などを示すことが含まれる。内発的動機づけは，行動それ自体を目的として起こる。動機づけがある状態には，①興味，知的好奇心，概念的葛藤，②交流感への欲求，有能さへの欲求，③自律感への欲求，④成功感や失敗に影響する原因の追究といった変化が生じる。

　身体の回復が自覚できることは，自己効力感を高めることに効果がある。そのため，日々訓練に行くことで身体が回復することや，一人でできるようになる体験を繰り返すことは，重要なケアでもある。

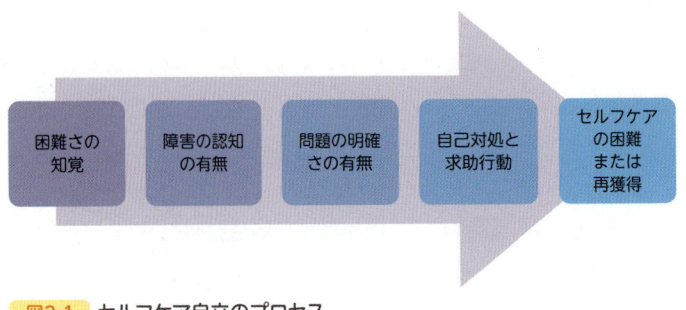

図2-1 セルフケア自立のプロセス

困難さの知覚 → 障害の認知の有無 → 問題の明確さの有無 → 自己対処と求助行動 → セルフケアの困難または再獲得

4）生きる力を得ること

では，生きる力を得て，エネルギーが賦活した状態とはどのような状態だろうか。

（1）感情の安寧

短い振幅で感情が揺らぐことがあっても，感情の安寧は障害を認めていくなかで得られる。病の経過のなかでは，少なからず感情の落ち込みを体験する。落胆は，感情を再び高めていくときには基本的に重要な時間であり，回復のためのエネルギーが蓄積できる時間でもある。落胆だけでなく，身体に病や障害を負った後には様々な感情体験をしている。時間を経て，あきらめ（開き直って前へ進める，あるいは受け止めて前に進める），立ち直り（気持ちの転換ができ，居直ることができる），折り合いをつける（絶対的な理解ではないけれども，ある種のうまい理解のしかたによってやりくりができる）といった境地に至り，肯定的に切り替えられる回復への転機が得られる。

（2）日常性の感覚の獲得

元の生活感や日常性を感じられるという感覚は，よくなっているという自覚や，自己効力感につながっていく。空間，視覚的な刺激，時間，人などに対して，過敏に反応することが少なくなり，落ち着きを取り戻し，安寧な表情に変わる。日常を，日々変わらず過ごせる可能性があると感じられることは，障害発生後の社会化にとって重要である。特段何も変わりはないが今日も過ごせているということは，それ自体が回復を実感させることになる。

（3）つながりの感覚

家族という存在は，人をつなぎ，病の人の時間をつないでくれる。存在価値や自己価値は，自分以外の他者が自分に対して価値ある人であると認めることで，初めて得られる。病の床にあるとき，人はとても孤独を感じる。だれも代われるわけではないし，人は一人で死んでいくものだということを実感することもある。家族が人としてつながり，助けてくれる人が回りにいると患者が感じられることで，生きていたいという希望につながる。

（4）見通しがある感覚

希望やこれから先の見通しがあることは，リカバリーの重要な要素である。リカバリーは過程であり，生き方であり，構えであり，日々の挑戦の仕方である。障害の制限のなか，あるいはそれを越えて，健全さと意志という新しく貴重な感覚を再構築することである[12]。また，長谷川は，脳卒中後の高齢者ケアの自立の要として「主体性」を強調し，生活期（維持期）にある高齢者が，身体機能の変化は望めない状況にあっても，楽しく暮らすことができ，生活圏を広げていける可能性を，当事者とのかかわりをとおして記述している[13]。主体性をもつことができるリハビリテーションを展開でき，自立できない状態であっても自己の存在価値を感じることができるようにかかわることが大切である。

（5）存在の回復

自己の存在価値を感じ取れることは，たとえ病のために自分で自分のことができなくなってさえ，やれることがあると気づかせてくれるし，自分の存在それ自体の意味を見いだすことでもある。身体的に生活の自立が難しいことや，他者の世話を受けることは，通常は自己価値を低くしてしまうけれども，最も重要な自らの意思で決める「自己決定」ができ，それを他者が尊重してくれることが，自己価値を高める。自らの生活に関する意思決定が尊重されていることが自己価値の重要な要素であり，身近な人と一緒にいて，自分が大切

にされているとわかることが，回復への糸口になると考えられる。

3 障害者の自立とアドボケート

　アドボカシーとは，障害とともに生きる体験をしている患者と一緒に，患者にとっての障害とその意味を支援していく実践である。アドボケートは擁護と訳され，「リハビリテーション看護を行う人は，クライエントの擁護者（アドボケーター）として実践する（米国リハビリテーション看護師協会）」とあり，不安を抱え，苦悩している患者に対して擁護者としてケアすることが期待されている。

　前項の心理的支援でも述べているように，支えるという行為には，アドボケートの姿勢が重要であり，患者と対峙するとき，患者の意思決定を支え，意思を伝える権利を認めていくことが必要になる。リハビリテーション看護で難しい点は，患者はどのような状態になっても，よくなりたいと願うし，元の状態に戻りたいと願うことである。特に自己の身体を正しく認識できない時期には，たとえ身体的に回復が困難な場合にあっても，回復の目標は「元の状態」であることが多い。それが患者にとって一つの目標であり，かなわないとわかっていてもそれを願っている。このようなときに患者に状態を説明することだけがケアなのではなく，たとえ医療者とのリハビリテーションゴールに大きな違いがあったとしても，患者の意思を認め敬意を払っていくことがアドボケートである。理解させるのではなく，患者の意思を大切にして考えていくことが必要なのである。

4 障害者を支える集団

1）エンパワーメント：社会的パワーと心理的パワー

　エンパワーメントは，個人が自己の生活をコントロールし決定する能力を開発するプロセスを意味する。障害を受けた後に自分の生活をコントロールしたり決定したりする能力を発揮できなくなると，当事者はパワーレスな状態になる。しかし，人は本来，回復する力をもっている。その当事者がもともともっている力を発揮できるようになることを目指す。概念としては「関係」と「動機づけ」が含まれ，社会的なパワーとしての「関係」と心理的パワーとしての「動機づけ」(to enable) の視点がある。自己効力もエンパワーの大事な要素となる。

　定義には多次元性があり，すべての人，集団，社会の潜在能力と可能性を引出し，well-beingの実現に向けて力づける環境づくりをすることで，力を引き出すことができ，集団においては共感に基づいたネットワーク化ができる。たとえば，偏見対象となる集団のメンバーが，否定的な評価を受けパワーを失った状態から回復することを目指し，当事者やその環境に対する活動にソーシャルワーカーがかかわっていく過程である。

　個人のエンパワーメントにおいても，看護師との二者関係は大きくかかわっており，コミュニケーションによってエンパワーできる技術が身についていくと，実践的に活用できるようになると考えられる。

2）体験の共有による生きる力の獲得

　障害のある人を含む集団を支える方法として，集団療法，セルフヘルプグループ，ピアグループによる活動，家族会がある．集団を形成する強みは，同じ体験をする仲間・ピアが同じ場で体験を共有し，容易にわかり合えることである．その共有体験をとおして，感情が落ち着き，学習し合い，共に生きる力を獲得し，エンパワーすることができる．

　集団療法は治療として用いられ，集団の中身を医療者が決めていく点で他の自主性／主体性のある集まりとは異なった意味をもつ．コアになる役割は医療者にあり，主導も医療者が行う．

　セルフヘルプグループは，集団に含まれるメンバーによる，役割や力の発揮によって助け合う互助，共助の意味のある集まりである．互いに抱えている問題を認め，ある時には支える側の役割をとり，ある時には支えられる立場になりながら，力を出し合ってエンパワーしていく集団である．

　ピアグループによる活動は，助け合うこと以上に，社会的な目的をかなえていくにおいて集団の力を発揮し，それによってメンバー間の集団凝集性が高くなる．

　家族会は，当事者を支える同じ立場の家族が，支えることや，介護から解放される時間をもつとともに，患者を中心にした生活上の課題を共有し，互助，共助の力を発揮する．家族には，各個人の役割のほかに患者自身が担っていた役割も負荷されるために，家族の立場での苦悩を吐露できる機会が少ない．家族会に入ることで，支えられる立場になることもでき，抱えている問題解決を果たすこともできる．

5　障害のある人の生活を豊かにする支援

1）生命，生活，人生の各レベルにおけるQOL

　生活の豊かさは，クオリティオブライフ（quality of life：QOL）で表すことができる．障害のある人においては，生活の豊かさを獲得することが求められるが，生活レベルでの豊かさは，心身の機能・構造を基本に据え，そのうえで人生レベルでの豊かさまでを求めるものである．

　QOLとは，本来，生活の質だけを示すのではなく，生命の質，人生の質とも訳され，生命レベル，生活レベル，人生レベルでの質を表している．リハビリテーション分野においては，国際生活機能分類（ICF）の概念モデルにおいて，図2-2のように示される．ここに，個人の体験をさらに加えて，実存レベルの質を示すこともある．

　生命レベルの質：心身の構造と機能において，基本的な機能を得るためのアプローチであり，治療（cure）レベルのアプローチを提供する．リハビリテーション関係職種では医師，看護師，理学療法士が主に中心となって機能する．

　生活レベルの質：その人にとっての生活上で満足できる状態を目指すアプローチであり，ケア（care）レベルのアプローチを提供する．リハビリテーション関係職種では，ケアにかかわるすべての職種が機能する．

　人生レベルの質：社会的な生活や人生への高い満足を目指すアプローチであり，ケースワーカーをはじめとする福祉関係の職種，在宅医療を実践する職種が広範囲なアプローチ

```
                        健康状態
                     health condition
        ┌───────────────┼───────────────┐
  心身機能・身体構造        活　動            参　加
   （生命レベルの質）    （生活レベルの質）    （人生レベルの質）
```

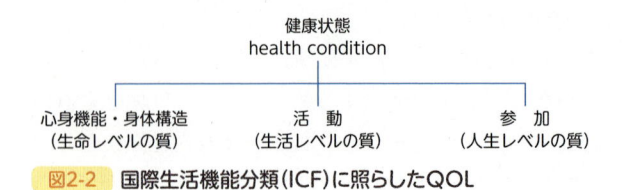

図2-2 国際生活機能分類(ICF)に照らしたQOL

を展開する。

　このように，QOLは保健医療の分野では，狭義には身体的にも心理的にも社会的にも安寧な／よい状態 well-being を目指すが，究極的にはその人の生活レベルにとどまらない，生きがい，幸福感，満足感につながる人生の質を追求するものである。

　人は病気や事故や加齢によって「障害のある状態」を体験すると，それによって「最良の健康な状態」に変調が生じる。障害のある状態は，一過性に健康状態を変えるものばかりではなく，むしろ多くは，永続的な残遺障害として心身の機能や構造を変化させるものとなる。時には重篤な障害も残り，生活の状態を大きく変化させることもある。その生活の変化に対して，人はかなりの努力をして再びその障害のある状態を，新たなよい状態へとつなげていくが，どのような状態にあっても生活を取り戻すことと人生の豊かさを希求する。

　人生の豊かさとは何であろうか。それは，人によってとらえ方が大きく異なるものであるし，固有のとらえ方のなかで，よりよい状態を描く。そのためにQOLはあくまでも主観的な基準でしか測ることはできないし，個人の実存レベルのQOLがその人の豊かさを決定づける。

2）保健医療分野におけるQOL向上の支援

　保健医療分野では，狭義のQOL指標として，健康関連QOL（health-related QOL：HRQOL）がQOL測定のために用いられることがある。これは，病気やその治療がもたらす影響を測定するものであり，提供した医療的アプローチに対して，医療のアウトカムを対象者が主観に基づいて評価する。しかし，QOLは本来主観的なものであるために，豊かさを様々な尺度で表したとしても，十分に包括的に示すことも難しいし，特異的なQOLを数値で表すことにも一貫した指標はない。最も端的に，患者自身の言葉で語られる「よい状態」が，実存的な固有のQOLであるかもしれない。

　そのように考えて，その人が希求する生命・生活・人生の質を上げていくために，どのような支援ができるだろうか。

①心身の機能を維持し，生活の自立を促進する

　ADL訓練，生活適応訓練（techniques of daily living：TDL）に代表される自立のための訓練を進めることを，医療現場では日常的に行っている。看護師はその訓練の場に患者を，身体状態を整えて送り出している。これは生活を再獲得・維持していくために必要であり，QOLを高めることにつながっている。一般に心身機能がよい状態であるほど，主観的にもよい状態がつくり出される。しかし，実際には心身機能が万全でなくてもQOLの高い人もあるし，逆に心身機能が高いのにQOLが低い人もいるのだが，よりよい心身機能へと支援することは，連動してQOLを高めていくことになる。

②対象の生活への意思を活かす
　　対象者の意思を尊重し，対象者が希求するものに沿うことは，自律した意思決定や自己決定につながり，その人らしい生活を獲得するうえで最も基本となることである。
③その人とのつながりのなかで支援する
　　人と人とのつながりのなかで，主観的豊かさが得られる。看護師が二者関係を良好に保ち，ケアの意味を達成できることによって，日々の満足感を高め，患者の本来望むものを理解し支援することへとつなげることができる。
④対象を支える人たちをつなぐ
　　医療の場と生活の場，対象と家族，地域の人々，ピアグループをつなげるようコーディネートしていくことで，患者の生活や暮らしの場での安寧なよい状態を目指す。
⑤対象の価値観，人生観に沿う
　　QOLは広い概念であるし，何が関与するかを検討すると様々なものがあげられてくる。しかし，生きがいになるものや，毎日の楽しみや，幸福感につながるものを提供できることが，患者が主観的に豊かに生きることにつながるだろう。
　　看護師が患者の長い人生の途中で出会い，共有するのは，ごくわずかな時間であるかもしれない。生活を見据えて，その時その場で提供できる「意味のあるかかわり合い」をし，患者を支援することが，患者自身の生活の豊かさを紡ぎだすと考えられる。

文献

1) 向井健：障害のある人たちの自立を支える実践論理，社会教育研究，31：55-64，2013．
2) 竹前栄治：障害者権利条約，現代法学，15：81-106，2008．
3) 森川功：インフォームド・コンセント，保健の科学，41(4)：255-263，1999．
4) 大木桃代：日本人の医療行為に対する意思決定度の測定，人間科学研究，27：83-91，2005．
5) 樋澤吉彦「自己決定／自律」および「自己決定権」についての基礎的考察；支援／介入の観点から，Core Ethics，1：105-116，2005．
6) 内閣府障害者施策ホームページ．http://www8.cao.go.jp/shougai/index.html
7) 渡辺俊之・本田哲三編：リハビリテーション患者の心理とケア，医学書院，2005．
8) 篠原幸人・小川彰・鈴木則宏：脳卒中治療ガイドライン2009，協和企画，2009．
9) 前掲書7)．
10) 細田満和子：脳卒中を生きる意味－病いと障害の社会学，青海社，2006．
11) 粟生田友子：脳卒中発作後早期における身体の自己了解，聖路加看護大学大学院博士論文，2010．
12) Deegan P：Recovery；The lived experience of rehabilitation. Psychosocial Rehabilitation Journal, 11(4)：11-19, 1998.
13) 長谷川幹：主体性をひきだすリハビリテーション－教科書をぬりかえた障害の人々，日本医事新報社，2009．
14) 木口恵美子：知的障害者の自己決定支援，東洋大学社会福祉研究，5：59-63，2012．
15) 木口恵美子：Supported Decision Makingをめぐる海外の議論の動向，福祉社会開発研究，7：47-55，2015．
16) 古谷健，三谷嘉明：知的障害をもつ人の自己決定，名古屋女子大学紀要，50：41-53，2004．
17) 牛久保美津子，飯田苗恵，大谷忠広：在宅ALS療養者の人工呼吸器をめぐる意思決定支援のあり方に関する看護研究，北関東医療ジャーナル，58：209-216，2008．
18) 佐久川政治，大湾明美，呉地祥友里，他：回復期リハビリテーション病棟看護師の在宅復帰支援についての認識と役割，沖縄県立看護大学紀要，35-43，2009．

3 障害者が活用できる公的サービス

学習目標
● 障害者福祉制度の概要を把握する。
● 障害者の生活の自立を支援する公的サービスについて理解する。

　障害のある人は，社会で自立して生活するために障害者福祉制度に基づくサービスを利用することができる。まず障害者施策の今日までの流れを知り，現在実施されている制度の概要を把握したうえで，障害者が自立して社会で生活することを支援するためのサービスの種類や活用方法を理解していきたい。

1 障害者施策の流れ（図3-1）

　障害者福祉制度は，1970（昭和45）年に制定された心身障害者対策基本法に基づいて，国の機関がサービスを決定し提供する措置制度として実施されていた。1993（平成5）年の同法の改正時に名称も変更され障害者基本法となった。その後社会福祉制度改革のなかで，

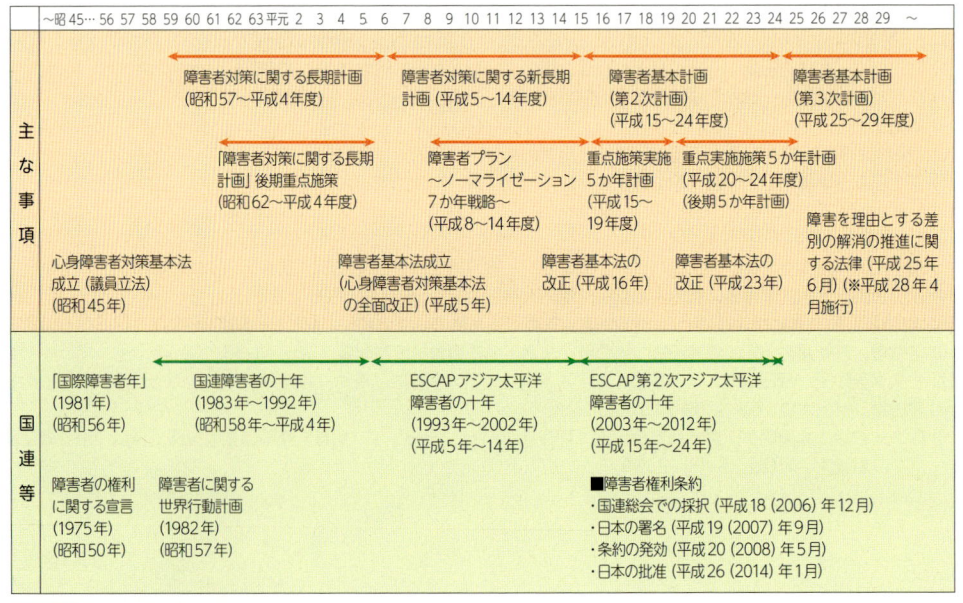

	～昭45…56 57 58 59 60 61 62 63 平元 2 3 4 5 6 7 8 9 10 11 12 13 14 15 16 17 18 19 20 21 22 23 24 25 26 27 28 29 ～
主な事項	障害者対策に関する長期計画（昭和57～平成4年度）／障害者対策に関する新長期計画（平成5～14年度）／障害者基本計画（第2次計画）（平成15～24年度）／障害者基本計画（第3次計画）（平成25～29年度） 「障害者対策に関する長期計画」後期重点施策（昭和62～平成4年度）／障害者プラン～ノーマライゼーション7か年戦略～（平成8～14年度）／重点施策実施5か年計画（平成15～19年度）／重点施策実施5か年計画（平成20～24年度）（後期5か年計画） 心身障害者対策基本法成立（議員立法）（昭和45年）／障害者基本法成立（心身障害者対策基本法の全面改正）（平成5年）／障害者基本法の改正（平成16年）／障害者基本法の改正（平成23年）／障害を理由とする差別の解消の推進に関する法律（平成25年6月）（※平成28年4月施行）
国連等	「国際障害者年」（1981年）（昭和56年）／国連障害者の十年（1983年～1992年）（昭和58年～平成4年）／ESCAPアジア太平洋障害者の十年（1993年～2002年）（平成5年～14年）／ESCAP第2次アジア太平洋障害者の十年（2003年～2012年）（平成15年～24年） 障害者の権利に関する宣言（1975年）（昭和50年）／障害者に関する世界行動計画（1982年）（昭和57年）／■障害者権利条約　・国連総会での採択（平成18（2006）年12月）　・日本の署名（平成19（2007）年9月）　・条約の発効（平成20（2008）年5月）　・日本の批准（平成26（2014）年1月）

図3-1　障害者施策の動向
資料：内閣府「平成26年版 障害者白書」

2003（平成15）年には支援費制度が創設され，利用するサービスを障害者自身が選択できるシステムとなった。

2006（平成18）年には，障害者自立支援法が施行されて3障害（身体障害，知的障害，精神障害）に対するサービスの一元化が図られ，障害の種別にかかわらず共通の制度に基づくサービスが受けられるようになった。2013（平成25）年4月の改正で，対象者として新たに難病患者などが加えられ，名称は「障害者の日常生活及び社会生活を総合的に支援するための法律（障害者総合支援法）」と変更された。

障害者施策は，リハビリテーションの理念（ライフステージのどの段階でも全人間的復権を目指す）と，ノーマライゼーションの理念（障害のない人と同等に生活し活動する社会を目指す）のもとに進められている。障害福祉サービスを利用するためには，まず障害者として認定される必要がある。

2 障害者が利用可能なサービス：障害者総合支援法に基づくサービス

1）障害者総合支援法の基本理念

障害者総合支援法の基本理念は，障害者がかけがえのない個人として尊重され，必要な日常生活および社会生活の支援を受けて，社会参加の機会を確保し地域社会において共生できるように，社会的障壁となる一切のものを除去するよう努めるというものである。これを実現するために，法律に基づく障害保健福祉サービスを充実させて，障害者の日常生活および社会生活を総合的に支援することを目的としている。

2）障害者総合支援法の概要

（1）正式名称

障害者の日常生活及び社会生活を総合的に支援するための法律

（2）対象者（図3-2）

身体障害者，知的障害者，精神障害者（発達障害を含む）および難病等（332疾病）の患者。市町村を制度の実施主体とし，都道府県がバックアップする体制をとっている。

（3）サービス体系

従来の障害福祉サービスの体系を再編し，日常生活支援や地域移行，就労支援などの目的に応じた利用者本位のサービス体系としている。

（4）障害支援区分

2014（平成26）年4月から，従来の「障害程度区分」は「障害支援区分」に変更され，障害の特性や心身の状態に応じたサービスが利用できるようになった。認定調査の判断基準なども見直された。

（5）障害福祉計画

障害福祉サービスの基盤整備を計画的に行うために，すべての都道府県と市町村は障害福祉計画を策定することが義務づけられている。この障害福祉計画と国の基本指針については，定期的な検証と見直しが法定化されている。

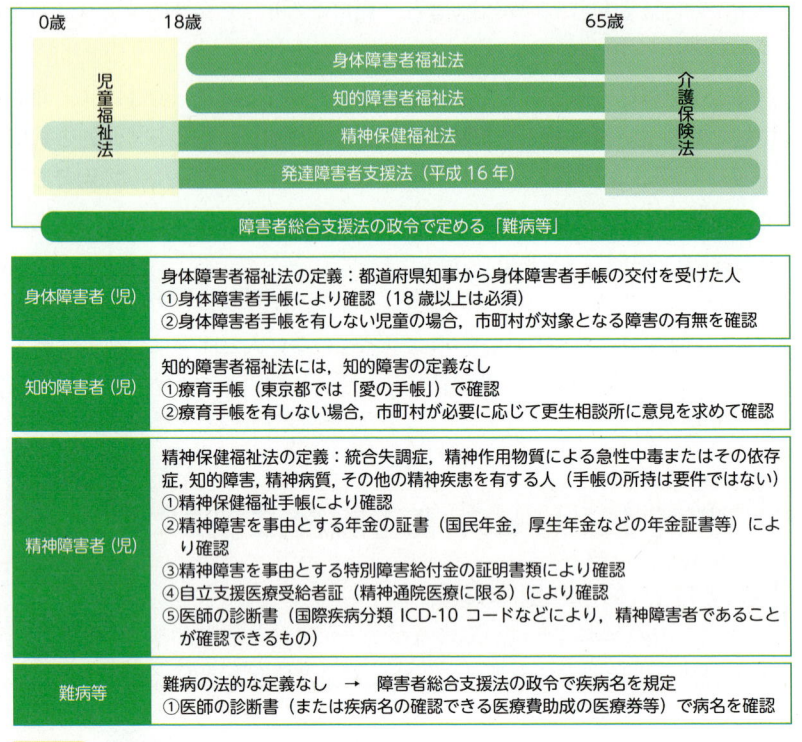

	0歳	18歳	65歳	
児童福祉法	身体障害者福祉法			介護保険法
	知的障害者福祉法			
	精神保健福祉法			
	発達障害者支援法（平成16年）			
	障害者総合支援法の政令で定める「難病等」			

身体障害者（児）	身体障害者福祉法の定義：都道府県知事から身体障害者手帳の交付を受けた人 ①身体障害者手帳により確認（18歳以上は必須） ②身体障害者手帳を有しない児童の場合，市町村が対象となる障害の有無を確認
知的障害者（児）	知的障害者福祉法には，知的障害の定義なし ①療育手帳（東京都では「愛の手帳」）で確認 ②療育手帳を有しない場合，市町村が必要に応じて更生相談所に意見を求めて確認
精神障害者（児）	精神保健福祉法の定義：統合失調症，精神作用物質による急性中毒またはその依存症，知的障害，精神病質，その他の精神疾患を有する人（手帳の所持は要件ではない） ①精神保健福祉手帳により確認 ②精神障害を事由とする年金の証書（国民年金，厚生年金などの年金証書等）により確認 ③精神障害を事由とする特別障害給付金の証明書類により確認 ④自立支援医療受給者証（精神通院医療に限る）により確認 ⑤医師の診断書（国際疾病分類 ICD-10 コードなどにより，精神障害者であることが確認できるもの）
難病等	難病の法的な定義なし → 障害者総合支援法の政令で疾病名を規定 ①医師の診断書（または疾病名の確認できる医療費助成の医療券等）で病名を確認

図3-2 障害福祉サービス等の対象

3）サービスの支給決定プロセスと利用者負担

　障害者の心身の状況を調査して，客観的に介護サービスの必要度を決定する尺度として「障害支援区分」を設け，「非該当」および1～6に分類している。障害支援区分の認定は，訪問による認定調査の結果をもとに，コンピュータによる一次判定，および障害保健福祉の学識経験者などからなる審査会での審査・判定を行う（図3-3，表3-1）。

　サービス利用に要する費用の一部は利用者が負担するが，世帯の収入状況などにより負担上限月額が定められていて，実質的な応能負担となっている。

4）障害者総合支援法のサービス体系

　障害者総合支援法に基づくサービスは，義務的経費である自立支援給付と，裁量的経費である地域生活支援事業で構成されている（図3-4）。

（1）自立支援給付

　障害者の希望と必要性に応じて，全国どこでも同等のサービスを受けることができる。

①介護給付

　介護給付とは，障害者が日常生活の介助を受けるためのサービスを，市町村が中心となり提供するものである。居宅介護，重度訪問介護，同行援護（通院など移動時の同行），行動援護（知的障害者・精神障害者の外出時など），療養介護（医学的管理のもと医療施設で実施），生活介護（常時介護が必要な者），短期入所（介護者の疾病時など），重度障害者等包括支援（常時介護が必要で，その介護の必要性が著しく高い者），施設入所支援（施設入

障害者の福祉サービスの必要性を総合的に判定するため，支給決定の各段階において①障害者の心身の状況（障害支援区分），②社会活動や介護者，居住等の状況，③サービスの利用意向，④生活・訓練・就労に関する計画（サービス等利用計画案）を勘案し，支給決定を行う。

```
障害支援区分認定調査項目（80項目） ─── ①障害者の心身の状況
        ↓ 介護給付を希望する場合
    一次判定（市町村）
        ↓          訓練等給付を
医師の  二次判定（審査会）  希望する場合
意見書      ↓
    障害支援区分の認定（※）
        ↓
勘案事項調査項目
地域生活，就労，日中活動，介護者，居住など ─── ②社会活動や介護者，居住等の状況
        ↓
    サービスの利用意向の聴取 ─── ③サービスの利用意向
        ↓
            暫定支給決定
        ↓
    サービス等利用計画案 ─── ④生活・訓練・就労に関する計画
        ↓
    調査会の意見聴取
        ↓
    支給決定（※）
```

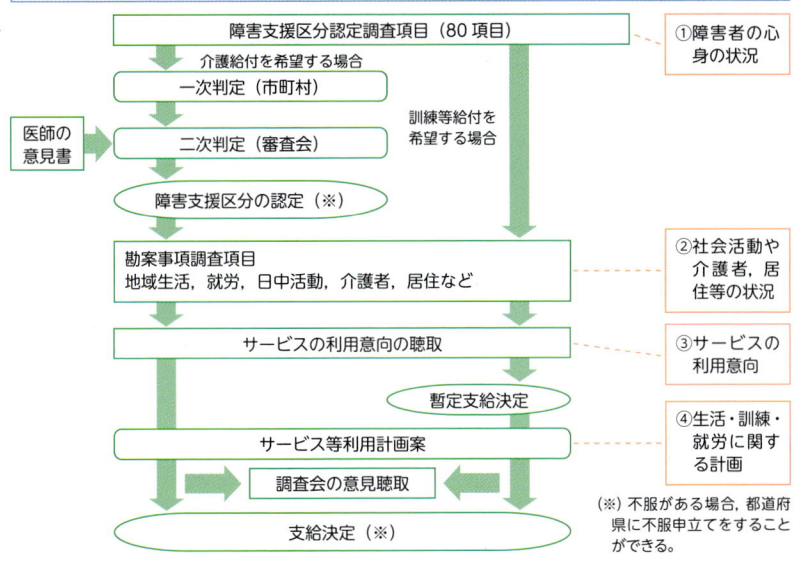

（※）不服がある場合，都道府県に不服申立をすることができる。

図3-3 サービスの支給決定プロセス
厚生労働統計協会：国民の福祉と介護の動向，2015/2016, p122.より引用

表3-1 障害支援区分の認定調査項目（80項目）

1．移動や動作等に関連する項目（12項目）			
1-1 寝返り	1-2 起き上がり	1-3 座位保持	1-4 移乗
1-5 立ち上がり	1-6 両足での立位保持	1-7 片足での立位保持	1-8 歩行
1-9 移動	1-10 衣服の着脱	1-11 じょくそう	1-12 えん下
2．身の回りの世話や日常生活等に関連する項目（16項目）			
2-1 食事	2-2 口腔清潔	2-3 入浴	2-4 排尿
2-5 排便	2-6 健康・栄養管理	2-7 薬の管理	2-8 金銭の管理
2-9 電話等の利用	2-10 日常の意思決定	2-11 危険の認識	2-12 調理
2-13 掃除	2-14 洗濯	2-15 買い物	2-16 交通手段の利用
3．意思疎通等に関連する項目（6項目）			
3-1 視力	3-2 聴力	3-3 コミュニケーション	3-4 説明の理解
3-5 読み書き	3-6 感覚過敏・感覚鈍麻	－	－
4．行動障害に関連する項目（34項目）			
4-1 被害的・拒否的	4-2 作話	4-3 感情が不安定	4-4 昼夜逆転	4-5 暴言暴行
4-6 同じ話をする	4-7 大声・奇声を出す	4-8 支援の拒否	4-9 徘徊	4-10 落ち着きがない
4-11 外出して戻れない	4-12 1人で出たがる	4-13 収集癖	4-14 物や衣類を壊す	4-15 不潔行為
4-16 異食行動	4-17 ひどい物忘れ	4-18 こだわり	4-19 多動・行動停止	4-20 不安定な行動
4-21 自らを傷つける行為	4-22 他人を傷つける行為	4-23 不適切な行為	4-24 突発的な行動	4-25 過食・食すう等
4-26 そう鬱状態	4-27 反復的行動	4-28 対人面の不安緊張	4-29 意欲が乏しい	4-30 話がまとまらない
4-31 集中力が続かない	4-32 自己の過大評価	4-33 集団への不適応	4-34 多飲水・過飲水	－
5．特別な医療に関連する項目（12項目）			
5-1 点滴の管理	5-2 中心静脈栄養	5-3 透析	5-4 ストーマの処置
5-5 酸素療法	5-6 レスピレーター	5-7 気管切開の処置	5-8 疼痛の看護
5-9 経管栄養	5-10 モニター測定	5-11 じょくそうの処置	5-12 カテーテル

厚生労働省：障害者総合支援法による「障害支援区分」の概要，2015.
http://www.mhlw.go.jp/file/06-Seisakujouhou-12200000-Shakaiengokyokushougaihokenfukushibu/1_12.pdf　より引用

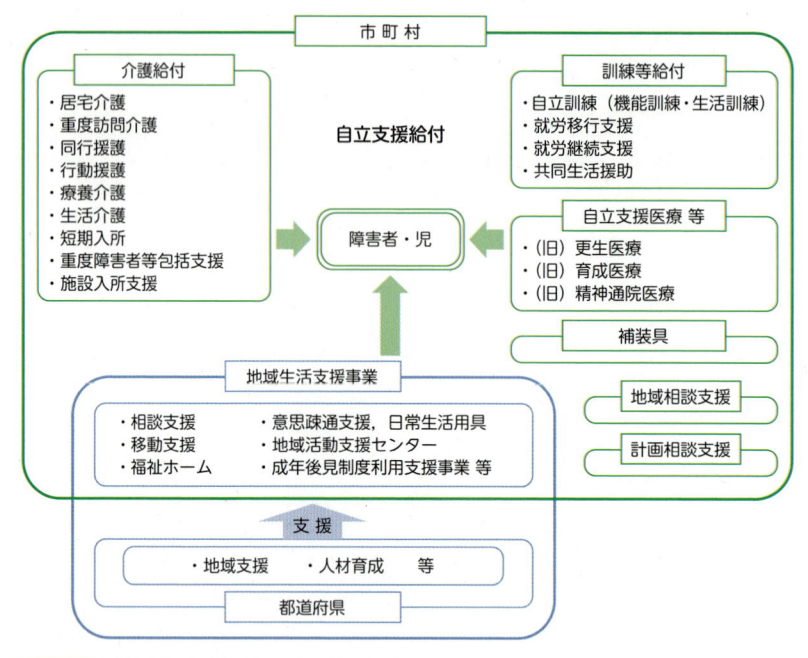

図3-4 障害者総合支援法のサービス体系
厚生労働統計協会：国民の福祉と介護の動向，2015/2016，p123. より引用

所者の夜間の介護など）のサービスがある。

②訓練等給付

自立した日常生活および社会生活を目指す訓練のために提供される支援であり，利用期間が定められているものもある。自立訓練（機能訓練，生活訓練），就労移行支援，就労継続支援，共同生活援助（グループホーム）がある。

③自立支援医療

医療費の自己負担を軽減する公費負担制度であり，2006（平成18）年4月から自立支援給付のなかに組み込まれた。（旧）精神通院医療，（旧）更生医療，（旧）育成医療がある。

④補装具費の支給

補装具とは，身体障害者の失われた部位や機能を補い，長期間，継続して使用される用具をいい，義肢，車椅子，補聴器，盲人安全杖，装具などがある。医師などの専門的な知識に基づく意見または診断を踏まえて使用する。補装具費は2006（平成18）年10月から自立支援給付のなかに組み込まれた。補装具費支給決定書が交付された障害者は，補装具支給券を補装具製作業者に提出し，契約を結んで購入・修理ができる。自己負担については，所得に応じた負担上限額が定められている。

⑤相談支援

障害のある人が地域で生活していくことができるよう，本人や介護者に対して相談支援を行うシステムである。基本相談支援，地域相談支援（地域移行支援，地域定着支援），計画相談支援（サービス利用支援，継続サービス利用支援）が行われている。

（2）地域生活支援事業

地域生活支援事業に位置づけられた事業は，地域の特性や利用者の状況に応じて柔軟に

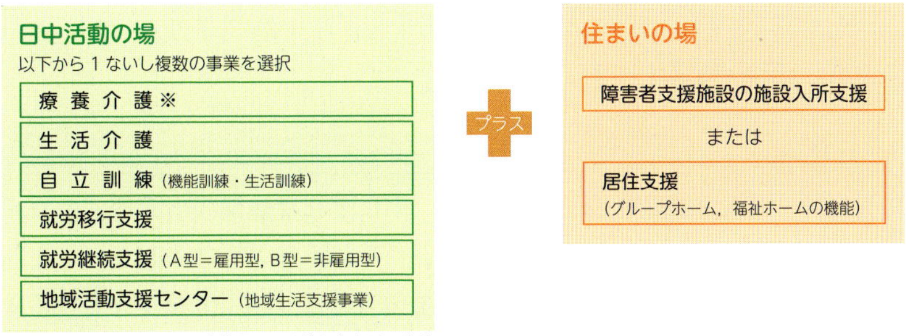

日中活動の場
以下から1ないし複数の事業を選択

- 療養介護※
- 生活介護
- 自立訓練（機能訓練・生活訓練）
- 就労移行支援
- 就労継続支援（A型＝雇用型, B型＝非雇用型）
- 地域活動支援センター（地域生活支援事業）

プラス

住まいの場

- 障害者支援施設の施設入所支援

または

- 居住支援（グループホーム, 福祉ホームの機能）

※療養介護については，医療機関への入院とあわせて実施

図3-5 日中活動と住まいの場の組み合わせ

全国社会福祉協議会：障害福祉サービスの利用について，平成27年2月.
http://www.shakyo.or.jp/business/pdf/pamphlet_h2704.pdf より引用

実施され，効率的・効果的な事業実施が可能となる。サービスの具体的な内容や利用者負担の基準などは，事業を実施する市町村・都道府県が，それぞれの実情に応じて定める。

市町村で行う事業には，相談支援，成年後見制度利用支援，意思疎通支援，日常生活用具給付等，移動支援，地域活動支援センターなどがある。都道府県で行う事業には，専門性の高い相談支援や意思疎通支援を行う者の養成・派遣，広域的な対応が必要な事業，人材育成などがある。

[参考] 日中活動と住まいの場の組み合わせ

日中活動の場と住まいの場を分けることによって，昼のサービス（日中活動事業）と夜のサービス（居住支援事業）を組み合わせて選択できるので，利用者の個別性に合わせ，利用目的にかなったサービスを提供することができる（図3-5）。

5）住宅改修

障害のある人が地域で生活するためには，自立して日常生活を営むことができるように住宅を整備する必要がある。病院や施設での生活とは異なり，生活環境では障害者にとって不便な部分が多く，転倒をはじめとするリスクが大きいため，障害者が安全に自立した生活を営むことができるように，障害者を対象とした住宅改修の制度が設けられている。

40歳未満の場合，障害等級1～3級の身体障害者は，障害者総合支援法により住宅改修の補助を受けることができる。また，40歳以上の人には介護保険が適用され，40～64歳の第2号被保険者と65歳以上の第1号被保険者は，要介護度に応じて，介護保険より住宅改修のサービスが提供される。

住宅は，個々の障害者の排泄時や入浴時の動作に合わせた設備とする必要があるため，理学療法士，作業療法士などの専門職とともに在宅での生活状況を確認したうえで改修を行う。補助の対象となるのは，移動時やトイレ・浴室で必要な手すりの設置，段差の解消，スロープ，リフト，引き戸など扉の変更，便座の変更などである。

3 障害者の生活を保障するシステム

1）障害者手帳

　身体障害者，知的障害者，精神障害者には，それぞれ身体障害者手帳，療育手帳，精神障害者保健福祉手帳の申請をすることができる。身体障害者手帳を例にとると，交付までの流れは以下のとおりである。「身体障害者福祉法第15条の指定」を受けている医師が身体障害者診断書・意見書に記入した内容を参考に都道府県の心身障害者福祉センターで障害認定を行い，障害者として認定されると手帳が交付される。ほとんどのサービスは，手帳の等級や種類により，受けられるサービスが規定されている。

2）障害基礎年金

　障害基礎年金（国民年金）は，国民年金に加入している間に初診日があること，一定の障害の状態にあることが支給要件であり，障害認定時は，初めて医師の診療を受けたときから，1年6か月経過したときに障害の状態にあるか，または65歳に達するまでの間に障害の状態となったときとなる。年金の支給額は，障害等級により決められる。また，20歳前に傷病を負った人の障害基礎年金については，本人が保険料を納付していないことから所得制限（2段階）が設けられている。

文献

1）厚生労働統計協会：国民の福祉と介護の動向 2015/2016.
2）日本整形外科学会・日本リハビリテーション医学会監，伊藤利之・赤居正美編：義肢装具のチェックポイント，第8版，医学書院，2014.
3）日本年金機構：障害基礎年金の受給要件・支給開始時期・計算方法（2015年5月14日更新）．
https://www.nenkin.go.jp/service/jukyu/shougainenkin/jukyu-yoken/20150514.html
4）厚生労働統計協会：国民衛生の動向 2015/2016.
5）全国社会福祉協議会：障害福祉サービスの利用について，平成27年2月．
http://www.shakyo.or.jp/business/pdf/pamphlet_h2704.pdf
6）厚生労働省社会・援護局障害保健福祉部：障害者総合支援法における障害支援区分　難病患者等に対する認定マニュアル，平成27年3月．
http://www.mhlw.go.jp/file/05-Shingikai-12601000-Seisakutoukatsukan-Sanjikanshitsu_Shakaihoshoutantou/0000083929.pdf

4 障害者が活用できる リハビリテーション機器

学習目標
- 障害者の生活の自立を支援する歩行補助具，装具などの種類と使用方法を理解する。
- 障害者の障害を助ける義肢・装具の種類を理解する。
- 日常生活動作を補う自助具の種類と使用方法を理解する。
- コミュニケーションの障害を助けるコミュニケーション機器の種類と使用方法を理解する。

　障害を負った人が失われた機能を補って自立した日常生活が送れるように，様々なリハビリテーション機器が開発されている。これらを利用して，歩行，移動，食事，排泄，入浴などの基本的な動作が行えるよう支援するために，リハビリテーション機器の種類と特徴，使用目的・方法について述べる。

1 歩行補助具

　歩行補助具とは，歩行を補助することを目的とした道具をさす。歩行補助具は，下肢に荷重がかからないようにすること（免荷），歩行の安定性を高めて支持基底面を広げること，視覚障害のある人ではものを探ることを目的に用いられる。障害の種別や目的，使用する場所に合わせて，歩行補助具を選択する。

　歩行補助具は，杖（歩行補助杖，図4-1）と歩行器（図4-2）に大きく分類される。歩行補助

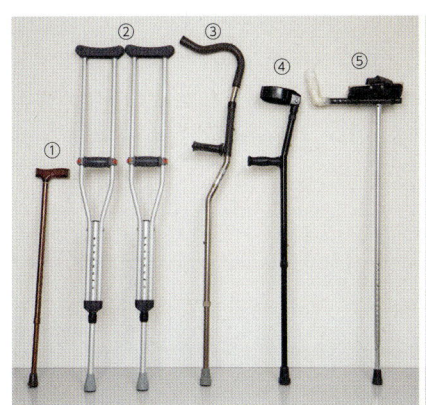

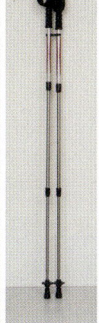

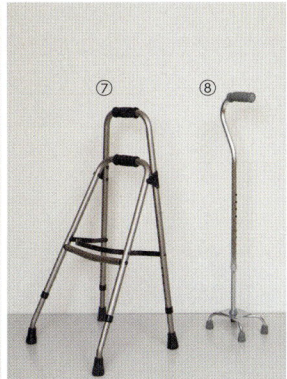

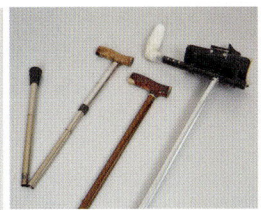

握りと支柱の形状

①T字杖　②松葉杖
③折りたたみ式松葉杖
④ロフストランドクラッチ
⑤プラットフォームクラッチ
⑥トレッキングポール
⑦ウォーカーケイン　⑧四点杖

図4-1　杖の種類

99

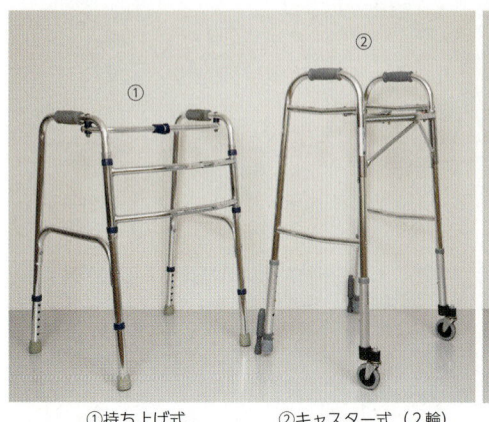

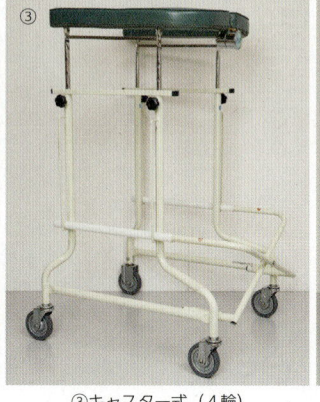

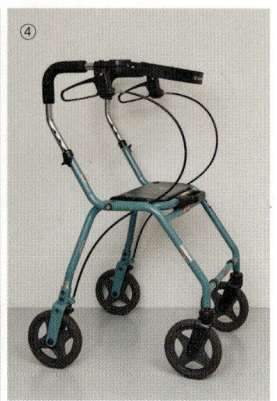

①持ち上げ式　　②キャスター式（2輪）　　③キャスター式（4輪）　　④腰掛付き

図4-2 歩行器の種類

表4-1 各制度で支給される歩行補助具の種類

歩行補助具の種類	障害者総合支援法「補装具支給品目」	介護保険法「福祉用具」	労働災害保険法「支給品目」
歩行補助杖	多点杖，松葉杖，カナディアンクラッチ，ロフストランドクラッチ，プラットホームクラッチ	松葉杖，カナディアンクラッチ，ロフストランドクラッチ，プラットホームクラッチ，多点杖	歩行補助杖
歩行器	六輪型，四輪型（腰掛つき，腰掛なし），三輪型，二輪型，固定型，交互型	二輪，三輪，四輪，六輪，四脚を有するもの	歩行器（歩行車）

日本整形外科学会・日本リハビリテーション医学会監，伊藤利之・赤居正美編：義肢装具のチェックポイント，第8版，医学書院，2014, p.359. より引用改変

具は，障害者総合支援法，介護保険法，労働災害保険法に基づいて支給される。根拠となる法律によって補助具をさす用語と支給される種類が異なる（表4-1）。

1）杖

　杖は握りと支柱，杖先からなる。杖の種類としては，握りの形状の違いにより，T字杖，L字杖などがある。また，杖の支柱は固定式，調節式，折りたたみ式がある。

　T字杖は歩行時に体幹を支えるために使用される。多点杖は杖の支持面が広く安定性があるという特徴がある。

　松葉杖（axillary cruch）は骨折後に患肢を免荷する目的で用いられることが多い。クラッチとは人体との接点が2点以上ある歩行補助具をさし，ロフストランドクラッチ，プラットホームクラッチなどがある。ロフストランドクラッチは，免荷および運動失調や上肢の筋力低下が認められる場合に使用する。プラットホームクラッチは，関節や手指に負荷をかけられない場合に使用する。

2）歩行器

　歩行器は，両側上肢で操作し，操作する人を取り囲むような枠構造をもつ歩行補助具である。4本の支柱をもつもの，2個のキャスターと2本の支柱をもつものなどがある。3個以上のキャスターがあるものは歩行車ともいう。

　4本の支柱がある固定式歩行器はピックアップ型歩行器とよばれ，安定感がある。これ

は歩行器を持ち上げながら前に進むもので，家屋の中でも使いやすい。サークル型歩行器は，術後や脳卒中などの回復期に杖歩行を行う前に使用することが多い。キャスターで動かすため，歩行しやすい。

2 車椅子

車椅子（図4-3）は，『リハビリテーション事典』によれば「歩行に障害のある人に移動と身体支持を提供する用具」[1]で，手動車椅子と電動車椅子がある。

手動車椅子は，自走式では普通型，リクライニング式普通型などがあり，そのほかに介助型車椅子がある。また，スポーツ用車椅子，入浴用車椅子などもある（図4-4）。

3 義肢（義手・義足）

義肢は四肢の欠損した部位を補うものであり，装着する部位により義手と義足に分類さ

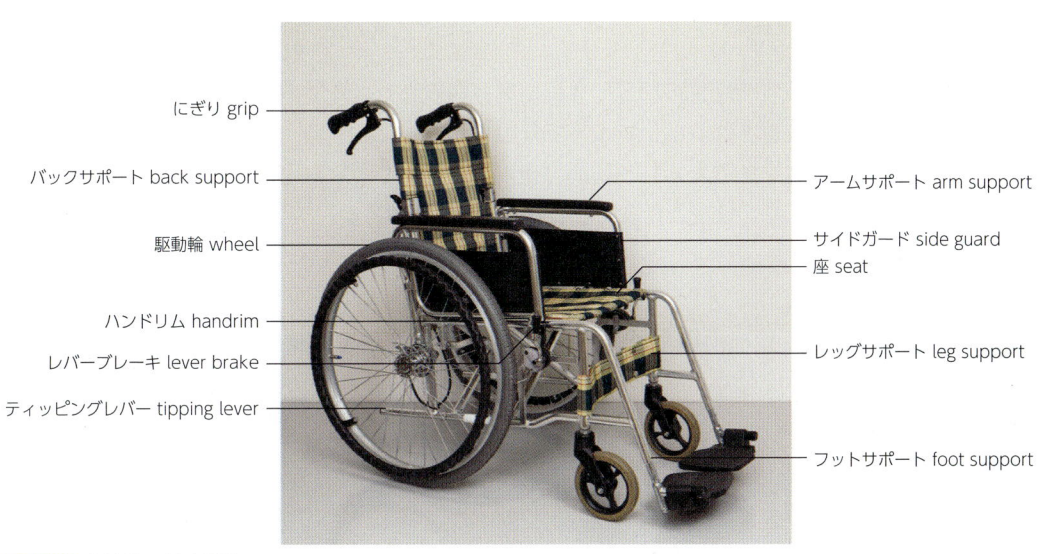

図4-3 車椅子の基本構造

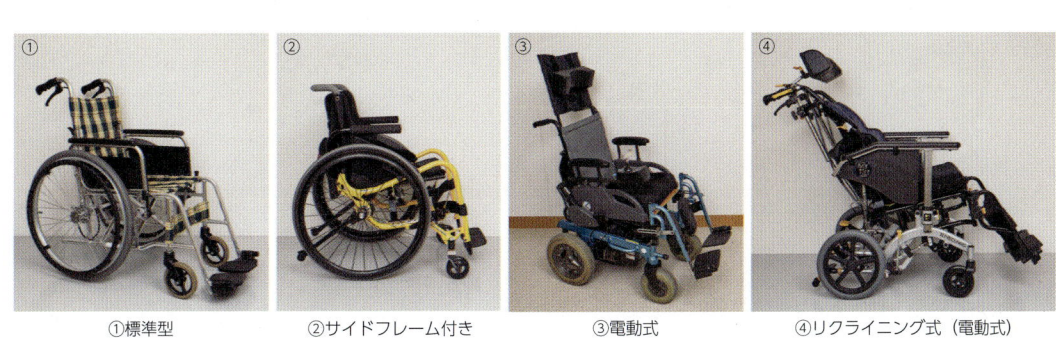

- にぎり grip
- バックサポート back support
- 駆動輪 wheel
- ハンドリム handrim
- レバーブレーキ lever brake
- ティッピングレバー tipping lever
- アームサポート arm support
- サイドガード side guard
- 座 seat
- レッグサポート leg support
- フットサポート foot support

図4-4 車椅子の種類

①標準型　②サイドフレーム付き　③電動式　④リクライニング式（電動式）

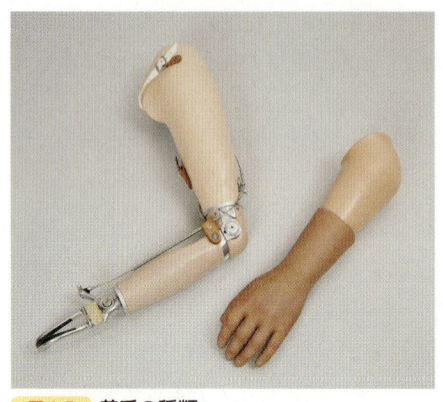

図4-5 義手の種類

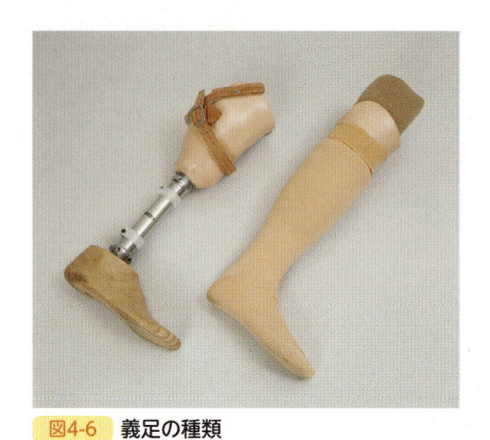

図4-6 義足の種類

れる。義手（図4-5）には，切断部位によって肩関節離断に対して用いる肩義手，上腕義手，前腕義手，手義手などがある。義足（図4-6）には，骨盤や大腿上部の切断に対して用いる股義足，大腿義足，膝義足，下腿義足などがある。

4 装　具

　装具とは，障害の部位の固定・免荷，麻痺側の支持，変形の矯正などを目的として使用するもので，装着される部位によって分類される。受傷時に一時的に使用する場合のほかに，疾患の進行を防ぐために予防的に使用する場合や，日常生活動作を行えるよう常時使用する場合がある。以下，代表的な装具について述べる。

1）体幹装具

　体幹装具は，頸椎損傷や腰椎の圧迫骨折などにおいて，脊柱の動きを固定して安静を図ったり，痛みを軽減させたりする目的で使用される。頻用される装具としては，頸椎カラー，腰仙椎装具などがある。

2）上肢装具

　肩，肘，上肢の関節，手指などに用いる（図4-7）。

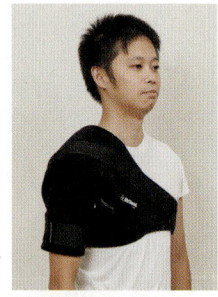

肩鎖骨関節バンド　　前腕，手指の装具
図4-7　上肢装具の種類

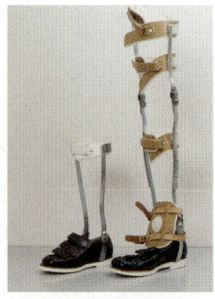

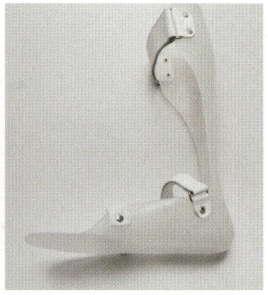

短下肢装具，長下肢装具　プラスチック製短下肢装具
図4-8　下肢装具の種類

3）下肢装具

下肢装具には，股装具，長下肢装具，膝装具，短下肢装具，足装具などがある（図4-8）。

5 自助具

　自助具とは，身体障害がある場合に，日常生活動作を自分自身で行えるよう補助する道具である。自助具には，食事動作，更衣動作，整容動作，排泄動作，入浴動作，家事動作，コミュニケーション，余暇活動に関するものがある。

　自助具は，ここに挙げた市販のものもあるが，看護師やPT，OT，家族が個人に合わせて作成したり，市販のものを改善したりして仕様を適合させて用いるものも多い。

1）食事動作で使用する自助具

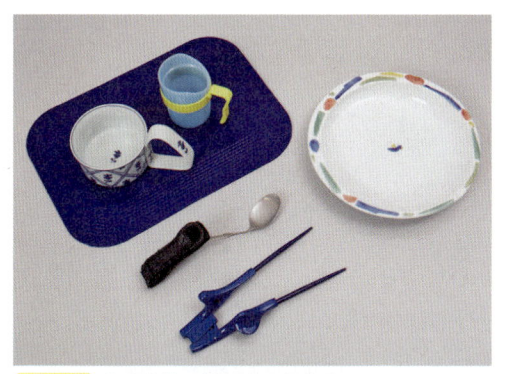

　食事動作で使用する自助具は，障害された機能を補うために工夫されており，スプーン，コップ，皿，滑り止めマットなど様々な種類がある（図4-9，10）。

2）更衣・整容動作で使用する自助具

　更衣動作で使用する自助具には，ソックスエイド，ボタンエイド，リーチャーなどがある（図4-11）。整容動作で使用する自助具には，電動歯ブラシ，電動ひげそり，爪切り，片手

図4-9　食事動作で使用する自助具

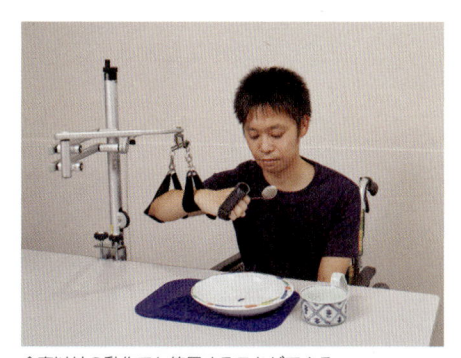

食事以外の動作でも使用することができる
図4-10　食事動作で使用する自助具

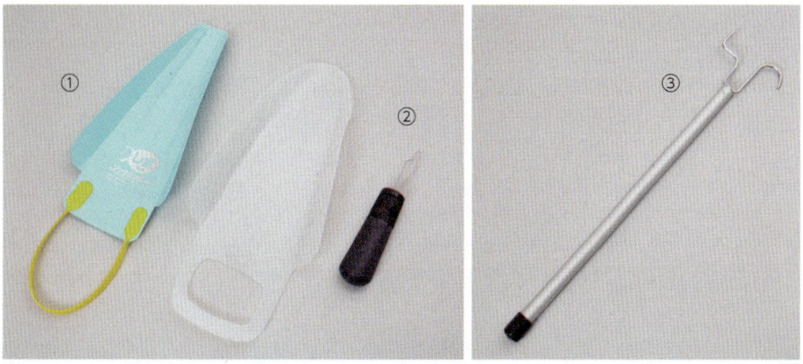

①ソックスエイド：足先に手が届かない人でも靴下を履くことができる　②ボタンエイド：巧緻動作が困難な人でもボタンをとめることができる　③リーチャー：離れた場所にある物を引き寄せる・押しやるなどの操作が可能である
図4-11　更衣動作で使用する自助具

103

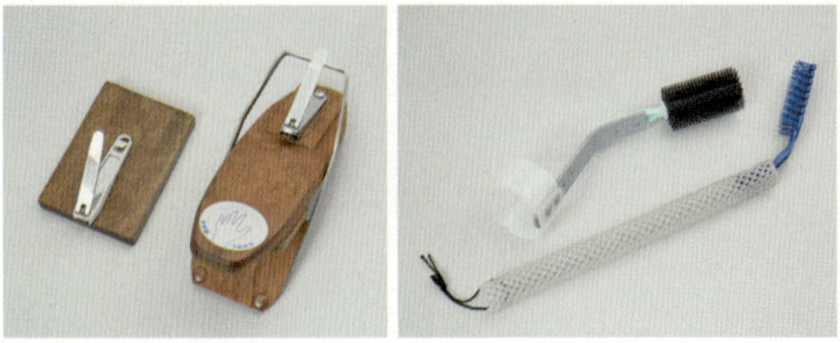

爪切り　　　片手用ブラシ

図4-12　整容動作で使用する自助具

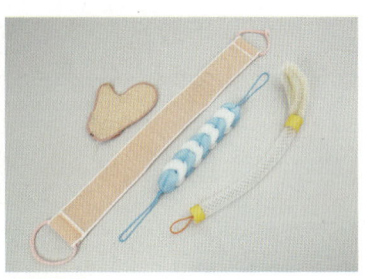

図4-13　入浴時に使用する自助具

用ブラシなどがある（図4-12）。

3）入浴時に使用する自助具

　入浴時に使用する自助具には，片手で身体を洗える片手ブラシ，ループ付きタオルなどがある（図4-13）。障害者が転倒せず安全に入浴するための補助具としては，浴槽への移動時に使用する滑り止めマット，シャワーチェア，浴槽用手すり，バスボードなどがある（図4-14）。

4）排泄動作で使用する自助具

　排泄動作で使用する自助具には，片手で操作可能なペーパーホルダーなどがある。また，安全のための補助具としてトイレ用手すり（図4-15）などがある。

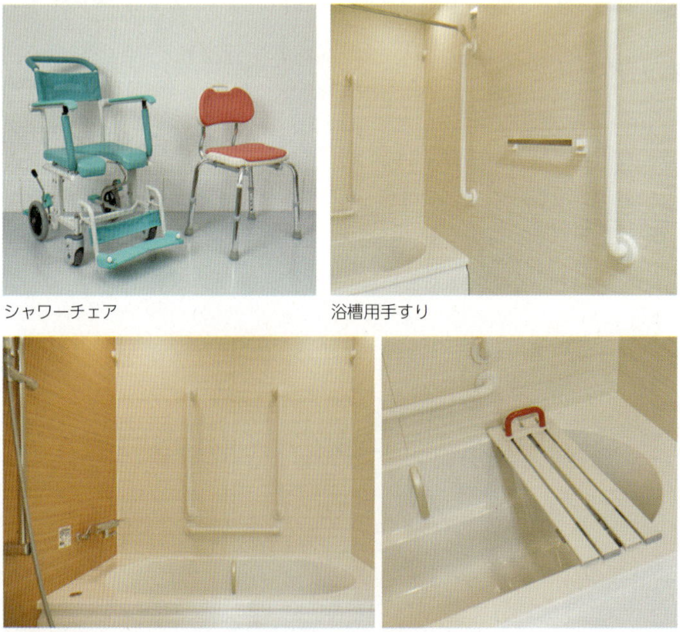

シャワーチェア　　　浴槽用手すり

浴槽用手すり　　　バスボード

図4-14　入浴の補助具と浴室の環境

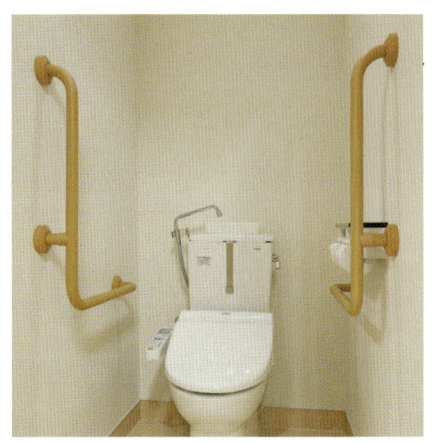

トイレ用手すり
図4-15 排泄時の補助具

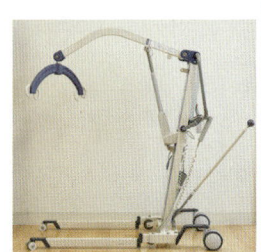

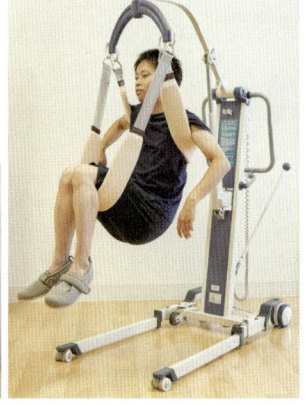

リフト。ベッドから車椅子への移動時などに使用する
図4-16 移動時に使用する補助具

5）移動時に使用する補助具

移動時に使用する補助具には，患者をベッドから車椅子やストレッチャーに移動するときに使用するスライディングボードや，ベッドから車椅子などに移動するときなどに使用するリフト（図4-16）があり，介助する人にとっても負担がかからないよう工夫されている。

6 コミュニケーション機器

人間にとってコミュニケーションは，社会のなかで人と人とのかかわりをもって生活するために必要なことである。コミュニケーションは，相手のメッセージを受け取り，自分の考えや感情を表現して伝える重要な機能である。コミュニケーションにおいては，話す，聞く，読む，書くという基本的な能力だけでなく，表情や身振り，手振りなども必要である。脳卒中などにより失語症や構音障害，認知機能の低下，聴力障害，視覚障害，運動障害による巧緻動作能力の障害が生じることによって，コミュニケーションも障害される。このような患者がコミュニケーション能力を発揮して生活できるように補助する様々な機器が開発されている。

視覚障害者では，弱視に対して眼鏡，拡大読書機がある。聴覚障害者では，難聴に対し

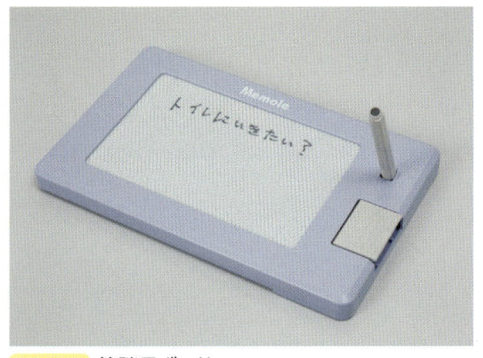

図4-17 筆談用ボード

て補聴器，難聴者用音声増幅電話機，筆談用ボード（図4-17）などを使用する。失語症によって発声や発語が困難な場合や巧緻動作に障害がある場合は，コミュニケーションボードやトーキングマシンを使用する。

文献

1）伊藤利之・京極高宣・坂本洋一・他編：リハビリテーション事典：中央法規，2009，p.444.
2）山川隆：松葉杖・杖歩行，整形外科 きほんの看護技術（整形外科看護 春季増刊），メディカ出版，2014，p.216-219.
3）日本整形外科学会・日本リハビリテーション医学会監，伊藤利之・赤居正美編：義肢装具のチェックポイント，第8版，医学書院，2014，p.359.
4）松野丈夫・中村利孝総編集：標準整形外科学，第12版，医学書院，2014.
5）江藤義夫編：よくわかるリハビリテーション，ミネルヴァ書房，2005.
6）吉田みつ子・本庄恵子編著：写真でわかる 実習で使える看護技術，インターメディカ，2010，p.30-45.

第Ⅴ章

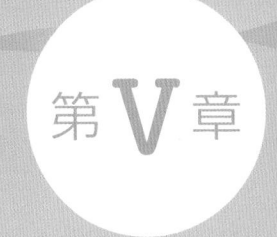

障害のある人の生活援助のための看護技術

1 「食べる」機能の障害と援助技術

学習目標
- 摂食嚥下のメカニズムを理解する。
- 「食べる」機能の障害について理解する。
- 「食べる」機能の障害のある患者への看護技術を理解する。

1 摂食嚥下のメカニズムとその障害

　人間は，「食べる」ことによって生命を維持し，栄養素を取り込んでいる。「食べる」機能は，生命を維持するだけでなく，生活の質を高め，人と人とのコミュニケーションの場をつくる大切な行為である。日本独自の食文化や幼少期から教えられた個々の食生活は，その後の食生活に影響を与えており，個々の「食べる」機能の状態は，生活の質を左右する重要な要素である。「食べる」機能が障害された人は，「食べる」行為の変容を迫られることもある。

　「食べる」機能は，感覚刺激から得た情報を脳で統合して，摂食嚥下という行為を行うことによって遂行される。「食べる」という行為は，脳の機能，口腔機能，上肢の運動機能，姿勢を保持する機能，咀嚼機能，嚥下機能，気道防御機能，消化機能が連動して成り立っている（図1-1）。

1）摂食嚥下のメカニズム

　人間は，生命を維持するための基本的欲求の一つとして，大脳辺縁系および視床下部の中枢神経が働いて，本能的に「食べる」行為を行っている。摂食行動は，食物を認知して口に取り込み，咀嚼して，嚥下するという一連のプロセスで行われている。このプロセスは，先行期，準備期，口腔期，咽頭期，食道期の5期に分類されている（表1-1）。障害がなければ，口腔と咽喉頭筋群が働いて，呼吸周期に合わせて嚥下無呼吸となり，正常に嚥下できるようにタイミングがコントロールされている。

2）摂食嚥下に影響を与える要素

　摂食嚥下に影響を与える要素と，それぞれの段階におけるアセスメント項目を，摂食嚥下の5期モデルに沿って表1-2に示す。

　また，摂食嚥下にかかわるリスクとして，誤嚥と窒息がある。誤嚥とは，食物や水分，唾液などが咽頭蓋の閉鎖不全によって気道に流れ込む状態をいう。誤嚥はログマン（Logemann JA）によって，①嚥下前の誤嚥，②嚥下中の誤嚥，③嚥下後の誤嚥に分類され

図1-1 「食べる」機能の成り立ち

脳の機能
- 感覚刺激からの情報を統合して判断し指令を出す

口腔の機能
- 捕食，唾液を出す，食塊形成，咽頭への移送などを行う

上肢の運動機能
- 巧緻動作により食物を口へと運ぶ

姿勢を保持する機能
- 体幹および四肢を安定させる

咀嚼機能
- 歯によって食物を粉砕し，唾液と混ぜ合わせて食塊を形成する

嚥下機能
- 嚥下反射により食塊を咽頭，食道，胃へと送る

気道防衛機能
- 嚥下時に食塊が気道に入ることを防ぐ

消化・吸収・排泄機能
- 食物を身体のために利用し，不要物を排泄する

表1-1 摂食嚥下の5期モデル

①先行期（認知期）
食物を認知する段階

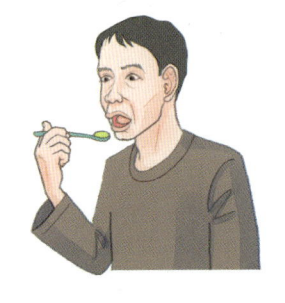

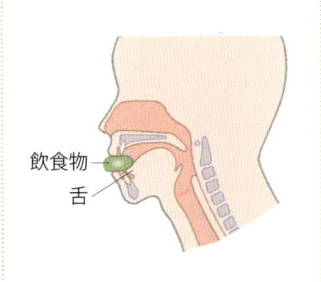

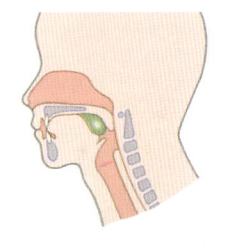

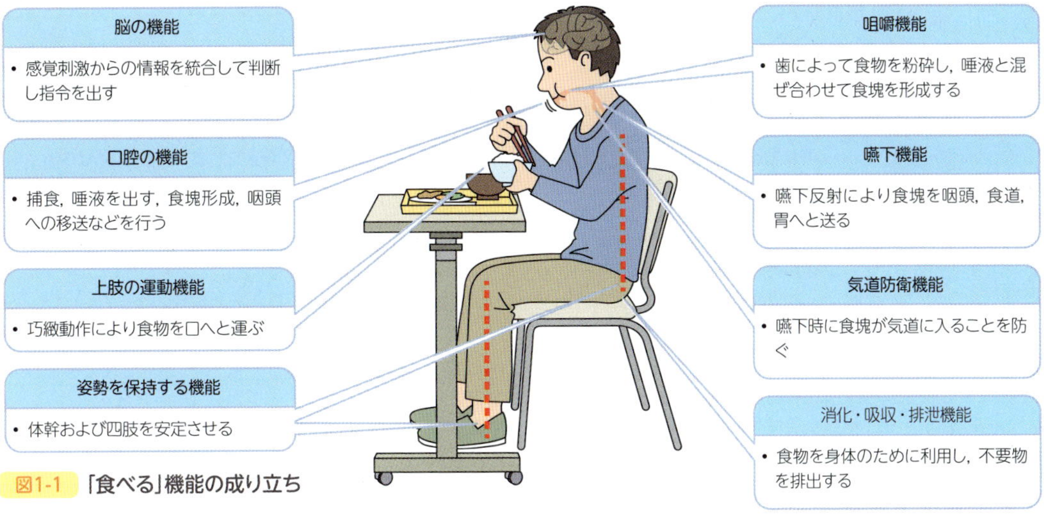

食物の形や量，質などを認識して，食べ方を判断し，口腔内に取り込む

②準備期（咀嚼期）
食塊を形成する段階

口腔内に取り込んだ食物を咀嚼し，細かく粉砕して，唾液を舌で混ぜ合わせて食塊を形成する

③口腔期
形成された食塊を舌によって口腔から咽頭へ送り込む段階

口腔の内圧が高まり，勢いよく咽頭方向へ食塊が移送される

④咽頭期
形成された食塊を咽頭へ送り込み咽頭を通過する段階

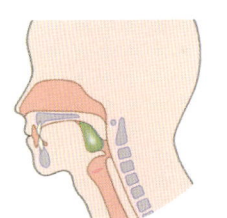

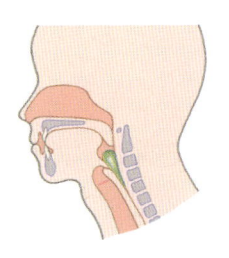

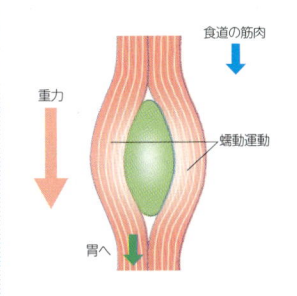

舌骨と喉頭が前上方へ挙上することで喉頭蓋が反転して喉頭口をふさぎ，食塊の喉頭侵入を防止する

⑤食道期
咽頭を通過した食塊を食道へ送り込む段階

蠕動運動により食塊を食道から胃へと送り込む

表1-2 摂食嚥下に影響を与える要素およびアセスメント項目

段階	摂食嚥下に影響を与える要素	アセスメント項目
先行期（認知期）	・認知機能の低下：意識障害，食物を識別できない ・感覚器の機能低下 ・摂食動作の障害：巧緻動作の障害 ・薬物の副作用による障害 ・運動障害，握力の低下，しびれ，振戦 ・姿勢保持困難：脳血管疾患，神経難病などによる脳・神経障害	意識レベル，高次脳機能障害の有無，理解力の状態，視覚・聴覚・嗅覚の障害の有無，四肢の知覚・運動障害の有無，手指の巧緻動作，姿勢保持の状態，食欲，精神的な問題
準備期（咀嚼期）	・歯・口腔の障害：歯牙の喪失，歯周病による歯肉の後退，義歯の不具合，舌の萎縮，味覚の変化 ・咀嚼の障害：口腔内粘膜（食感・触覚），唾液分泌の低下，口腔乾燥，味覚障害，舌炎，嚥下諸器官の筋力減退により食塊を口腔内に保持する能力が低下する	口唇の閉鎖，流涎，歯牙の欠損，義歯の適合，下顎の運動の状態，口腔粘膜，唾液分泌の状態，舌の運動障害の有無
口腔期	・舌運動の機能低下による咽頭への送り込み障害：脳・神経疾患などによる運動障害（三叉神経，舌下神経，顔面神経），感覚障害（三叉神経，顔面神経），組織欠損，鼻咽頭閉鎖不全	口腔内の食物のため込み，頸部の後屈，鼻汁の有無
咽頭期	・咽頭通過障害，加齢による咽頭咽喉の構造の変化，脳・神経疾患による障害，運動障害（迷走神経），感覚障害（舌咽神経，上咽頭神経），軟口蓋，舌骨，甲状・輪状軟骨，舌根などの障害	口腔・咽頭の知覚障害，水分や食物でのむせ，咳嗽，声の変化（嗄声，喘鳴など），食後の咽頭残留音の有無，喉頭挙上の有無，痰の量
食道期	・食道入口部の開大不全，食道蠕動運動，重力，腹腔内圧，食道狭窄，食道括約筋などの影響	つっかえ感，食道から胃への逆流，胸やけ，就寝時の咳嗽の有無

表1-3 ログマン（Logemann）の誤嚥の分類

嚥下前誤嚥	・嚥下反射開始前に誤嚥 ・食塊のコントロールができずに，嚥下反射が起こる前，あるいは喉頭閉鎖前に誤嚥 ・嚥下反射惹起障害が主体である病態
嚥下中誤嚥	・嚥下反射開始から終了までの間の誤嚥 ・嚥下反射は起こるが喉頭閉鎖不全となる病態
嚥下後誤嚥	・嚥下反射終了後の誤嚥 ・嚥下後，咽頭残留が気道内に侵入する誤嚥 ・上部食道括約筋の機能不全，咽頭機能不全となる病態

ている（表1-3）。窒息とは，誤嚥などの理由によって呼吸ができなくなった状態をいう。そのほかに，摂食嚥下障害が原因で，低栄養や脱水，高齢者では不顕性肺炎を起こす危険性がある。

2 「食べる」機能が障害された状態

1）「食べる」機能の障害の原因

「食べる」機能の障害は，器質的障害と機能的障害，心理的な原因により生じる。器質的障害には，口腔，咽頭，食道などの炎症や腫瘍などがあり，機能的障害には，脳血管障害，サルコペニアなど脳神経系の障害，運動機能の障害などがある（表1-4）。

表1-4 摂食嚥下障害の原因疾患

	A 器質的障害を起こすもの		
口腔・咽頭	・舌炎, アフター, 歯槽膿漏 ・扁桃炎, 扁桃周囲膿瘍 ・咽頭炎, 喉頭炎, 咽後膿瘍 ・口腔・咽頭腫瘍 (良性, 悪性) ・口腔咽頭部の異物, 術後 ・外からの圧迫 (頸椎症, 腫瘍など) ・その他	食道	・食道炎, 潰瘍 ・食道ウエッブ, 憩室 (Zenker) ・狭窄, 異物 ・腫瘍 (良性, 悪性) ・食道裂孔ヘルニア ・外からの圧迫 (頸椎症, 腫瘍など) ・その他

	B 機能的障害を起こすもの		
口腔・咽頭	・脳血管障害, 脳腫瘍, 頭部外傷 ・認知症 ・脳膿瘍, 脳炎, 多発性硬化症 ・パーキンソン病, 筋萎縮性側索硬化症 (ALS) ・末梢神経炎 (ギラン-バレー症候群など) ・重症筋無力症, 筋ジストロフィー ・筋炎 (各種), 代謝性疾患 (糖尿病など) ・薬剤の副作用, 経管栄養チューブ ・サルコペニア ・脱水症, その他	食道	・脳幹部病変 ・アカラジア ・筋炎 (皮膚筋炎, 多発性筋炎など) ・ミオパチー ・強皮症, 全身性エリテマトーデス (SLE) ・薬剤の副作用 ・サルコペニア ・その他

C 心理的原因となり嚥下障害を起こすもの
・神経性食欲不振症, 拒食, 心身症, うつ病, うつ状態
・その他

藤島一郎:ナースが知っておくべき摂食・嚥下障害の病態と原因, 藤島一郎・藤森まり子・北條京子編著, ナースのための摂食・嚥下障害ガイドブック, 新版, 中央法規, 2013. p.21. より引用

(1) 形態の変化:咽頭・喉頭・食道の疾患および術後

　形態の変化は, 表1-4の器質的障害に分類されている疾患により生じる。口腔・咽頭では, 咽頭炎, 喉頭炎, 口腔・咽頭腫瘍, 口腔・咽頭部の術後, 食道の狭窄や食道裂溝ヘルニアなどにより, 通過障害が生じて食物移送の遅れがみられる。咽頭腫瘍では, 咽頭の通過障害を起こし, 腫瘍の発生部位により, 嚥下にかかわる神経麻痺が生じると食道入口部の開大不全などを起こす危険性がある。

(2) 神経・筋の障害:脳血管障害, 脳腫瘍などの脳損傷, 神経・筋疾患

　摂食嚥下にかかわる脳神経は, 嗅神経, 視神経, 三叉神経, 顔面神経, 舌咽神経, 迷走神経, 舌下神経である。脳血管障害, 脳腫瘍, パーキンソン病, 筋萎縮性側索硬化症などの病気を発症すると, 摂食嚥下障害を起こす。

　脳血管障害などによって起こる球麻痺は, 嚥下にかかわる舌下神経, 舌咽神経, 迷走神経などの核および核下性の障害により, 舌の萎縮や線維束性収縮が出現し, 咀嚼・嚥下・発声・構音が障害されるものである。また, 仮性球麻痺は, 咀嚼・嚥下・発声・構音にかかわる舌下神経や舌咽神経などの脳神経の皮質延髄路が両側で障害されて球麻痺と似た症状が現れるもので, 嚥下機能をコントロールする舌が著しく障害され, 舌の前方挺出も不十分となる。嚥下が強く障害され誤嚥を起こしやすくなるが, 舌の萎縮, 線維束性収縮はみられない。

　パーキンソン病では, 中脳黒質のドパミン作動性神経細胞の変性脱落によって, ドパミン不足をきたし, 錐体外路性運動障害により舌運動障害, 咀嚼機能低下による咽頭への送り込

み障害，喉頭挙上遅延，嚥下反射遅延，喉頭閉鎖不全などの摂食嚥下障害が生じる。

(3) 咀嚼嚥下にかかわる筋肉の減少（サルコペニア）

　サルコペニアとは，加齢により骨格筋量が減少し，筋力が低下した状態である。この骨格筋の減少や筋力の低下が嚥下にもかかわり，誤嚥や窒息のリスクが高まる。年齢が上がると，喉頭の位置が下降して，喉頭挙上の距離が長くなり，声門上部が広くなっていることにより誤嚥しやすくなる。また，喉頭挙上筋群の筋力低下により喉頭の挙上位置が低くなり，食道入口部が十分に開大しないため，咽頭残留が起こりやすい。

(4) 心因性：神経性食欲不振症，うつ病，心身症

　神経性食欲不振症は，空腹であるにもかかわらず，食物に対する欲望が起こらない状態であり，心理的な要因により摂食行動に支障をきたすものである。うつ病では意欲低下により摂食行動に支障をきたす。心身症は，心理社会的要因が関係して，器質的または機能的障害が生じる状態であり，摂食嚥下障害を起こすことがある。

2）「食べる」機能が障害された患者への援助方法

(1) 口腔からの食事

　摂食嚥下障害のある患者の食材を選択するときには，咀嚼しにくいもの，飲み込みにくいもの，むせやすいものを避ける必要がある。図1-2は，左側に咀嚼しにくいものを示し，右に行くにつれてむせやすい食品を示している。食塊を形成しにくい食品は，誤嚥のリスクが高い。図1-3，4に段階的摂食開始フローチャートを示す。

(2) 経管栄養法

　経管栄養法は，鼻腔または瘻孔（胃瘻・空腸瘻）から栄養を注入する栄養補給法である。経口栄養法で誤嚥のリスクが高く，低栄養や脱水を引き起こす可能性がある場合は，潰瘍

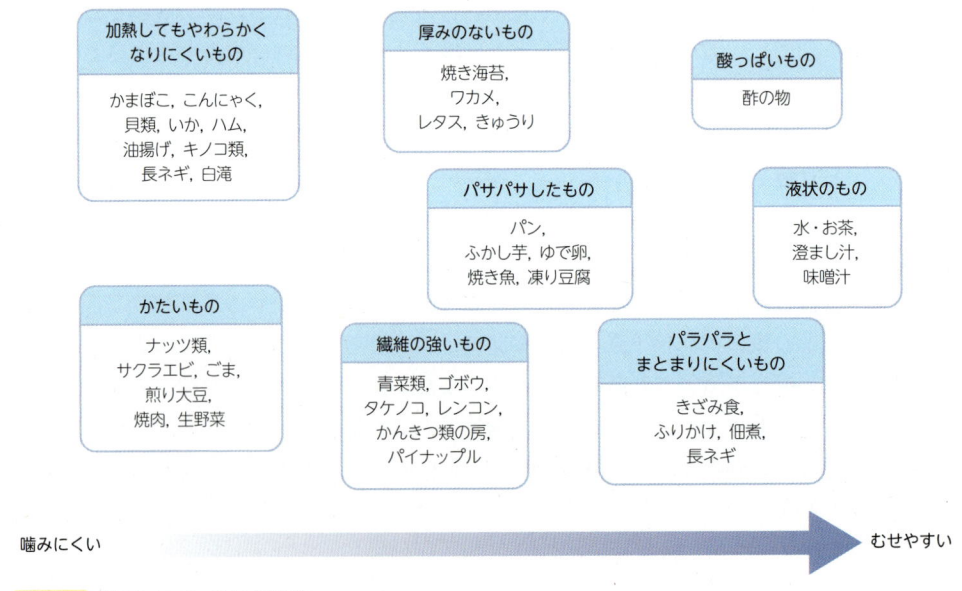

図1-2　嚥下しにくい食材の特徴

江頭文江：在宅生活を支える！　これからの新しい嚥下食レシピ，三輪書店，2008，p.118．より引用改変

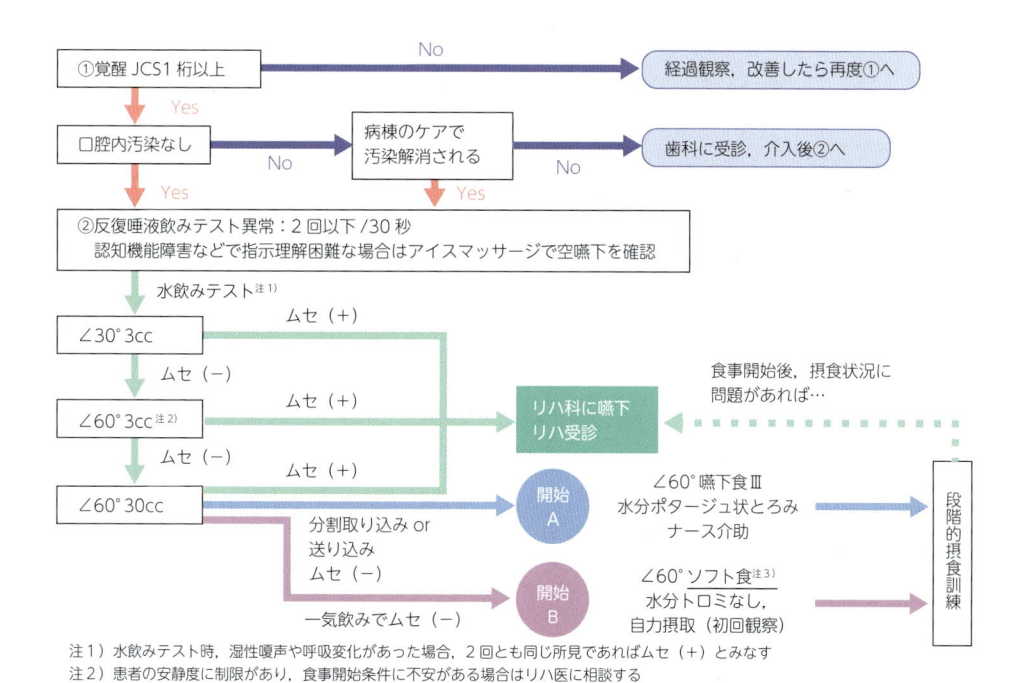

図1-3 段階的摂食開始フローチャート

①覚醒 JCS1桁以上 → No → 経過観察，改善したら再度①へ
↓ Yes
口腔内汚染なし → No → 病棟のケアで汚染解消される → Yes → （②へ）
↓ Yes　　　　　　　　　　　　　　　　　　　↓ No
（②へ）　　　　　　　　　　　　　　　歯科に受診，介入後②へ

②反復唾液飲みテスト異常：2回以下/30秒
認知機能障害などで指示理解困難な場合はアイスマッサージで空嚥下を確認

水飲みテスト（注1）

- ∠30° 3cc → ムセ（＋）→ リハ科に嚥下リハ受診
  ↓ ムセ（−）
- ∠60° 3cc（注2）→ ムセ（＋）→ リハ科に嚥下リハ受診
  ↓ ムセ（−）
- ∠60° 30cc → 分割取り込み or 送り込み ムセ（−）→ 開始A：∠60°嚥下食Ⅲ 水分ポタージュ状とろみ ナース介助 → 段階的摂食訓練
  → 一気飲みでムセ（−）→ 開始B：∠60°ソフト食（注3） 水分トロミなし，自力摂取（初回観察）→ 段階的摂食訓練

食事開始後，摂食状況に問題があれば… → リハ科に嚥下リハ受診

注1）水飲みテスト時，湿性嗄声や呼吸変化があった場合，2回とも同じ所見であればムセ（＋）とみなす
注2）患者の安静度に制限があり，食事開始条件に不安がある場合はリハ医に相談する
注3）摂取カロリー・塩分・蛋白などの制限の有無を主治医に確認してからオーダーする

杉山育子：急性期における看護のポイント，藤島一郎・藤森まり子・北條京子編著，ナースのための摂食・嚥下障害ガイドブック，新版，中央法規，2013，p.124. より引用 改変

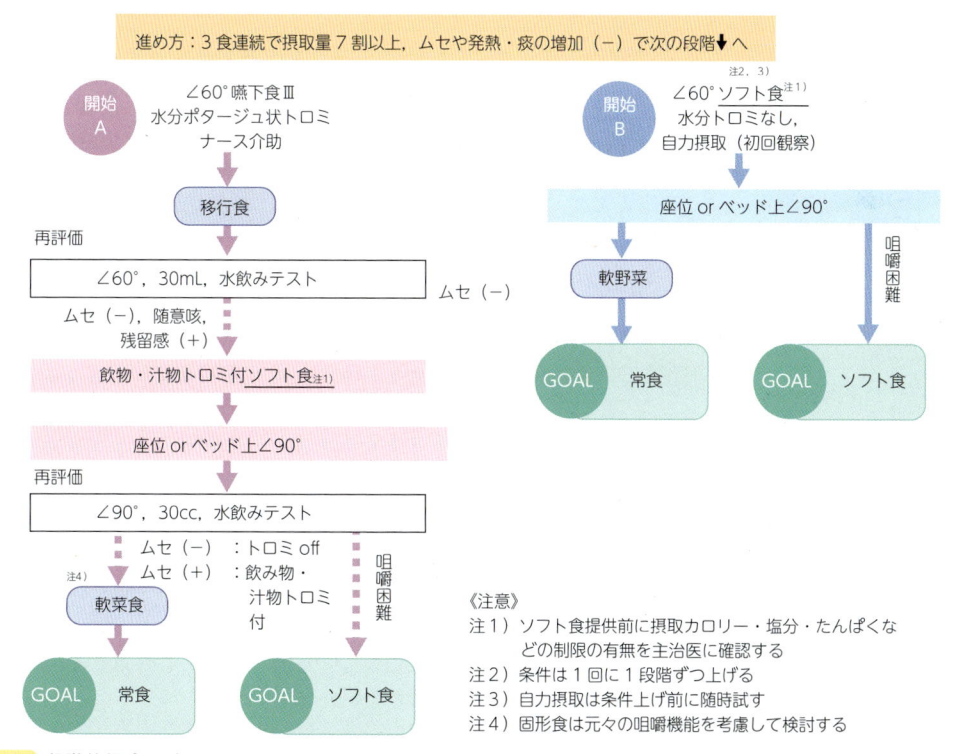

図1-4 段階的摂食開始フローチャート（続き）

進め方：3食連続で摂取量7割以上，ムセや発熱・痰の増加（−）で次の段階↓へ

開始A：∠60°嚥下食Ⅲ 水分ポタージュ状トロミ ナース介助
↓
移行食
↓
再評価
↓
∠60°，30mL，水飲みテスト → ムセ（−）→
ムセ（−），随意咳，残留感（＋）
↓
飲物・汁物トロミ付ソフト食（注1）
↓
座位 or ベッド上∠90°
↓
再評価
↓
∠90°，30cc，水飲みテスト
　ムセ（−）：トロミoff → 軟菜食（注4）→ GOAL 常食
　ムセ（＋）：飲み物・汁物トロミ付 → GOAL ソフト食
　咀嚼困難 → GOAL ソフト食

開始B：∠60°ソフト食（注2，3） 水分トロミなし，自力摂取（初回観察）
↓
座位 or ベッド上∠90°
↓
軟野菜 → GOAL 常食
咀嚼困難 → GOAL ソフト食

《注意》
注1）ソフト食提供前に摂取カロリー・塩分・たんぱくなどの制限の有無を主治医に確認する
注2）条件は1回に1段階ずつ上げる
注3）自力摂取は条件上げ前に随時試す
注4）固形食は元々の咀嚼機能を考慮して検討する

杉山育子：急性期における看護のポイント，藤島一郎・藤森まり子・北條京子編著，ナースのための摂食・嚥下障害ガイドブック，新版，中央法規，2013，p.125. より引用改変

性大腸炎やクローン病などの疾患がなく，消化機能に問題がなければ経管栄養法が選択される（図1-5，表1-5，6，7）。栄養チューブを挿入する経路にがんや狭窄などがある場合は経管栄養法が行えないため，経静脈栄養法が選択される。

表1-5 経管栄養法：経鼻法と経瘻孔法の長所・短所

	経鼻法	経瘻孔法
長所	・一度挿入すると，長期の栄養管理が可能である。看護師により挿入が可能である	・誤嚥性肺炎のリスクが少ない ・カテーテルを頻繁に交換しなくてよい ・嚥下運動の妨げにならない ・経管栄養に比べ，チューブが気にならない
短所	・チューブを挿入する際に苦痛が生じる。鼻咽頭部の不快感が続く ・鼻腔や咽頭が損傷しやすく，清潔が保ちにくい ・チューブによる圧迫で，粘膜や鼻翼などに皮膚の潰瘍を形成することがある ・上気道の分泌物が増加する ・嚥下運動の妨げになる ・人前に出たくないなど心理社会的な影響がある	・内視鏡的に挿入する必要があり，挿入に伴うリスク，苦痛がある ・交換の際には病院受診の必要がある ・カテーテル抜去による瘻孔閉鎖，カテーテルの腸内への落ち込みの危険がある ・瘻孔部の皮膚管理が必要 ・栄養剤注入時に注入口を露出するために脱衣が必要

表1-6 胃瘻チューブの種類

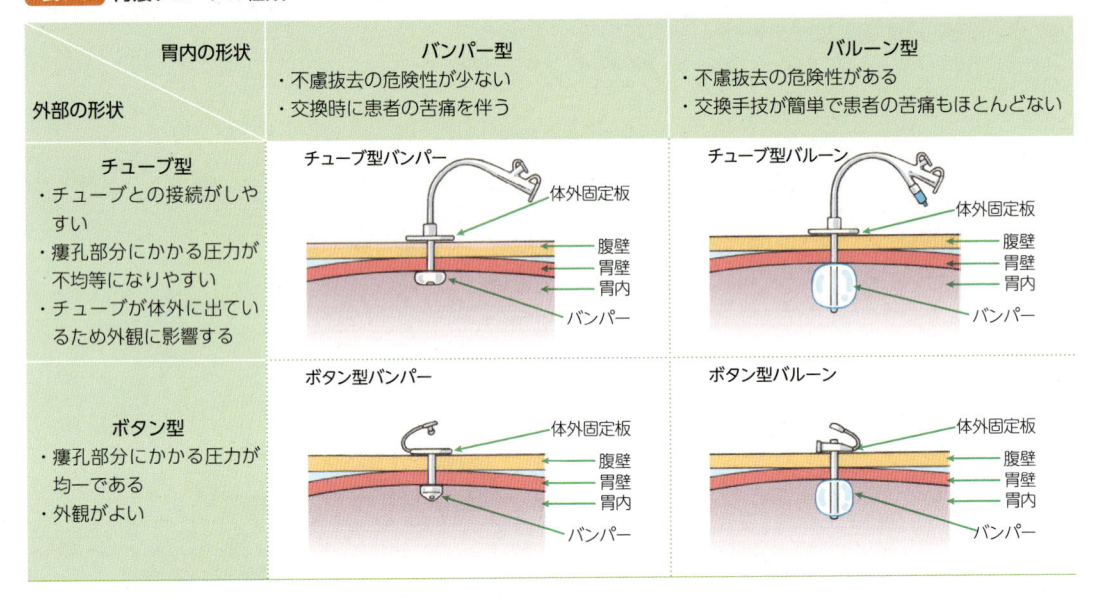

胃内の形状 外部の形状	バンパー型 ・不慮抜去の危険性が少ない ・交換時に患者の苦痛を伴う	バルーン型 ・不慮抜去の危険性がある ・交換手技が簡単で患者の苦痛もほとんどない
チューブ型 ・チューブとの接続がしやすい ・瘻孔部分にかかる圧力が不均等になりやすい ・チューブが体外に出ているため外観に影響する	チューブ型バンパー	チューブ型バルーン
ボタン型 ・瘻孔部分にかかる圧力が均一である ・外観がよい	ボタン型バンパー	ボタン型バルーン

表1-7 経管栄養法で使用される栄養剤の種類

	特徴	商品名
成分栄養剤	窒素源がアミノ酸だけからなる栄養剤で，消化の過程が必要ない	エレンタール
消化態栄養剤	アミノ酸と低分子のペプチドを窒素源とし，消化の過程を必要とせずに吸収される	ツインライン
半消化態栄養剤	半消化態栄養剤は，窒素源がたんぱく質であり，消化の過程が必要である	エンシュアリキッド ラコール

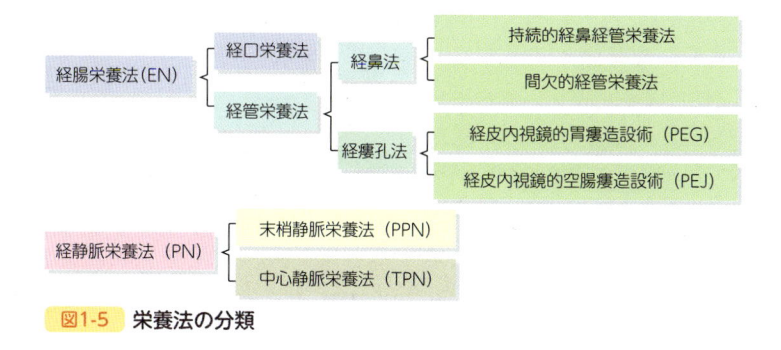

```
経腸栄養法(EN) ─┬─ 経口栄養法
                └─ 経管栄養法 ─┬─ 経鼻法 ─┬─ 持続的経鼻経管栄養法
                                │          └─ 間欠的経管栄養法
                                └─ 経瘻孔法 ─┬─ 経皮内視鏡的胃瘻造設術 (PEG)
                                              └─ 経皮内視鏡的空腸瘻造設術 (PEJ)

経静脈栄養法 (PN) ─┬─ 末梢静脈栄養法 (PPN)
                    └─ 中心静脈栄養法 (TPN)
```

図1-5 栄養法の分類

看護技術の実際

A 摂食嚥下障害のある患者の口腔からの食事の援助

- **目　　的**：（1）食事摂取ができる環境を整え，誤嚥を起こさず安全に摂取する
  　　　　　　（2）口腔機能を維持・向上する
- **適　　応**：摂食嚥下障害があるが経口からの食事摂取が可能な患者
- **使用物品**：（1）食前のケア：アイススティック（綿棒に水を含ませ冷凍しておいたもの），体位変換枕
  　　　　　　（2）食事中のケア：エプロン，自助具，タオル，おしぼり
  　　　　　　（3）食後のケア：歯ブラシ，スポンジブラシ，舌ブラシ，吸いのみ，コップ，ガーグルベースン，タオル

	方　法	留意点と根拠
1	口腔機能をアセスメントする	●口腔内を観察し，歯，歯肉，舌，口腔粘膜，義歯の有無，口腔内の乾燥，開口障害の有無などを確認する
2	食前の口腔ケアを行う	●患者に食前の口腔ケアの目的，方法を説明し理解を得る
3	嚥下体操を行う（➡❶）（図1-6） 以下を各2～3回繰り返す 1）深呼吸（➡❷） 2）頸部の運動（左右，前後にゆっくりと行う） 3）肩の運動（両肩をすぼめるように上げ，すっと力を抜く） 4）頬の運動（口を閉じて頬を膨らませたり，へこませたりする） 5）舌の運動（口を大きく開け，舌を出したり，引っ込めたりする，舌の先で左右の口角を触ってみる） 6）構音の練習（「パ・タ・カ・ラ」とゆっくり繰り返し発音する）（➡❸）	❶口腔周辺の筋肉の緊張をほぐすために，頸部，肩，頬，舌の運動を行う。先行期，口腔期にかかわる口唇，舌の機能を高め，摂食嚥下機能を改善する ❷深呼吸を行いリラックスした状態にする ❸「パ」は口唇の閉鎖にかかわる発音，「タ」は上顎前歯部に舌先を接触させる動き，「カ」は舌の奥で軟口蓋を接触させる動き，「ラ」は舌尖を軟口蓋に接触させ，舌の活動を高める
4	嚥下直前に口腔周囲のマッサージを行い（➡❹），次いで唾液腺マッサージを行う（➡❺）（図1-7）	❹口腔・咽頭を刺激し，嚥下反射を誘発する ❺唾液腺（耳下腺，顎下腺，舌下腺）を刺激して，唾液分泌を促進する

第Ⅴ章 障害のある人の生活援助のための看護技術

| 鼻から息を吸い込む
①深呼吸（数回繰り返す） | 口からゆっくり吐く | 口を閉じて頬を膨らませる
④頬の運動（2〜3回行う） | 頬をへこませる |

右，左とゆっくり回す

口を大きく開け，舌を出す　引っ込める

前後に倒す

舌の先で左右の口角を触る
⑤舌の運動（2〜3回行う）

左右に倒す
②頸部の運動（2〜3回行う）

「パ・タ・カ・ラ」とゆっくり発音する
⑥構音の練習（2〜3回行う）

両肩をすぼめるように上げ，すっと力を抜く

前から後ろに回す
③肩の運動（2〜3回行う）

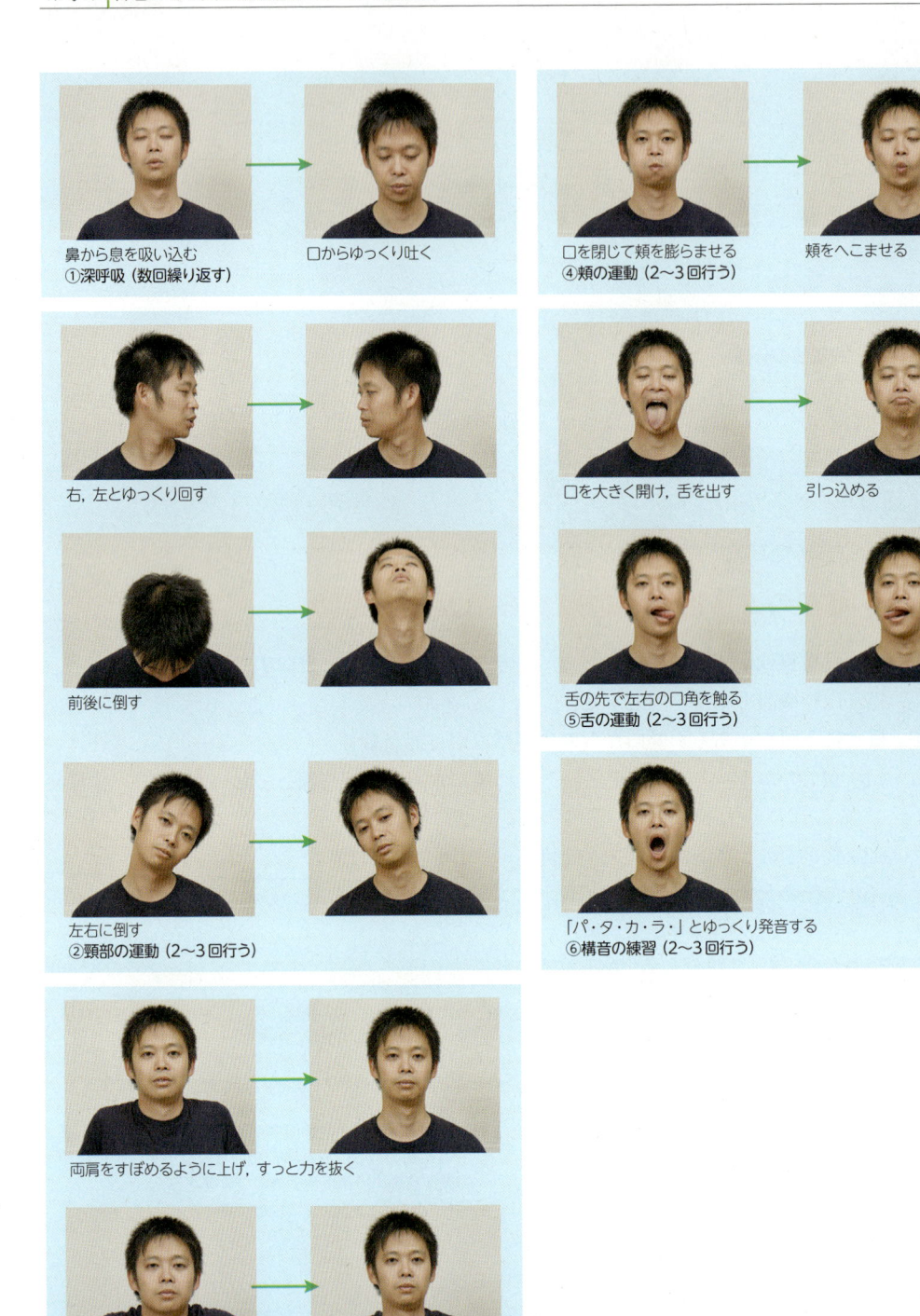

図1-6　嚥下体操

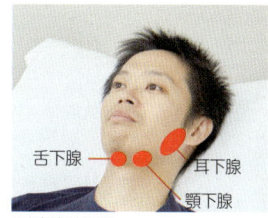

舌下腺　耳下腺　顎下腺
唾液腺の場所

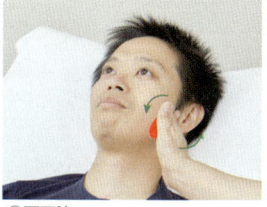

①耳下腺
耳下から上顎奥歯の周辺を円を描くようにマッサージする

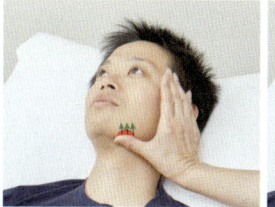

②顎下腺
首から顎に向けて母指でマッサージする

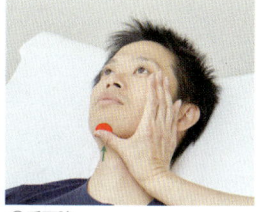

③舌下腺
顎先の真下を下から上に向かってマッサージする

図1-7　唾液腺マッサージ

方　法	留意点と根拠
5　嚥下直前にアイスマッサージを行う（図1-8）	●舌後半部，口蓋，咽頭の嚥下反射を誘発する部位をアイススティックで刺激する。その後，嚥下を促す

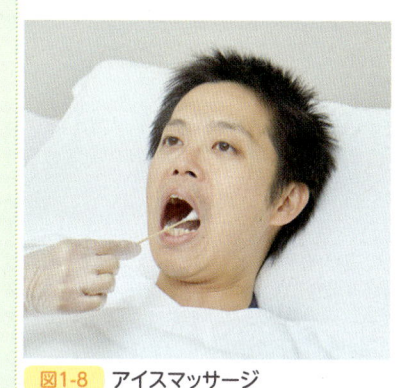

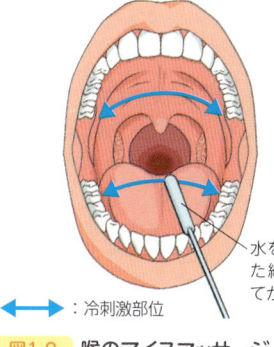

図1-8　アイスマッサージ

水を含ませて凍らせた綿棒を，水につけてから用いる

⇔：冷刺激部位

図1-9　喉のアイスマッサージ

方　法	留意点と根拠
6　義歯がある場合は，義歯を装着する	●義歯は，咀嚼や発音など歯の欠損に伴って低下した機能を改善する目的で使用する。歯やその隣接組織の形態的回復，見た目の美しさも，患者の生活への意欲に影響する
7　食事に集中できる環境を整える（➡❻） 摂食嚥下の程度に合わせて，食事を摂取する環境に配慮する	❻摂食嚥下障害がある患者は，他者と一緒の落ち着かない環境では，誤嚥や窒息などのリスクが高くなる ●食堂で摂取する場合でも，周囲にいる人との関係性を考えたり，人の出入りの多い場所を避け，落ち着いて食事ができる場所を選択する ●他の患者と一緒に食べたほうが楽しく食事ができる場合は，患者の意向に沿って環境を整える
8　嗜好に合わせた献立を提供する（➡❼）	❼患者の嗜好を確認しておく。食形態が変化すると，食欲がなくなり食事量が減ってしまうことがある ●食事制限の範囲内で患者の嗜好に合わせた献立を提供するには，栄養士，医師と連携することが必要である。また，家族の協力が得られる場合は家族にも働きかける
9　食事摂取時の姿勢を調整する（図1-10） ・ベッド上で摂取する場合は，半座位（30〜60度）で，頸部は枕を用いて前屈位にする（➡❽）。上半身が傾く場合は，体幹に枕を当てて姿勢を保持する ・麻痺がある患者がベッド上で摂取する場合は，体幹を健側方向に傾けて摂食してもらう（➡❾） ・椅子に座って摂取する場合は，背もたれに寄りかかり，頸部が後屈しないよう90度の姿勢を保持する（➡❿） ・円背の場合は，背もたれのある椅子を使用する。頸部はタオルなどを用いて前屈位になるようにする	❽頸部を前屈にすることで，食物が食道に流れ，誤嚥が防止できる ❾麻痺側が下になると，食塊が残留してしまうことがある ❿頸部が後屈位になると気道に食物が流れ，誤嚥しやすくなる

方　法	留意点と根拠

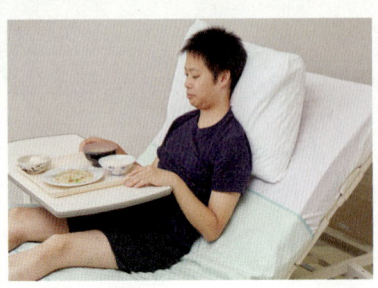

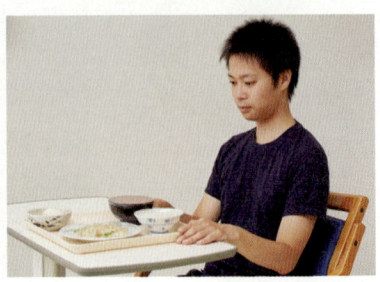

ベッド上での食事　　　椅子に座っての食事

図1-10 食事摂取時の姿勢

	方法	留意点と根拠
10	食事の形態を調節する 例：ゼリー，ムース，あんかけ，茶わん蒸しなど．密度，粘度，硬さ，凝集性などを検討する	●嚥下障害の程度に合わせて食事の形態を選択し，誤嚥を予防する．嚥下障害の程度が重度の場合は，嚥下ゼリーから始める
11	食物をすくいやすい食器や道具を用意する 自助具：皿，箸，スプーン，滑り止めマットなど	●麻痺などで巧緻動作が困難で，食器が持てない，箸やスプーンがうまく使えない場合は，患者の状態に合わせて自助具を使用する
12	ゼリーをすくう 少量のゼリーをスプーンで5mm程度にスライスしてすくい，飲み込める大きさにする（➡⓫）	⓫口腔期の運動障害があり，食塊形成や咽頭への送り込みが困難な場合，食物が咽頭に残留して誤嚥のリスクが生じる．一口量を調整することによって食物をスムーズに移送・嚥下できる
13	舌の奥に食物を入れる（➡⓬）	⓬スムーズに嚥下しやすい
14	嚥下の促進方法を試みる ・うなずき嚥下：うなずくように嚥下する（➡⓭） ・横向き嚥下：麻痺側に向いて嚥下する（➡⓮） ・空嚥下：口腔ケアの後，唾液を嚥下する（➡⓯） これらを食前，食間，食後に行う	●嚥下機能の回復や代償のために工夫する ⓭咽頭に圧をかけて嚥下を促す ⓮咽頭の麻痺側の梨状窩に食物が残留しにくい ⓯空嚥下を行うことによって嚥下のパターンをつかみ，食物の除去を促す
15	食後のアセスメントを行う 1）食事に要した時間を調整する（➡⓰） 2）摂取内容と量を確認する（➡⓱） 3）誤嚥の有無を観察し，評価する 　むせや嗄声，嚥下前後の声の変化，咳嗽，鼻汁，バイタルサインの変化などをみる（➡⓲）	⓰摂取のペースを調整することによって，疲労や誤嚥の危険を避ける ⓱食事量を確認することにより栄養状態を推察する ⓲喉頭挙上，喉頭閉鎖不全により誤嚥が生じ，むせや嗄声が起こる．鼻咽頭閉鎖不全により，鼻汁がみられる
16	食後は座位を保持する ベッド上の場合は，食後は30分程度の半座位を保つ（➡⓳）	⓳食後すぐに臥位になると，食物の逆流，嘔吐，吐物の誤嚥が起こる危険性がある
17	口腔ケアを行う（➡⓴） 食後は，歯ブラシ，スポンジブラシを用いて口腔ケアを行う．舌苔がある場合は舌ブラシを用いて除去する	⓴摂食嚥下障害のある患者は，唾液の分泌が減少し，口腔内の細菌が増殖しやすいので，口腔機能の維持・向上のために口腔ケアを行う ●口腔ケアにより，口腔内の清潔保持，う歯・歯周炎の予防，口腔内の乾燥予防，口腔内の細菌繁殖の抑制を図る
18	義歯がある場合は，義歯をはずしブラシで洗浄する	
19	吸いのみかコップを使用し，うがいを促す	

B 経鼻経管栄養法による栄養剤の注入

- **目　的**：栄養補給
- **適　応**：嚥下機能の低下のために経口摂取が困難である患者，十分な栄養が摂れず栄養不良状態の患者
- **使用物品**：栄養剤，イリゲーター，栄養点滴セット，注入器20mL，栄養チューブ8〜14Fr，絆創膏，潤滑剤，点滴台，聴診器

方　法	留意点と根拠
1　患者に説明する 経管栄養チューブを挿入することと目的を説明する（➡❶）	❶患者の不安を除去する
2　栄養剤を準備する 1）衛生的な手洗いを行う（➡❷） 2）指示された栄養剤と注入量を確認する（➡❸） 3）栄養剤を38〜40℃に温める（➡❹） 4）イリゲーターをスタンドにかけ，チューブを接続しクランプする 5）イリゲーターに栄養剤を注入し，チューブ内に栄養剤を満たす（➡❺）	❷栄養チューブから直接栄養が胃に注入されるので，感染予防のために行う ❸患者の安全を守るために確認する ❹低温の栄養剤を注入すると，嘔吐，下痢などの消化器症状が出現する危険性がある ❺胃の中に空気が入ることを防ぐ
3　患者の準備を行う 1）体位は，頭側を30度程度に挙上し，安楽な姿勢に整える（➡❻） 2）チューブ上で，鼻の先端から胃までの距離を測る（➡❼） 3）手袋を装着してガーゼ上に潤滑剤を出し，栄養チューブの先端15〜20cmに潤滑剤をつける（➡❽） 4）鼻腔から栄養チューブの先端を挿入する。患者に唾を飲み込むように伝え，ゆっくり栄養チューブを挿入する 5）絆創膏で鼻翼と頬の2か所に栄養チューブを固定する。栄養チューブはできるだけゆとりをもたせて，皮膚を圧迫しないよう固定する（➡❾❿） 6）栄養剤注入時は，頭側を45度に挙上し，姿勢を整える（➡⓫） 7）胃部に聴診器を当て，注入器に空気を10mL程度入れて，空気音を確認する（➡⓬） 8）X線写真を撮り，栄養チューブが胃に挿入されているか確認する場合もある（➡⓭）	❻栄養チューブが苦痛なく挿入できるように体位を整える ❼栄養チューブが入りすぎたりしないようにするために胃までの距離を測る ❽栄養チューブの挿入により，粘膜を傷つけないよう潤滑剤を塗布する ●粘膜を傷つけないよう患者の協力を得る ❾栄養チューブが抜けると誤嚥性肺炎を起こすリスクが高くなる ❿鼻翼を圧迫すると発赤や潰瘍ができる危険性がある ⓫胃内容物の逆流を防ぐ ⓬栄養チューブが抜けかかり，口腔内にとどまっている状態で栄養剤を注入してしまうと，注入した栄養剤を誤嚥する危険性がある ⓭誤嚥性肺炎のリスクを低下させる
4　栄養剤を注入する 1）栄養チューブに栄養点滴セットを接続する 2）クレンメで栄養の注入速度を調整する。注入速度は，50〜60滴/分にする（➡⓮） 3）患者に栄養剤を注入してることを説明する	⓮注入速度が速いと食道に逆流して誤嚥性肺炎へつながるリスクや悪心・嘔吐，下痢を起こす危険性があるため，患者の消化機能に合わせて注入速度を調整する
5　栄養剤注入中の活動について説明する 散歩などを促す。ベッドから離れられない場合は，テレビを見るなど患者の状況に合わせて気分転換ができるようにする（➡⓯）	⓯注入時間が長い場合は，患者の精神面にも配慮する

方　法	留意点と根拠
6　栄養剤の注入を終了する 　1）栄養チューブから栄養点滴セットをはずす 　2）チューブ内に微温湯を10mL程度注入した後，空気を注入する（➡⑯）	⑯栄養チューブ内に細菌が繁殖したり，閉塞したりしないようにする
7　食後の様子を観察する 　患者が食後，消化器症状がないか，発熱などの異常がないか観察する（➡⑰）	⑰食物の逆流，嘔吐，吐物の誤嚥が起こる危険性や，注入後に下痢を起こす危険性があるため，食後も消化器症状を観察する必要がある
8　座位を保持する 　食後は30分程度，半座位を保つ（➡⑱）	⑱食後，胃内容物が逆流し，それを誤嚥することを防ぐ

C 胃瘻からの栄養剤注入

- 目　　　的：栄養補給
- 適　　　応：嚥下機能低下による経口摂取の困難のため，あるいは十分な栄養が摂れず栄養不良状態であるために胃瘻を造設している患者
- 使用物品：栄養剤，イリゲーター，栄養点滴セット，注入器20mL，胃瘻チューブ，ガーゼ，聴診器，点滴台，バスタオル

方　法	留意点と根拠
1　患者に説明する 　胃瘻から栄養剤を注入することを説明する（➡❶）	❶目的，方法，所要時間を伝えることで，患者の不安を軽減し，理解と協力を得る
2　栄養剤を準備する 　1）衛生的手洗いを行う（➡❷） 　2）指示された栄養剤と注入量を確認する（➡❸） 　3）栄養剤を38〜40℃に温める（➡❹） 　4）イリゲーターをスタンドにかけ，チューブを接続しクランプする 　5）イリゲーターに栄養剤を注入し，チューブ内に栄養剤を満たす（➡❺）	❷栄養剤が直接胃に注入されるため，感染予防のために行う ❸患者の安全を守るために確認する ❹低温の栄養剤を注入すると，胃粘膜を刺激し，嘔吐，下痢などの消化器症状が出現することがある。また，60℃以上の高温であるとビタミンが破壊されるおそれがある ❺胃の中に空気が入ると胃部膨満感が出現するおそれがある
3　患者の準備を行う 　1）座位または頭側を30度，右側臥位とし，姿勢を整える（➡❻） 　2）胃瘻部のガーゼがあれば，はずして，腹部に留置している胃瘻周囲を観察する（➡❼） 　3）胃瘻チューブの接続部を露出する	❻摂食嚥下障害がある患者であり，胃内容物が食道へ逆流すると誤嚥する危険性がある ❼胃から漏れ出た栄養剤，滲出液により，胃瘻部皮膚に発赤，ただれなどが生じることがある ●患者の患者のプライバシーに配慮し，露出部を最小限にするためにバスタオルで腹部を覆う
4　栄養剤を注入する 　1）胃瘻チューブと栄養点滴セットを接続する 　2）クレンメで栄養の注入速度を調整する（➡❽） 　3）栄養剤を注入していることを患者に説明する（➡❾）	❽栄養剤の種類によって，注入方法や速度が異なるため，栄養剤の種類と内容を理解し，医師の指示に従って栄養剤を注入する ❾患者の不安を除去する

方　法	留意点と根拠
5　栄養剤の注入を終了する 　1）胃瘻チューブと栄養セットの接続部をはずす 　2）食後は30分程度，半座位を保つ（→❿）	❿食後，胃内容物の逆流を防ぐ
6　食後の様子を観察する 　患者に食後，消化器症状がないか，発熱などの異常がないか観察する（→⓫）	⓫下痢，食物の逆流，嘔吐，吐物の誤嚥が起こる危険性がある
7　胃瘻周囲の皮膚の清潔を保つ 　1）胃瘻周囲は，ガーゼに微温湯を含ませて清拭する 　2）胃瘻部に発赤，滲出液など感染徴候が出現していないか観察する	● 入浴は瘻孔を清潔に保つために保護せずに行い，入浴後乾燥したタオルで拭く
8　患者の食べたい思いに対する援助を行う 　舌の上に好きな食べ物の味を付けたり，香りを楽しめるよう働きかける（→⓬）	⓬胃瘻からの栄養補給と同時に，口からの栄養を試みることもできる。患者の摂食嚥下障害の程度をアセスメントして，患者の食に対する嗜好を尊重してかかわる

文　献

1) 才藤栄一・向井美穂監，鎌倉やよい・熊倉勇美・藤島一郎・他編：摂食・嚥下リハビリテーション，第2版，医歯薬出版，2007.
2) 藤島一郎・藤森まり子・北條京子編著：ナースのための 摂食・嚥下障害ガイドブック，新版，中央法規，2013.
3) 医療情報科学研究所：看護技術がみえるvol.1 基礎看護技術，メディックメディア，2014.
4) 若林秀隆・藤本篤士編：サルコペニアの摂食・嚥下障害－リハビリテーション栄養の可能性と実践，医歯薬出版，2012, p.8, p.86-91.
5) 荒井秀典編：特集／サルコペニアとフレイル―臨床と研究の最前線，老年医学，52（4），2014.
6) 山田律子・井出訓編：生活機能からみた 老年看護過程＋病態・生活機能関連図，医学書院，2008, p.326.
7) 藤島一郎・柴本勇監：動画でわかる 摂食・嚥下リハビリテーション，中山書店，2004.
8) 吉田みつ子・本庄恵子編著：写真でわかる 実習で使える看護技術，インターメディカ，2011, p.30-45.

2 「排泄する」機能の障害と援助技術

学習目標
- 排泄のメカニズムを理解する。
- 排泄機能が障害された状態を理解する。
- 脊髄損傷による排泄障害について理解する。
- 脳血管障害による排泄障害について理解する。
- 排泄ケアに必要な援助技術を理解する。

1 排尿・排便のメカニズムとその障害

1）排泄とは

　排泄とは，人間が生命活動を営む過程で不要になった老廃物や有害物を，便，尿，汗，呼気という形で体外に排出することをいう。排泄が正常に営まれない場合には老廃物や有害物質が体内に蓄積されることになり，健康の維持が困難になるばかりか，生命に危険を及ぼすこともある。それだけに排泄機能が正常に保たれることは健康を維持するために不可欠であり，その結果としての排泄物の状態は，その人の健康状態を知るうえで大切な指標となる。

　また，排泄は下部尿路や直腸だけで行われているのではなく，認識する，立つ，歩く，座る，脱ぐ，拭くなどの多くの日常生活活動が必要とされる。さらには患者の自尊心や羞恥心などの心理面，トイレ環境などの社会面も大きく関与している。排泄に障害のある人の看護においては，これらのことを理解してかかわることが大切である。

2）排尿のしくみ（図2-1）

（1）蓄　尿

　膀胱に尿が100〜200mL程度たまると尿意を感じ（初発尿意），300〜500mLで最大尿意に達する。しかし，最大尿意に達してもすぐに排尿が起こるわけではない。大脳の高位排尿中枢の働きにより膀胱を弛緩させて排尿を抑制し，同時に内尿道括約筋を収縮させることにより，排尿するのに適切な場所まで我慢することができる。

（2）排　尿

　最大尿意に達し，排尿するのに適切な場所に移動すると，大脳の高位排尿中枢の働きにより，膀胱は収縮し尿道は弛緩して，排尿することができる。

　排尿には，高位排尿中枢，自律神経，体性神経が関与しコントロールしている。仙髄（S

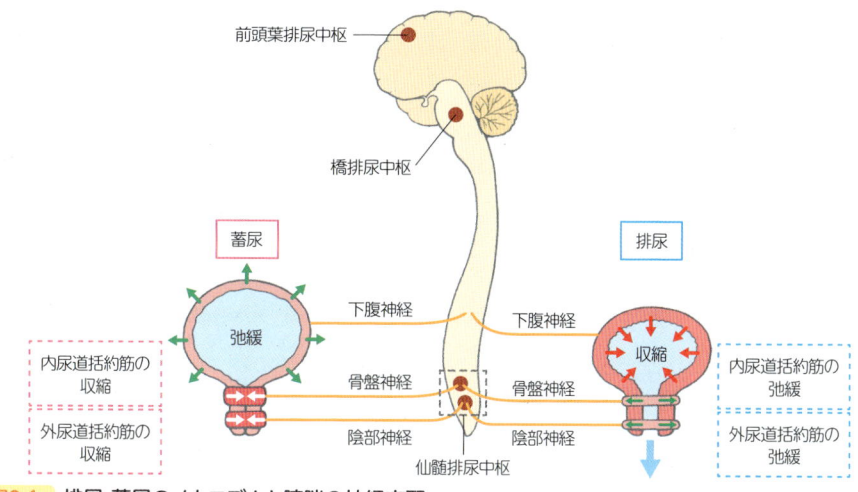

図2-1 排尿・蓄尿のメカニズムと膀胱の神経支配

2〜4）から出る副交感神経（骨盤神経）と胸髄（T11〜12）から出る交感神経（下腹神経），仙髄（S2〜4）から出る体性神経（陰部神経）の働きにより，膀胱・尿道括約筋の収縮・弛緩が行われる。

3）排尿障害の種類

（1）蓄尿障害

①頻　　尿

排尿回数は，年齢や季節，水分摂取量などの影響により個人差や変動が大きいが，1日の排尿回数が正常*より多いものを頻尿という。主な原因疾患に，膀胱炎，前立腺炎，萎縮膀胱，膀胱神経症などがある。

＊正常な排尿回数（成人）は，日中に4〜6回，夜間に0〜1回程度である。

②尿　失　禁

無意識，または不随意な尿の漏出の現象により，社会的，衛生的に問題になった状態である。原因により腹圧性尿失禁，切迫性尿失禁，溢流性尿失禁，反射性尿失禁，機能性尿失禁に分類される（表2-1）。

腹圧性尿失禁：尿道口を収縮させる尿道括約筋の力が弱くなっているために，咳やくしゃみなどにより腹圧がかかったときに尿が漏れる状態である。尿道口を収縮させる骨盤底筋群の弛緩によっても起こる。

切迫性尿失禁：膀胱に少ししか尿がたまっていないのに，神経刺激や膀胱炎の刺激などによって膀胱壁が収縮し，強い尿意を感じて我慢できずに漏れてしまう状態である。

反射性尿失禁：脊髄損傷，脊髄腫瘍などによる脊髄の圧迫で，反射弓により排尿筋が収縮し，尿意がないまま膀胱にある程度の尿がたまると失禁する状態である。

機能性尿失禁：排尿機能に異常はないが，排泄に関する判断や動作がうまく行えずに尿が漏れる状態である。運動機能や精神機能の障害，すなわち運動麻痺や身体のバランスがとれずトイレまで歩けないこと，トイレの場所がわからないことなどのために適切な排泄行動がとれず失禁してしまう状態である。

表2-1 尿失禁の分類

			病態	原因
排尿機能に問題あり	蓄尿障害	腹圧性尿失禁	骨盤底筋群の弛緩や尿道閉塞機能の低下により，腹圧上昇時（咳，くしゃみなど）に尿道が閉鎖されず少量の尿が漏れる	・妊娠や分娩 ・肥満 ・加齢　など
		切迫性尿失禁	膀胱に尿が貯留したときに，尿意を抑制する機構が十分に働かず，強い尿意を感じ，我慢できずに尿が漏れる	・過活動膀胱 ・神経因性膀胱 ・細菌性膀胱炎　など
		反射性尿失禁	上位中枢と仙髄の間で連絡不全があり尿意がなく，排尿筋の不随意収縮により尿が漏れる	・神経因性膀胱（橋〜仙髄より上位の脊髄障害）
	排出障害	溢流性尿失禁	慢性的な下部尿路通過障害があると残尿量が多くなる。これにより膀胱内圧が上昇し，尿道閉鎖圧を上回ると少量ずつ尿が漏れる	・神経因性膀胱 ・前立腺肥大 ・高度の尿道狭窄 ・低活動膀胱　など
排尿機能に問題なし	蓄尿障害	機能性尿失禁	身体が麻痺するなどADLが円滑にできなくなる，または意識，情緒，知能などに障害があり，排尿の認知ができずに尿が漏れる	・脳血管障害 ・認知症 ・加齢 ・ADL低下　など

（2）排出障害

①尿　閉

　膀胱内に貯留している尿を排泄できなくなった状態が尿閉であり，下腹部膨隆などの膀胱充満所見がみられる。腎臓での尿生成は正常であるが，下部尿路閉塞性疾患，神経因性膀胱，膀胱内凝血などが原因で排出障害が生じる。乏尿・無尿[*]とは区別される。

[*]乏尿・無尿：腎臓での尿生成の低下や上部尿路の閉塞などにより尿量が減少した状態であり，水分の貯留，不要な代謝産物の蓄積，電解質バランスの喪失などをきたす。

②尿　失　禁

　溢流性尿失禁：膀胱内に尿がたまっているにもかかわらず，尿道の狭窄や膀胱の収縮不全などがあるために尿を出しきることができず，じわじわ尿が尿道口から漏れてしまう状態である（表2-1）。

4）排便のしくみ（図2-2）

　食塊が腸内を移動する時間には個人差があるが，通常，健常者では6時間前後で小腸終点に到達し，その後上行・横行・下行結腸を経て24時間前後にはS状結腸に達する。S状結腸の内容物が十分な量になると結腸の収縮が起こり，結腸内の糞便が直腸に移動する。また食事をすると起こる胃結腸反射とよばれる大蠕動（食物の摂取，液体の飲用，喫煙，歩行などでも誘発される）が大腸，特に下行結腸に強い収縮運動を起こす。直腸内に便が送り込まれると，さらに直腸結腸反射が起こり，上行結腸に蠕動が起こって結腸内の便が直腸内に送り込まれる。その結果，直腸内容量が15mL程度，内圧が40〜100mmHg程度に高まると，直腸括約筋反射（排便反射）によって内肛門括約筋が弛緩し便意を感じる。排泄する状況を整え，外肛門括約筋を意識的に弛緩させていきむことにより腹腔内圧が上昇して排便する。これらには排尿と同様の神経支配がある。

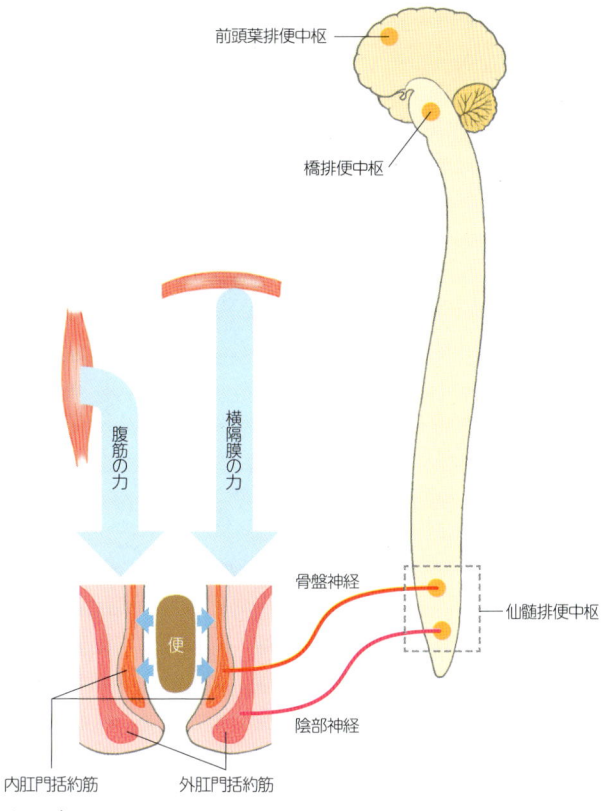

図2-2 排便のメカニズム

5) 排便障害の種類

便通は個人差が大きく，排便回数や便の性状などを分類することは難しい。個人の訴えを確認しながら観察していく。

①便　秘
便秘とは，排便回数が減少し，便の量が少なく硬さも増した状態である。たとえば3日以上排便がない状態，または排便があっても残便感がある状態である。便秘には器質性便秘と機能性便秘（弛緩性便秘，痙攣性便秘）などがある（表2-2）。

②下　痢
下痢とは，健康時の便と比較して，非常に緩い粥状もしくは液状の便のことをいう。消化機能の異常による症状であり，軟便，泥状便，水様便などに分類する。

③便失禁
便失禁とは，自分の意思に反して，あるいは知らないうちに便が漏れ，問題になった状態をいう（表2-3）。尿以上に臭気を伴うため，深刻になる場合が多く，患者の自尊心も損なわれる。

6) 排便の評価ツール

排便状態をアセスメントすることは，便秘，下痢，排便困難や便失禁などの排便障害の

表2-2 弛緩性便秘と痙攣性便秘の比較

	弛緩性便秘	痙攣性便秘
便の性状	硬く太い	兎糞状または軟便
粘液	少ない	多い
便秘の状態	持続的	間欠的
便意	少ない	多い
腹痛	なし	あり
胃結腸反射	なし	強い
心理的関与	なし	あり

表2-3 便失禁の分類

1. 漏出性便失禁
   - 気づかないうちに便が肛門から漏れる
   - 内肛門括約筋の収縮力の減弱による

2. 切迫性便失禁
   - 便意を催したときにそれを我慢できずに肛門から便が漏れる
   - 外肛門括約筋の収縮力の減弱による

3. 混合性便失禁
   - 漏出性便失禁・切迫性便失禁の両方の症状があるもの

表2-4 ブリストル便性状スケール

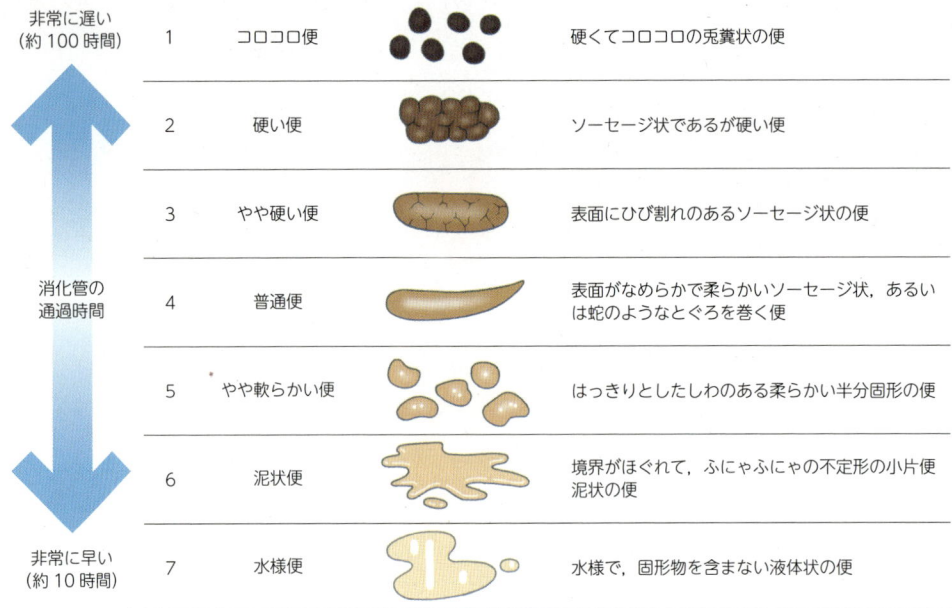

消化管の通過時間				
非常に遅い（約100時間）↑	1	コロコロ便		硬くてコロコロの兎糞状の便
	2	硬い便		ソーセージ状であるが硬い便
	3	やや硬い便		表面にひび割れのあるソーセージ状の便
	4	普通便		表面がなめらかで柔らかいソーセージ状、あるいは蛇のようなとぐろを巻く便
	5	やや軟らかい便		はっきりとしたしわのある柔らかい半分固形の便
	6	泥状便		境界がほぐれて、ふにゃふにゃの不定形の小片便、泥状の便
非常に早い（約10時間）↓	7	水様便		水様で、固形物を含まない液体状の便

Longstreth GF, et al：Functional bowel disorders, *Gastroenterology*, 130(5)：1480-1491, 2006. より引用一部改変

原因を明らかにし，診断，検査の方向性を決めるために重要である。

①排便状態の観察

排便の回数，排便時間，便の性状，便の量，血液や粘液の付着の有無，下剤・浣腸使用の有無，腹部症状，排便に影響する食事摂取の有無などを観察する。

②ブリストル便性状スケール（表2-4）

便の性状を他覚的に評価できる指標である。このスケールを用いることで，患者と医療者の情報共有ができる。

③排便日誌（表2-5）

患者または介護者に記入してもらうことにより，具体的な排便や失禁の状況を把握することができる。また患者自らが記録することにより，自分自身の排便パターンや失禁の原因に気づくこともある。

表2-5 排便日誌の一例

月／日（曜日）	記入例	／（　）	／（　）
排便時間	10 時	時	時
便性状（ブリストルスケール） 　1 コロコロ，2 硬い，3 やや硬 　4 普通，5 やや軟，6 泥状 　7 水様	5　②　茶 「腹痛あり」		
	13 時	時	時
量　①付着　②母指頭大 　　③手掌大　④手掌大2 　　⑤それ以上	3　④　茶		
	15 時	時	時
色　白・茶・黄色・黒 　　血液/粘液付帯　など	19 時	時	時
・ブリストルスケール・量・色を 　上記の指標をもとに記入する	21 時	時	時
腹部の状態 ・張りがあるなど症状があれば記載する			
食事摂取量　朝　主/副	10/10	／	／
昼　主/副	10/7	／	／
夕　主/副	10/7	／	／
間食	せんべい2枚		
水分摂取量	朝　茶　　200mL 昼　茶　　150mL 15時 茶　150mL 夕　茶　　150mL	朝　　mL 昼　　mL 　 夕　　mL	朝　　mL 昼　　mL 　 夕　　mL
排便ケア内容 （下剤・処置）	酸化マグネシウム0.5g×3回 腹部マッサージ・温罨法		

2 「排泄する」機能が障害された状態（表2-6）

　排泄する機能の障害は，直腸がんや膀胱がんなどによって排泄経路の形態そのものの変化によって起こる場合と，脊髄損傷や脳血管障害などで支配神経が障害されることで発生する場合がある。また服用する薬剤の影響や，ストレスなどの心因で生じるものもあるため，日頃より観察を行い，異常の早期発見に努めることが大切である。

1）脊髄損傷による排泄障害

　脊髄損傷者は，膀胱や尿道括約筋，肛門括約筋を支配する神経伝達がうまく行われず，正常な排尿・排便を行うことができなくなる。また障害部位により身体の活動も制限されるため，健康時とは異なる方法での排泄を余儀なくされる場合がある。そのためケアの際には患者の精神面に配慮し，患者個々の状態に応じたケアを心がけることが大切である。

表2-6 排泄する機能の障害の要因

分　類	主な要因
形態の変化	直腸がん・膀胱がん・前立腺がんによるストーマ(消化器,尿路)造設,前立腺肥大,クローン病,潰瘍性大腸炎,過敏性腸症候群,直腸脱　など
支配神経の障害	脊髄損傷,脳血管障害,脳性麻痺,糖尿病　など
薬剤の使用	副交感神経遮断薬,平滑筋抑制薬,βアドレナリン刺激薬,αアドレナリン刺激薬,βアドレナリン遮断薬　など
心因性	ストレス

(1) 排尿管理方法

　膀胱の働きを調節する神経は,仙髄から大脳までの長い経路をたどるため,脊髄損傷者では損傷部位の位置にかかわらず排尿障害を伴う。膀胱に尿を蓄えたり排出したりする機能は,脊髄の排尿中枢で制御されている。この排尿中枢は大脳や脳幹部からの指令によって調節されている。この神経伝達が障害された病態を「神経因性膀胱」といい,発症率が高く,症状も様々である。過活動膀胱として現れる場合は,対処法は薬物療法が主となるが,排出困難の場合は,残尿の程度により間欠導尿や膀胱留置カテーテル,膀胱瘻などが選択される。合併症などを考慮し,可能であれば間欠導尿を第一選択とするが,患者の生活環境によってはその他の手段を選択する場合もある。

①清潔間欠自己導尿 (clean intermittent catheterization : CIC)

　清潔間欠自己導尿は,尿閉の場合,あるいは100mL以上の残尿が存在し,頻尿・尿失禁・尿路感染の発生に関与する場合に適応になる。そのため胸腰髄損傷者にとっては排尿方法の第一選択となり,頸髄損傷者についても残存上肢機能と個人の意思によって選択肢の一つとされる。留置カテーテルと異なり,排尿時のみの挿入であるため尿路感染を起こしにくく,低圧排尿できるため腎機能を維持することができる。また結石の形成も少なく,尿道皮膚瘻を起こさないなどの利点がある(図2-3)。

　両手が使える場合には自己導尿の訓練を行うが,両手が不自由な場合でも,家族など本人に代わって導尿を行える介助者が確保できる場合には,この方法を選択する。

②膀胱留置カテーテル

　経尿道的に膀胱にカテーテルを留置し,持続的に排尿する方法である。また,自己導尿を行っていても夜間多尿による失禁などがある場合には,膀胱過伸展を避ける目的で,夜間のみの間欠式膀胱留置カテーテル(図2-4)を使用する場合もある。

③膀胱瘻

　膀胱瘻は,自己導尿や介助者による導尿が困難な頸髄損傷者にとって有効な方法である(図2-5)。経皮的に膀胱内にカテーテルを留置し持続的に排尿する方法であるため,介助者の負担が軽減され,失禁を防止できる。下腹部から直接膀胱へカテーテルを入れることに抵抗を感じる患者も少なくないが,膀胱瘻は下腹部に固定されるため尿道が温存できること,感染が少ないこと,いつでも膀胱や尿道機能の評価ができることなどがメリットであり,膀胱留置カテーテルに比べるとリスクは少ない方法である。

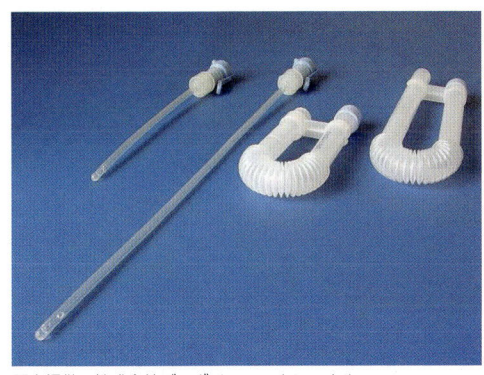

写真提供：株式会社ディヴインターナショナル
図2-3 自己導尿用カテーテル

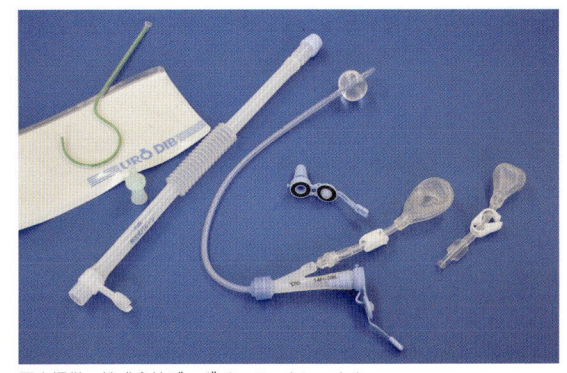

写真提供：株式会社ディヴインターナショナル
図2-4 間欠式膀胱留置カテーテル

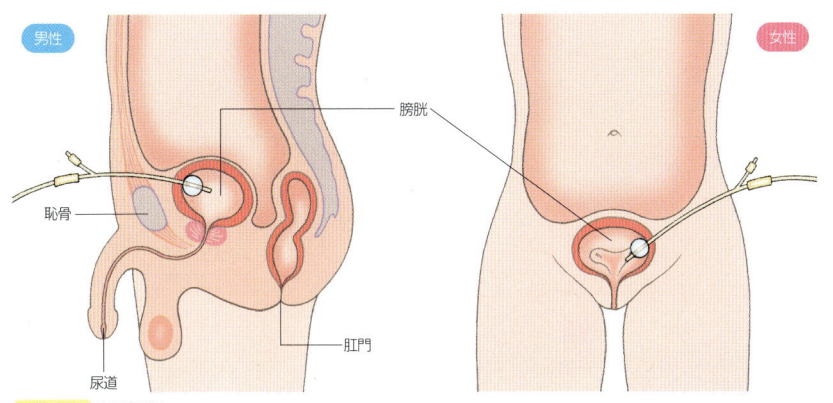

図2-5 膀胱瘻

（2）排便管理方法

　正常な排便活動とは，①直腸に便を貯められること，②「便意」を感じること，③排便準備ができるまで便を漏らさず我慢できること，④意識的に排便ができることで可能になるが，脊髄損傷者の場合，このいずれかが障害されていることが多い。また表2-7に示すとおり，排便障害を悪化させている要因もあるため，排便障害への対策がより複雑になり，また難しいものになっている。

　脊髄損傷者の排便管理は，①できるだけ有効で簡単な排便法を確立すること，②定期的に直腸を空にして失禁を防ぐこと，③合併症を防ぐことを目的として行う。そのためには，正確な神経学的な診断に基づき，病態に適合した排便法・薬物療法・食事療法がとられて排便を容易にすること，チームアプローチによって身体能力・自立度を向上させること，排便時間・スケジュールを設定し，入院生活の間に社会復帰後に実施できる排便方法を確立することが必要となる。

　脊髄損傷者の排便障害は，直腸と肛門の協調不全によると考えられる。末梢神経の鈍麻や血流量の低下などのため腸蠕動が微弱になり便の通過が悪くなると，便が直腸まで達するのに時間がかかり，その間に水分が吸収され便が硬くなり排出しにくくなる。また脊髄損傷者は，便が直腸まで下降して直腸内圧が上がっても，その感覚が便意ではなく，血圧の上昇，頭痛や顔のほてり，腹部の違和感や発汗などで表現されることが多い（代償便意）。

表2-7 脊髄障害者の排便障害の症状と原因

症　状				主な原因
便秘				
器質性便秘				直腸・肛門脱，痔，嵌入便
機能性便秘	一過性便秘			
	習慣性便秘	弛緩性便秘		結腸蠕動運動の低下
		痙攣性便秘		結腸蠕動運動の過剰
		直腸性便秘		「便意」の低下
薬剤性便秘				筋弛緩薬・止痢薬　など
失禁				
機能性失禁				肛門括約筋の収縮力低下
薬剤性失禁				緩下薬・抗コリン薬　など
下痢				
下痢				
異常知覚や知覚過敏				
疼痛				
違和感				
排便時の血圧の変動				自律神経調整能力の低下や自律神経過反射
痔				排便時間延長によるうっ血
				下腹部の循環障害
イレウス				廃用性症候群
ガス腹				ガス発生菌の腸内増殖
肛門出血				不適切な摘便

住田幹男・田中宏太佳・陳高明・他編：脊損慢性期マネジメントガイド，NPO法人せきずい基金，2010，p.44．より引用

これは自律神経の過緊張によって生じると考えられている。そのため，患者のこれらの状態や排泄状況のアセスメントをていねいに行い，ケアに活かすことが大切である。

①食事と排便習慣

　排便のコントロールをするためには，まず日常生活を見直すことである。そのなかでも，食事は排便に大きく関与するため，表2-8にあるような排便を促す食品を摂取することも大切である。食物繊維の摂取や発酵食品，乳酸菌飲料などを取り入れ，腸内環境を整えることにより，排便コントロールもしやすくなる。

　また食事を摂取した後は，消化管に刺激が伝わり排便反射が誘発されやすくなるため，食後はからだを起こしてトイレに座る習慣をつける。トイレに座ることにより肛門と直腸の

表2-8 排便を促進するといわれている食品

役　割	食　品	具体例
便を軟らかくする	水溶性食物繊維	海藻類，こんにゃく，オクラ，バナナ，リンゴなど
便の量を増やし，形をつくる	不溶性食物繊維	たけのこ，ごぼう，豆類，イモ類，きのこ類，玄米，ブランなど
腸内の善玉菌を増やす	発酵食品，乳酸菌含有の食品や飲料	ヨーグルト，納豆，キムチ，チーズ，オリゴ糖など
腸蠕動運動を促す	香辛料，香味野菜など	唐辛子，ガーリック，オリーブオイル，タマネギ，サツマイモ，プルーンなど
便を出しやすくする	油類	オリーブオイルなど

表2-9 主な緩下薬の種類と作用発現時間

分類			薬剤名	作用発現時間
刺激性緩下薬	小腸刺激性緩下薬		ヒマシ油	2～6時間
	大腸刺激性緩下薬	腸を刺激して蠕動運動を促進する	プルゼニド	6～10時間
			アローゼン	〃
			ダイオウ	〃
			コーラック錠	6～11時間
			ラキソベロン	7～12時間
			ラキサトール	〃
			パントシン錠	不明
浸透圧性緩下薬	塩類緩下薬	便を柔らかくする	酸化マグネシウム 水酸化マグネシウム クエン酸マグネシウム 硫酸マグネシウム	8～10時間
	糖類緩下薬		モニラック	4～24時間
			D-ソルビトール	0.5～3時間
	膨張性緩下薬	便の量を増やす	バルコーゼ	12～24時間
	浸潤性緩下薬		強力バルコゾル	1～3日
その他	注射		プロスタルモンF注	不明
	坐薬	主に直腸で働く	新レシカルボン坐剤 テルミンソフト薬	5～60分
	浣腸	即効性がある 主に直腸で働く	50％グリセリン浣腸 1％石けん浣腸	15～60分 2～15分

角度（直腸肛門角）が広がるため，より排便しやすくなり，一定のリズムをつけることによって排便習慣が確立される。

②**薬物療法**

排便コントロールを目的として，緩下薬（表2-9）が利用されている。しかし，不適切な使い方により失禁を助長する場合もあるため，各製剤の特徴を理解して使用することが大切である。

内服薬を服用する際には，期待する効果を確認し，作用発現時間を考慮して服用することが大切である。服用量や作用時間には個人差があるため，排便日誌を活用し，失禁など起こすことのないよう適切な量を調整していく。

坐薬や浣腸は主に直腸に働き，内服薬より即効性がある。しかし直腸近くまで便が下降していない場合には効果が期待できない。そのため内服薬と併用し，調整しながら使用していく。

③**摘　　便**

脊髄損傷者では，便が直腸に停滞しうまく排出されない排便障害パターンが多くみられる。特に硬く大きい便が肛門に蓋をしているような場合（嵌入便）は，摘便が必要になる。

摘便は，手袋をした指に潤滑剤を塗って肛門から指を直腸内に挿入して便を掻き出す方法である。患者自らが行う場合，知覚の乏しい部位でもあるため，直腸粘膜や肛門周囲皮

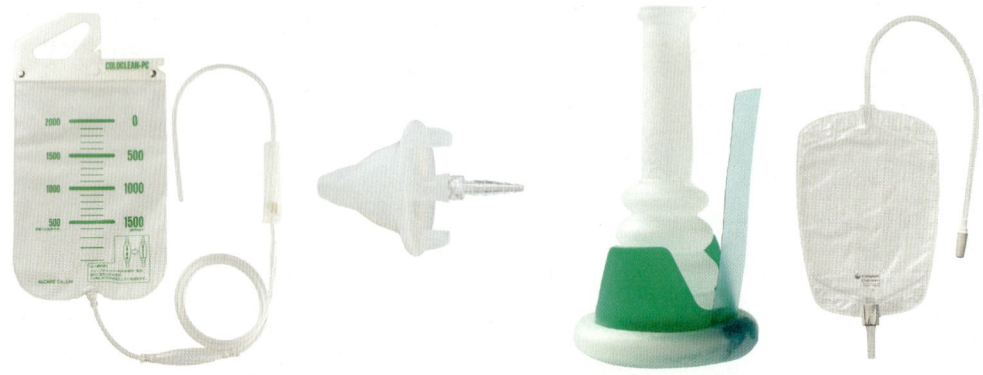

写真提供：アルケア株式会社
図2-6　洗浄液バッグと2段式ストッパー

写真提供：コロプラスト株式会社
図2-7　コンドーム型収尿器とレッグバッグ

膚を損傷することがある。そのため出血の有無など観察することが必要である。また，ケア導入に際しては患者の精神面に配慮し，無理のない範囲で患者が受け入れられるよう支援していく。失禁を心配して，不必要に便を確認する行為は痔核の発生にもつながるため，緩下薬の服用時間や摘便時間などのタイミングを見計らって，できるかぎり体位を整えて，残便なく一度にきちんと排出させることを説明する。

④洗　　腸

肛門から微温湯を注入し，排便反射を誘発する方法である。1回に100～200mLの少ない量を何回か繰り返し注入し，直腸肛門内部にある便を排出する方法と，1回に600～800mL程度を注入し，左半結腸以下の便を排出する方法がある。緩下薬により排便誘導は行えるが，肛門括約筋の弛緩により便性が緩くなり失禁してしまう場合や腸蠕動の低下に伴う便秘の場合などに適している。実施に際しては，本人または介助者が洗腸に要する1時間程度の座位姿勢が保てるなどの条件はあるが，患者の日常生活に合わせたコントロールが可能となる方法である（図2-6）。

2）脳血管障害による排泄障害

脳血管障害では，脳幹部の橋より上部の中枢が障害されることにより，膀胱や尿道括約筋，肛門括約筋などを意識的にコントロールすることが困難になり，正常な排尿・排便を行うことができなくなる。身体の麻痺により，トイレまでの歩行やズボン，下着の上げおろしなど，排泄にかかわる動作が困難になることや，高次脳機能障害による失認などのため，尿意や便意が乏しくなることやトイレを認識できなくなることがある。そのため適切な排泄に導いていけるように患者の言動に注意し，状態をよく観察しケアしていくことが大切である。

（1）排尿管理方法

脳血管障害患者の多くは，回復期に，排尿反射（膀胱が収縮するときに尿道括約筋が弛緩）はあるものの，随意にコントロールすることが難しくなる蓄尿障害症状が起こる。最も多い病態は排尿筋の不随意収縮であり，尿道機能の低下もみられる。

症状の多くは頻尿，切迫性尿失禁であるが，前立腺肥大や糖尿病を合併している患者な

表2-10 排尿障害の治療薬

			商品名
排出障害に対する治療薬	膀胱排尿筋に作用する薬剤	・コリン作動薬 ・コリンエステラーゼ阻害薬	ベサコリン ウブレチド
	尿道平滑筋に作用する薬剤	・$α_1$遮断薬	ミニプレス，バソメット，ハイトラシン，ハルナールD，エブランチル，フリバス，ユリーフ
	その他の作用機序の薬剤	・抗男性ホルモン剤 （前立腺肥大症治療薬）	プロスタール，パーセリン，デポスタット
蓄尿障害に対する治療薬	排尿筋に作用する薬剤	・頻尿・尿失禁治療薬 （抗コリン作用および平滑筋直接作用） ・（三環系）抗うつ薬	バップフォー，ポラキス，ブラダロン，プロ・バンサイン，デトルシトール，ベシケア，ウリトス・ステーブラ トフラニール，トリプタノール
	横紋筋性括約筋収縮作用薬		スピロペント
	交感神経β3受容体刺激薬		ベタニス

どでは排尿筋低活動を伴うことがある。頻尿や尿失禁は日常生活やリハビリテーションの妨げになるため，QOLの面からも改善が求められる。

①薬物療法（表2-10）

蓄尿障害に対しては，膀胱の不随意な収縮を抑制する抗コリン薬を使用する。抗コリン薬の主な副作用は口渇，便秘，排尿困難であり，残尿傾向のある患者には注意が必要である。排尿日誌などで排泄状況を観察し，残尿を認める場合には，$α_1$受容体遮断薬から始めて抗コリン薬の追加を検討する。また，脳血管障害に対して処方された薬剤が排尿に影響を与えている可能性にも注意を払う必要がある。感冒薬，抗うつ薬，パーキンソン病治療薬，抗不整脈薬などの薬剤は，一般に排尿が困難となることが多い。

②清潔間欠自己導尿（clean intermittent catherterization：CIC）

脳血管障害患者では，薬物療法により自力排尿を促すことが優先されるが，それでも残尿が100mL以上ある場合や上肢の機能が十分な患者の場合には自己導尿が適応となる。定期的に尿を排出するというより，1日に数回，自力排尿した後に行い，残尿を減らし尿路感染を防ぐことを目的とする。

③収尿器の使用

頻尿や尿失禁の対応として，使い捨て陰茎装着型の収尿器（図2-7）を用いる方法がある。レッグバッグや導尿バッグを接続し，適切に装着されれば，夜間の睡眠を妨げず，おむつ交換など介助者の負担軽減にもなる。しかし，患者の麻痺の状態によっては装着が困難で，介助者の支援が必要な場合もある。適応については泌尿器科の医師に相談する。

（2）排便管理方法

排泄動作には，尿意や便意を感じることから始まり，トイレを認識し，移乗し，衣類を脱ぎ着し，陰部の清拭をするなどが組み合わされており，麻痺による肢体不自由や高次脳機能障害のある脳血管障害患者には難易度の高い動作である。排泄動作のなかの何に問題

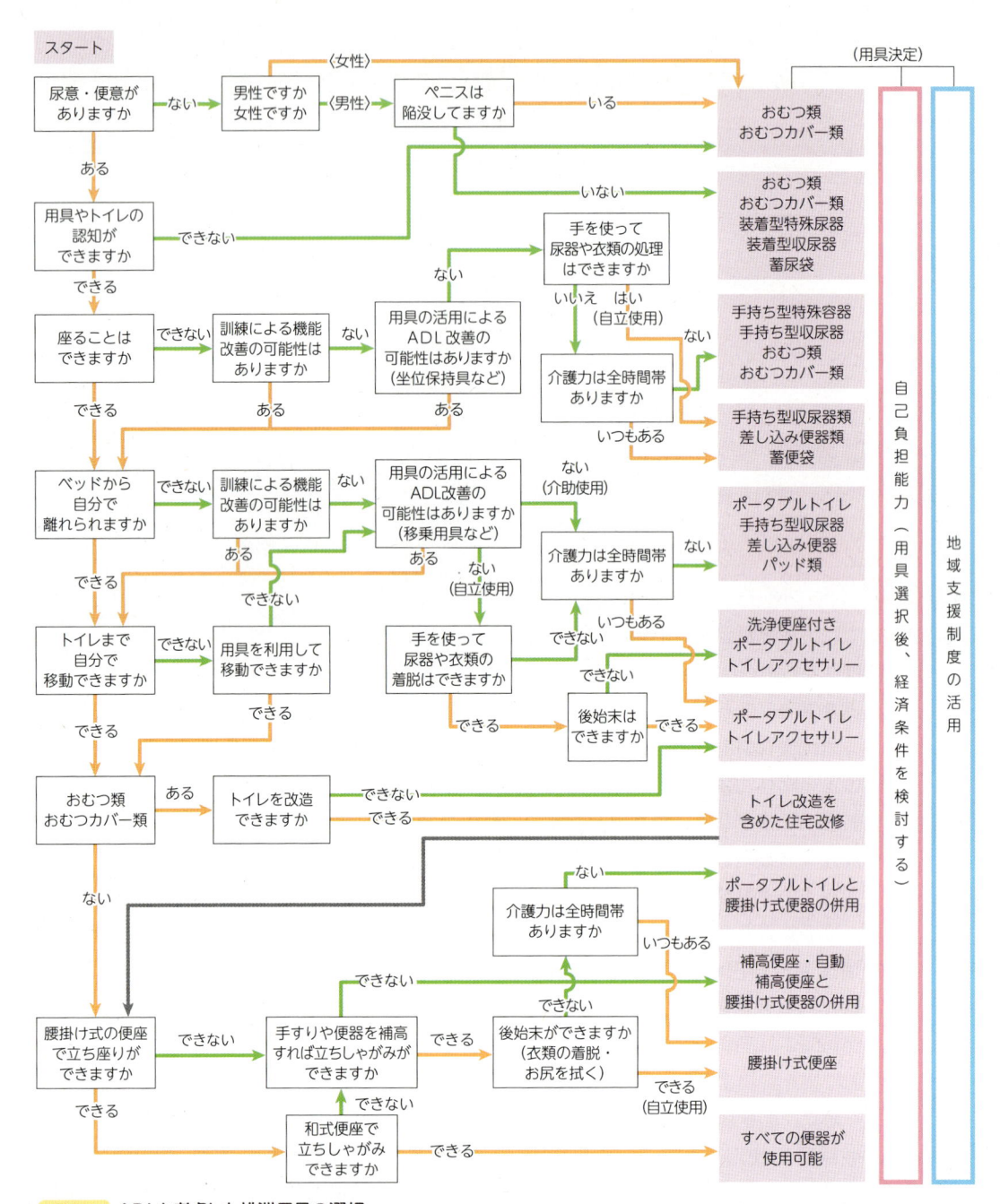

図2-8 ADLを考慮した排泄用具の選択

牧野美奈子:よくわかる 排泄障害に強くなる! ⑪ コンチネンスのための用具,月刊ナーシング,27(2):74-79,2007.より引用

があるのか,患者の行動を観察し自力排便が促されるよう必要なケアを提供していく。

①排便習慣の確立

　定期的な排便習慣を確立するために,毎日決まった時間にゆっくり排便できる環境を整えることが大切である。排便のタイミングを失わないためには,胃結腸反射を利用し食後に行うのがよい。脳血管障害患者の場合,摂食嚥下障害などから水分摂取量が少なくなる

場合が多いため，とろみ剤などを用いて少量ずつでも摂取できるよう促す。また麻痺による肢体不自由がある場合，活動量も低下するため，積極的に活動するよう促し，腸蠕動を活発化させ排便を促す。

また排便の際は，下記のようにいくつかの排便誘発法を取り入れることもよいとされている。

- 腹部マッサージ：腹部全体を右から左へ「の」の字を書くようにマッサージする
- 手圧：左下腹部を下に向かって押す
- 直腸刺激：直腸の背部側を，輪を描くようにマッサージしたり，トイレの温水洗浄装置で刺激したりする

②環境調整

脳血管障害患者では，排泄を随意にコントロールすることができずに失禁してしまうことがある。さらに失禁してもそれをうまく表現できない場合もある。そのため，図2-8のチャートなどを用いて尿意・便意の有無や麻痺の程度，介助者の有無などを考慮し，患者に合った排泄用具を選択し，患者の尊厳が守られるような援助を行う。

看護技術の実際

A 排尿のコントロール方法：清潔間欠自己導尿（CIC）

- ●目　的：尿道から膀胱へカテーテルを挿入して，一時的に尿を体外へ排出させる
- ●適　応：（1）自力排尿のままでは尿排出が不十分なために，膀胱壁の過伸展や尿路感染症をきたすリスクがある患者
　　　　　（2）尿失禁や自律神経過緊張反射をコントロールできない患者
- ●使用物品：自己導尿用カテーテルまたはネラトンカテーテル，尿器，消毒薬，潤滑剤，ディスポーザブル手袋，マスク，ビニールエプロン，バスタオル

	方　法	留意点と根拠
1	物品をそろえ，患者に説明する 患者のもとに必要物品を運び，導尿の目的を説明する	
2	看護師の感染予防対策を行う 手袋，エプロン，マスクを装着する	
3	実施環境と患者の体位を整える カーテンやスクリーンなどで仕切り，適切な体位をとる	●不必要な露出を避け，患者の羞恥心に配慮して環境を整える ●麻痺や関節拘縮を考慮して体位を整える ●患者自らが行う場合は，尿道口が見えるようにベッドの高さを調節する ●女性の場合には，腟を自分の指で確認しながら尿道口の位置を把握するように指導する
4	患者の状態を確認する 腹部膨満感，腹部の張り，血圧の上昇の有無，尿失禁の有無と程度などを観察する	●脊髄損傷者では，膀胱の充満が影響し自律神経過反射による血圧の上昇，発汗などの症状が起きる場合があるため，観察の際に留意する

	方法	留意点と根拠
5	カテーテルの準備をする ・自己導尿用カテーテルを取り出しやすいよう準備する ・ネラトンカテーテルを使用する場合には，カテーテルの袋を開き，潤滑剤を少量注いでおく	●自己導尿用カテーテルを使用する際は，カテーテルはすでに潤滑剤の中にあるため，そのまま使用する
6	尿道口周囲を消毒する ・男性患者：尿道口周囲から下方向へ，らせんを描くように消毒する ・女性患者：陰唇を開き，尿道口を露出させ，前面から背面方向へ消毒する	●導尿前の清浄操作は，外尿道口に付着した陰毛などの異物を混入させないためにも有効である（➡❶） ❶陰毛が膀胱内に入ることにより，これを核にした膀胱結石（陰毛結石）をきたしやすいことが報告されている❶❷❸
7	カテーテルを尿道口から挿入する ・男性患者：陰茎を腹壁に対して垂直にして軽く保持し，尿道口から20cm程度挿入し，途中で抵抗を感じる部位（尿道球部）まで挿入したらいったん陰茎を前傾させて進める（➡❸） ・女性患者：小陰唇が閉じないように保持したまま，利き手でカテーテルを持ち，4〜6cm程度挿入する	●カテーテルを挿入する際，口呼吸を促す（➡❷） ❷口呼吸は腹部や肛門部の緊張を和らげるので，カテーテルがスムーズに挿入できる ●尿道口から内部は無菌状態であるため，清潔不潔の区別をしっかり行う ❸解剖学的に尿道が屈曲しているため，前立腺部位で挿入が妨げられる ●途中で挿入が困難な場合は尿道狭窄，男性の場合はさらに前立腺肥大も考えられるため，細いカテーテルに替えて試みる。それでも不可能な場合は医師に報告する ●患者が行う場合には，カテーテルが汚染されないようにカテーテルを輪にして持つと行いやすい
8	尿を排出させる 1）カテーテルの先を尿器の中に入れ，導尿用カテーテルのキャップをはずし，尿を排出させる 2）尿の流出が確認できたら，陰茎や陰唇を保持している手を離す。カテーテル自体は抜けないように保持しておく 3）排出が減ってきたら恥骨上部を軽く圧迫し膀胱内の尿をすべて排出させる	●尿の排出時に，尿器内の尿と尿器にカテーテルが触れないようにする（➡❹） ❹上行性の感染を予防する
9	カテーテルを抜く 尿が流出しないことを確認してから，カテーテルを静かに回しながら抜く（➡❺）	❺カテーテルを静かに回すことでカテーテル抜去の抵抗が少なくなり，残尿を収尿しやすくなる
10	尿を観察し，患者を元どおりに整える 尿の量と性状を観察し，患者の体位を戻し，寝衣を整える	
11	患者および排泄物の確認と後片づけを行う 1）排尿後の患者の状態，排泄物の確認をする 2）患者の衣服を整えて，物品の片づけと環境整備を行う	●患者の腹部の膨満感や張りが軽減しているか，血圧が正常値であるかなどを確認する

❶Solomon MH, Koff SA, Diokno AC : Intermittent catheterization practices following spinal cord injury : a national survey. Can J Urol, 15:4065-4071, 2008.
❷Amendola MA, Sonda LP, Diokno AC, et al : Bladder calculi complicating intermittent clean catheterization. AJR Am J Roentgenol, 141 : 751-753, 1983.
❸Lee HJ, Kim SH : Characteristic plain radiographic and intravenous urographic findings of bladder calculi formed over a hair nidus—a case report. Korean J Radiol, 2 : 61-62, 2001.

B 排便のコントロール方法：浣腸（または坐薬）

● 目　　的：肛門から薬液（または坐薬）を注入し，蠕動運動を起こして排便を促す
● 適　　応：直腸内部に便はあるが，腹圧をかけて自力での排便が困難な患者
● 使用物品：ディスポーザブルタイプの50％グリセリン浣腸液（容量については医師の指示に従う）または坐薬，潤滑剤（オリーブ油，ワセリンなど），トイレットペーパー，必要に応じて

ポータブルトイレ，便器，陰部洗浄物品，ディスポーザブル手袋，マスク，ビニールエプロン，バスタオル

	方　法	留意点と根拠
1	**物品を準備する** 使用物品をそろえ，温湯に浣腸液を入れ，体温程度に温める（→❶）	❶直腸温は約37.5℃であり，それよりやや高めの温度にしたほうが直腸壁を刺激し腸蠕動運動が促される❶ ● 浣腸液が高温になると腸粘膜の炎症を起こすリスクがあり，低温では腸の毛細血管の収縮により血圧上昇・悪寒・腹痛を起こすリスクがあるため，適温になるよう注意する
2	**患者の状態を確認する** 腹部膨満感，腹部の張り，血圧の上昇の有無を確認する。また便失禁の有無を確認するとともに，直腸内の便の貯留を用手的に観察する	● 脊髄損傷者では，大腸の充満が影響し自律神経過反射による血圧の上昇，頭痛や発汗などの症状が起きる場合があるため，観察の際に留意する ● 直腸内に便が触れる場合には，事前に取り除いておくことにより，その後の処置が行いやすい
3	**患者に説明し，トイレを確保する** 患者に浣腸の目的や方法・注意点などを説明し，排泄する場所を確保しておく。	● 事前にトイレを確保し，トイレでの排泄が困難な場合はベッドサイドにポータブルトイレや便器を準備し，すぐ排泄できるように準備しておく
4	**看護師の感染予防対策を行う** 手袋，エプロン，マスクを装着する	
5	**患者の準備をする** カーテンやスクリーンで仕切り，環境を整える [浣腸を行う場合] ベッド上で実施する。患者の体位を左側臥位の屈膝位にする（→❷）。殿部の下には処置用シーツを敷き，必要物品を処置のしやすい位置に配置する [坐薬を挿入する場合（便座やポータブルトイレを使用する場合）] ・患者自らが移動できない場合，2人で介助し立位を保持した状態で下着をおろして便座に移動する ・患者自らが移動できる場合には，便座に移動した後に下着をおろす	● 不必要な肌の露出を避け，患者の羞恥心に配慮する ❷浣腸液を腸内に流れやすくするため（直腸→S状結腸→下行結腸），直腸の構造から左側臥位とし膝を曲げる姿勢をとる❷ ● トイレで浣腸を行うと，浣腸液が直腸に保留できずに流出して，排便刺激の作用が果たせない。また直腸粘膜を傷つけてしまうことがあるので，トイレに座った状態での浣腸は避ける
6	**チューブを挿入し，浣腸液を注入する** [浣腸を行う場合] 1）チューブの目盛りを目安とし，ストッパーをスライドさせ挿入の長さを合わせておく。成人は5～6cm（→❸❹），小児は2～4cm，乳児は2～3cm程度とする 2）チューブの先端に潤滑剤を塗布する 3）患者にゆっくり口呼吸するよう声かけしながら（→❺），チューブを肛門から腸管に沿うように挿入し，浣腸液をゆっくり注入する（→❻❼） [坐薬を挿入する場合] 坐薬に潤滑剤を塗布し，口呼吸を促しながら肛門に4cm以上深く挿入し，2～3分押さえる（→❽）	● 十分に浣腸液を腸内に注入できるよう，チューブの先端を上向きにして容器内の空気を抜いておく ❸成人の場合，チューブ挿入が5cm以下であると肛門管内に浣腸液が注入されて，肛門括約筋を刺激し便意が早く起こってしまうため注意が必要である ❹肛門縁から5cm以上の深さに挿入した場合，S状結腸への移行部の損傷や直腸穿孔などの有害事象を起こすリスクがあるため，感覚麻痺のある患者に対しては注意が必要である❸ ● 注入中は患者の状態変化に注意し，腹痛など異常が認められた場合は中止し，バイタルサインを測定する ❺口呼吸をすると肛門括約筋が緩み，腹圧もかからず，カテーテルを挿入しやすい ❻注入速度が速すぎると排便反射が起こり，遅すぎると我慢できず，薬液だけが排出してしまう ❼浣腸液の注入速度は，50mL当たり15秒，100mL当たり30秒を目安とし注入する ❽肛門括約筋の収縮で坐薬が肛門から押し出されてしまうことのないよう，内肛門括約筋より奥に坐薬を挿入する

方　法	留意点と根拠
7　カテーテルを抜く 　1) 直腸粘膜の損傷を避けるため，静かにカテーテルを抜く 　2) 肛門部をトイレットペーパーで約3～5分圧迫し浣腸液の漏れを防ぐ 　3) 便意を感じたら排泄するように患者に説明し，協力を得る	● 腹部をマッサージすると腸蠕動運動が亢進し排便しやすくなる ● 患者には，必要以上に我慢する必要はないことを説明する（➡❾） ❾ 3分程度では便は軟化せず，我慢させることの根拠が明確ではない❹ため，我慢を強要することは患者にとって苦痛であることを理解し，いつでも排泄できる環境で実施する
8　必要時，摘便を行う 　排便の量と本人の自覚症状などから，必要があれば，摘便を行う	● 直腸内に排便されず残っている便がないかを確認する。その際，指に潤滑剤をつけ，粘膜を損傷しないよう配慮する ● 患者が行う場合には，感覚麻痺があるために腸管内を損傷することがある。必要以上に肛門や直腸内を擦らないよう指導し，出血の有無を確認する
9　患者および排泄物の確認と後片づけを行う 　1) 排便後の患者の状態と排泄物の確認をする 　2) 患者の衣服を整えて，物品の片づけと環境整備を行う	● 多量の排便により迷走神経反射を起こし，血圧変動・気分不快などが生じる場合がある。特に頸髄を損傷している場合などはその影響が大きいため，患者の状態変化に留意する ● 排泄物の量や性状は，ブリストル便状スケールを用いて記録する

❶武田利明・吉田みつ子・田代マツコ・他：グリセリン浣腸の安全性について考える－浣腸実施後の直腸粘膜の変化に着目して，日本看護技術学会誌，10(1)：73-75，2011．
❷香春知永・大久保暢子・小板橋喜久代・他：臨床およびテキストからみたグリセリン浣腸の実施方法の現状と課題，日本看護技術学会誌，6(2)：34-44，2007．
❸栗田愛・佐藤好恵・篠崎惠美子・他：グリセリン浣腸による損傷部位や有害事象についての文献検討，日本看護技術学会誌，9(2)：57-73，2010．
❹武田利明・及川正広・小山奈都子：グリセリン浣腸の作用に関する実証的研究，岩手県立大学看護学部紀要，12：95-100，2010．

文　献

1) 落合芙美子監，粟生田友子編：リハビリテーション看護〈新体系看護学全書　別巻〉，第2版，メヂカルフレンド社，2015，p.210-218．
2) Longstreth GF et al：Functional bowel disorders. *Gastroenterology*，130(5)：1480-1491，2006．
3) 日本排尿機能学会・日本脊髄障害医学会・脊髄損傷における排尿障害の診療ガイドライン作成委員会編：脊髄損傷における排尿障害の診療ガイドライン；RichHill Medical，2011．
4) 今丸満美：よくわかる 排泄障害に強くなる！10 "障がい"をもつ患者の排泄ケア-認知症，脊髄損傷，月刊ナーシング，27(1)：52-57，2007．
5) 德弘昭博：脊髄損傷，総合リハビリテーション，28(10)：919，2000．
6) 室岡陽子・藤縄直人：脊髄損傷者における洗腸法による排便管理，日本脊髄障害医学会誌，25(1)：74-75，2012．
7) 住田幹男・田中宏太佳・陳隆明・他編：脊損慢性期マネジメントガイド，NPO法人日本せきずい基金，2010，p.27-32，43-48．
8) 吉田みつ子・本庄恵子監：写真でわかる 基礎看護技術，インターメディカ，2012．

3 「動く」機能の障害と援助技術

学習目標
- 「動く」機能をつかさどる器官と，動きが起こるまでのメカニズムを理解する。
- 「動く」機能に障害をもたらす疾患と，それらの病態を理解する。
- 廃用症候群，誤用症候群，過用症候群の原因と予防策を理解する。
- 「動く」機能に障害のある患者への援助の基本と，対象の状態に応じた援助方法を理解する。

1 運動および運動調整のメカニズムとその障害

　動くことは，運動の指令を出す神経系，身体を支える骨格，動きをつくる筋の収縮によって行われる。運動には随意運動と脊髄反射がある。随意運動は意図的な動きであり，脊髄反射は末梢で受容した刺激が本人の意図とは関係なく脊髄内の神経回路を介して定型的な運動を起こすものである。

　随意運動を行うための経路としては，四肢の運動指令を伝える皮質脊髄路（錐体路）（図3-1）と顔面の運動指令を伝える皮質延髄路がある。大脳皮質の運動野から発せられた指令は，これらの経路を通って脳幹（中脳，橋，延髄）や脊髄に送られる（これらの経路の細胞すなわち錐体路細胞を上位運動ニューロンとよぶ）。次いで，指令は脊髄の運動ニューロン（下位運動ニューロン）を経て骨格筋に至り，運動が行われる。

　なお，皮質脊髄路（錐体路）は延髄で，皮質延髄路は脳幹内で，神経線維が反対側に移動する（錐体交叉）。そのため，大脳皮質からこれらの交叉部位までの上位運動ニューロンに障害が生じた場合，障害部位の反対側に運動麻痺が出現する。大脳基底核（図3-2）は，大脳皮質運動野と連携して筋緊張や運動を調整し，運動を円滑なものにする役割をもっている。

2 「動く」機能が障害された状態

1）形態の変化

　形態の変化が生じる原因は以下のとおりである。

（1）疾患・外傷による四肢の喪失

　四肢の喪失の原因としては，交通事故や労働災害による外傷の割合は徐々に減少し，近年は糖尿病や動脈硬化症などの生活習慣病を基礎疾患とする末梢循環障害の割合が最多と

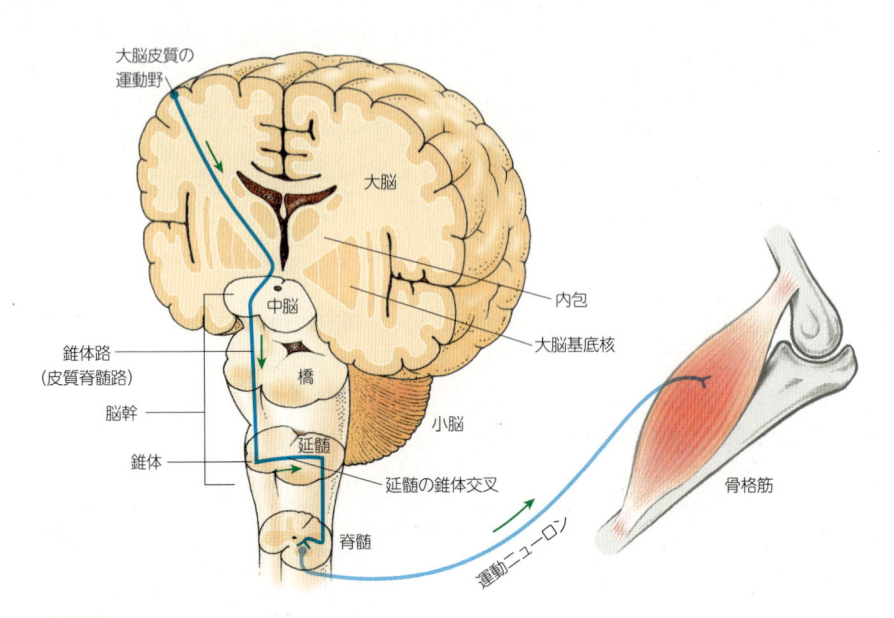

図3-1 皮質脊髄路（錐体路）
※皮質脊髄路と皮質延髄路の総称として，錐体路とよぶこともある

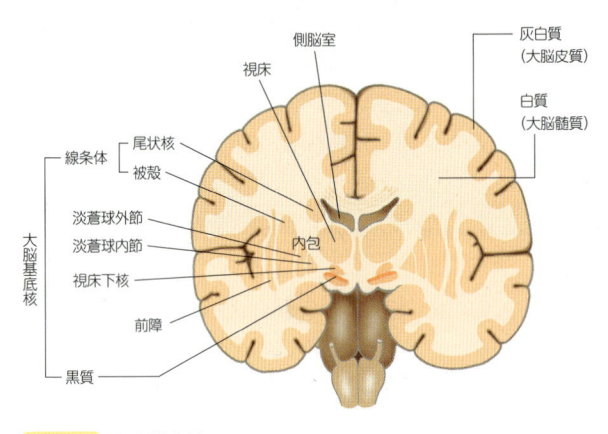

図3-2 大脳基底核

なっている。一般に，下腿切断患者では膝関節機能が温存されるため，義足による歩行の自立の可能性は高い。一方で，膝上での切断の場合は義足による歩行獲得は困難であり，「動く」機能が障害されやすい。また，下肢切断患者は様々な原因により断端部に疼痛が生じることが多く，これらも歩行の自立を阻害する（表3-1）。

四肢切断による「動く」機能の障害は，起居動作にも生じる。起き上がり時には，体幹や上肢の支持で補っていくことが必要となる。

（2）疾患・外傷による関節の変形

関節リウマチでは症状が進行すると関節が破壊され，関節の変形や可動域制限をきたす。これらの症状により，上肢は手指の巧緻性が低下し，更衣や食事動作，家事労働などの手指を使う活動に支障をきたす。また，下肢の関節の破壊が進行し，疼痛や関節可動域制限が生じると，歩行をはじめとする移動動作に著しい障害をきたす。発熱や貧血による全身

表3-1 下肢切断患者の断端部の疼痛の主な原因

原因	特徴
幻肢痛	切断され失われた部位に感じる痛み。経過とともに軽減していく場合が多いが，残存することもある
神経腫	断端面から腫瘤が触れる場合，その部位に触れると電気が走るような疼痛（チネル徴候）が認められる。術後数か月経過してから出現し，徐々に症状が増悪する
義足ソケットの圧迫による皮膚トラブル	断端面の変色やびらん形成，創傷により疼痛が生じる。特に糖尿病を基礎疾患にもつ患者は易感染状態にあるため発生の危険性が高い
仮骨形成	切断した骨断端から仮骨が形成され，義足ソケットに当たると疼痛を感じる

倦怠感を伴うことも，活動性低下の要因となる。

また，Ⅱ度深部熱傷以上の深い熱傷に対して適切な治療がなされなかった場合，肥厚性瘢痕が生じやすい。その結果，皮膚伸展障害により関節運動に支障をきたすことがあり，このような状態を瘢痕拘縮という。瘢痕が屈側にできれば伸展拘縮，伸側にできれば屈曲拘縮となる。

2）運動神経の障害
（1）中枢性運動麻痺

大脳皮質運動野から上位運動ニューロンまでの経路での障害により生じる運動麻痺を中枢性運動麻痺という。その症状は障害部位により異なる（表3-2）。中枢性運動麻痺の主な原因として脳血管障害がある。脳血管障害は虚血性と出血性に大別される。

①虚血性脳血管障害

臨床分類として，アテローム動脈硬化によるアテローム血栓型脳梗塞，穿通枝（脳の細い動脈）の閉塞であるラクナ梗塞，心臓内の血栓が脳の血管に流れて詰まる心原性脳塞栓症の3つに分けられる。梗塞部位や梗塞の大きさにより様々な麻痺症状が生じる。

②出血性脳血管障害

高血圧性脳内出血では，出血部位に依拠した麻痺を呈する。くも膜下出血では，麻痺などの局所神経症状は認められないことが多いが，出血量が多い場合には錐体路が損傷を受け，中枢性運動麻痺を呈することがある。また，くも膜下出血後2週間以内に多く発症する脳血管攣縮により脳梗塞が起こると，梗塞部位によっては運動麻痺が生じる。

なお，脳血管障害では，上位運動ニューロンの損傷による中枢性運動麻痺が生じることだけでなく，中枢性麻痺の回復過程（表3-3）で麻痺肢の筋緊張が高まる（痙性が強くなる）ことによる関節拘縮の発生や，筋収縮が少ない状態に置かれることによる廃用性の筋萎縮も，動きを阻害する要因となる。

③脳性麻痺

脳性麻痺では，脳の発生異常や胎児期から周産期にかけての脳障害（低酸素，脳出血，感染などが原因）によって，非進行性の運動障害が認められる。その症状は脳病変の部位により異なり，下記のように分類される。

痙直型：上位運動ニューロンを病変部位とし，筋緊張の亢進が認められる。痙性の分布により，四肢麻痺（呼吸機能や摂食機能なども含めた全身の障害），片麻痺，両麻痺（四肢の

表3-2 中枢神経麻痺の種類

麻痺の種類	単麻痺	片麻痺	交代性片麻痺	対麻痺	四肢麻痺
症状	左右の上下肢のうち1肢のみの運動麻痺	障害部位と反対側の上下肢および顔面の運動麻痺	障害部位と反対側の上下肢の運動麻痺と、障害部位と同側の顔面の麻痺	両下肢の運動麻痺	両上下肢の運動麻痺
運動麻痺の原因となる障害部位	脳皮質運動野のきわめて限局した部位での障害で生じる	大脳皮質運動野から中脳手前までの部位での障害で生じる	中脳から延髄までの部位での障害で生じる	胸髄や腰髄レベルでの両側の障害で生じる	頸髄レベルでの両側の障害、脳幹部や両側大脳皮質の広範な障害に伴い生じる（上の図は頸髄レベルでの障害による四肢麻痺）

表3-3 中枢性運動麻痺の回復過程

随意運動なし　筋緊張なし(弛緩性麻痺)
↓
随意運動または共同運動がわずかに出現
(共同運動とは，1肢の各関節が別々の運動をすることができず，常に一定の運動パターンをとること)
↓
随意的な共同運動が行える。痙性が強くなる
↓
痙性が低下しはじめ，1肢の各関節の分離運動が部分的にできるようになる
↓
分離運動がさらに可能となり，痙性もさらに低下
↓
分離運動が自由に行える。痙性はほとんど消失

※中枢性運動麻痺の程度により，どこまで回復するかは異なる

障害であるが，下肢は上肢よりも障害が重度)が生じる。
　アテトーゼ型：大脳基底核を病変部位とし，筋緊張不安定による姿勢保持の困難や不随意運動が認められ，安定した動きの遂行が障害される。

（2）脊髄損傷
　脊髄損傷は，外力による脊椎の骨折・脱臼のために，脊髄が損傷を受けた状態であり，損傷部位以下の神経機能に不可逆的な障害が生じる。

①完全麻痺と不全麻痺
　四肢体幹および肛門周囲も含め，損傷高位（損傷していない髄節の最下限）以下の運動・感覚をまったく失った状態を完全麻痺といい，それ以外を不全麻痺という。受傷後超急性

期には，損傷高位以下の弛緩性麻痺が生じるため（脊髄ショック），急性期の段階では完全麻痺と不全麻痺の判断は困難な場合も多い。

②運動麻痺

頸髄損傷では四肢麻痺が，胸・腰髄損傷では対麻痺が生じる。また，頸髄損傷では副交感神経が優位となるため，血管緊張低下による低血圧が起こることも動くことへの支障となる。

3）筋の障害

筋自体に原因があり，筋萎縮をきたす疾患をミオパチーと総称する。主なものに筋ジストロフィー，先天性ミオパチー，炎症性ミオパチー，代謝性ミオパチーなどがある。

①筋ジストロフィー

骨格筋の変性・壊死により，進行性の筋力低下を認める遺伝性疾患である。筋ジストロフィーのなかでも日本で有病率が高いデュシェンヌ型筋ジストロフィーは，伴性劣性遺伝であり，男児に発症する。4〜5歳頃に近位筋の筋力低下症状である登攀性起立を呈する。その後，筋力低下が進行し，動揺性歩行が顕著となり，平均10歳で自立歩行が不能となる。筋力低下に加え，関節の変形が生じやすいことも動くことに影響を及ぼす。

②炎症性ミオパチー

膠原病である多発性筋炎・皮膚筋炎が含まれる。これらは，筋組織や皮膚組織に炎症が生じる全身性自己免疫疾患であり，定型的な皮膚症状（ヘリオトープ疹，ゴットロン徴候など）を伴うものを皮膚筋炎とよぶ。体幹，四肢近位筋，頸筋，咽頭筋の左右対称性の筋力低下が緩徐に進行し，上肢の挙上や立ち上がり，階段昇降，頭部の持ち上げなどの動きが困難となっていく。これに加え，膠原病特有の関節痛や発熱，全身倦怠感などの症状を伴うことも動きを妨げる要因となる。

4）心理的な要因（閉じこもり）

外出が困難であるほどの身体的制約はないにもかかわらず，心理社会的な要因から外出頻度が低下し，閉じこもり状態となることがある。その結果，運動機能の低下が生じ，廃用症候群[*1]に至る。心理的要因としては，抑うつ傾向や自尊感情の低下があげられる。また，社会的要因としては，社会的役割がなく社会との交流が乏しいことや，家族との会話が少ないことがあげられる。逆に家族が転倒や事故を恐れ，動かさないようにすることで徐々に「動く」機能が低下することもある。

[*1] 廃用症候群：身体の不活動状態によって引き起こされる，身体的かつ精神的な全身性の障害の総称。以下のような症状がある。［筋骨格系］筋萎縮，関節拘縮，骨粗鬆症，［循環器系］起立性低血圧，循環血液量低下，静脈血栓症，運動耐容低下，［呼吸器系］換気障害，誤嚥性肺炎，［消化器系］便秘，食欲低下，［精神・神経］抑うつ，せん妄，認知症，［皮膚］褥瘡，［泌尿器系］尿路感染，尿路結石

看護技術の実際

A 筋力維持・増強運動

1）大腿四頭筋等尺性運動

- 目　的：移動動作自立に向けて，立ち上がりや歩行などの動作に必要な大腿四頭筋の筋力維持・増強を図る
- 適　応：術後早期やギプス固定などで膝関節運動が制限されている患者。安静度がベッド上の，離床前の患者（循環動態が不安定である患者や，頭蓋内圧亢進の危険がある患者は除く）

	方法	留意点と根拠
1	**アセスメントを行う** 患者の状態を観察し，運動を実施してよいかアセスメントを行う	● 特に血圧，心拍数などのバイタルサインや，疼痛や疲労感といった自覚症状がないか観察し，運動負荷をかけてよい状態であるか判断する（➡❶❷） ❶ 等尺性運動は血圧上昇を招きやすいため，血圧コントロールが不良の患者や虚血性心疾患の既往がある患者では危険である。 ❷ 疼痛は局所の炎症や誤用症候群[*2]・過用症候群[*3]の徴候である可能性がある
2	**ベッド上で筋を収縮させる** 1）両下肢の膝関節を伸展位とし，実施する側の膝の裏をベッドに押しつけて力を入れるよう促す（図3-3） 2）看護師の手を患者の大腿前面に置き，筋収縮を確認する **図3-3** 大腿四頭筋等尺性運動	● 可能な範囲でギャッチアップし，患者の上体を起こす（➡❸） ❸ 上体を起こすことにより，効率的な大腿四頭筋の筋収縮が得られやすい ● 意識的に大腿部の筋を収縮できない場合は，看護師の手を患者の膝窩に置き，軽く抵抗を加えると患者は力を入れやすくなる ● 患者の手が大腿部に届くよう，体位を調整し，患者本人にも筋収縮を確認してもらう（➡❹） ❹ 筋収縮による変化を，看護師が言葉で伝えるだけでなく，自分でも実感することは動機づけにつながりやすい
3	**筋を弛緩させる** 患者の状態に合わせ，5～10秒間，筋収縮を保持した後に，ゆっくりと弛緩するよう伝える	● 息をこらえずに，できるだけ声を出してカウントしながら筋収縮を行うよう促す（➡❺） ❺ 息を止めて筋収縮を行うと血圧上昇を起こしやすい ● 片側が終了したら，もう一方の下肢の等尺性運動を行う（➡❻） ❻ 麻痺などがなくても，筋が収縮しない状態が続くと筋萎縮が生じるため
4	**運動後の確認を行う** 疼痛や疲労感の有無を確認し，収縮時間や回数の調整を行う	● 等尺性運動に慣れるまで，運動強度はやや低めに設定し，少しずつ増やしていく（➡❼） ❼ 運動強度が高いほど筋力増強効果は期待できるが，その分，血圧上昇や過用症候群を起こすリスクが高くなる。筋力の維持には，最大筋力の20～30%，筋力増強を目的とした場合には最大筋力の60%以上の運動強度が必要である

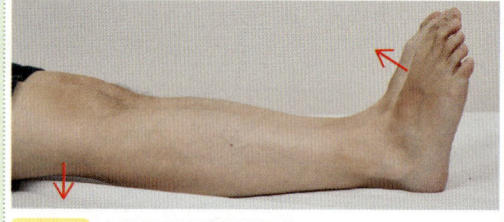

[*2] 誤用症候群：不適切な運動や補装具の誤った使用などにより生じる二次的障害。例）松葉杖の脇当てで腋窩部を圧迫することによる腋窩神経麻痺，肩関節亜脱臼がみられる脳卒中片麻痺患者に対する関節可動域運動による周囲軟部組織の損傷
[*3] 過用症候群：過度な運動負荷による症状。例）過用性筋力低下，疲労骨折，筋肉痛

2）大腿四頭筋等張性運動

- 目　　的：移動動作自立に向けて，立ち上がりや歩行などの動作に必要な大腿四頭筋の筋力維持・増強を図る
- 適　　応：膝関節の自動運動が可能であり，かつ端座位保持が可能な患者
- 使用物品：重錘バンド（患者の筋力に応じて，使用の有無や重さを調節する）

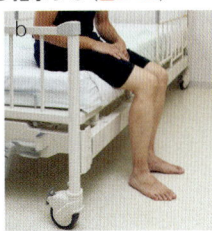

	方　法	留意点と根拠
1	**アセスメントを行う** 患者の状態を観察し，関節運動を実施してよいかアセスメントを行う	● 特に血圧，心拍数などのバイタルサインや，疼痛や疲労感といった自覚症状がないか観察し，運動負荷をかけてよい状態であるか判断する（➡❶） ❶膝関節に熱感や疼痛がある場合は，局所の炎症が疑われるため，関節運動を実施してよいかは医師と相談しながら進めていく
2	**患者に端座位を取ってもらう** 患者の筋力に合わせ，必要時は運動を行う側の足首に重錘バンドを巻く	● 足底を接地させるとともに，深く腰かけ両大腿を座面にしっかりつけて，座位姿勢を安定させる（➡❷） ❷安定した姿勢保持ができていないと，自動運動時に座位バランスを崩してベッドから転落する危険がある
3	**膝関節を伸展させる** 1）片側の膝関節を伸展させ，患者の筋力に応じた秒数を保持するよう説明する（図3-4a） 2）元の位置にゆっくりと戻すよう指示する（図3-4b） 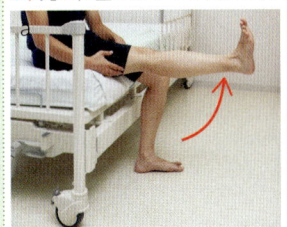 図3-4　大腿四頭筋等張性運動	● 息をこらえずに，できるだけ声を出してカウントしながら筋収縮を行うよう促す（➡❸） ❸息を止めて行うことにより血圧が上昇する ● 伸展保持から元の位置に戻す際に，ゆっくり戻せないようであれば，重錘バンドの重さを減らしたり，伸展保持秒数を減らしたりして運動強度を調整する（➡❹） ❹等張性運動は，求心性収縮（筋長が短縮しながら収縮する。この運動では膝関節伸展がそれに該当する）より，遠心性収縮（筋長が延長しながら収縮する。この運動では膝関節伸展位から元に戻す動きが該当する）のほうが筋負担は大きい。そのため，筋の損傷を避ける目的で，ゆっくりと行う

B 基本動作訓練

1）起き上がり・端座位への体位変換（片麻痺患者）

- 目　　的：同一体位による廃用症候群の発生を予防する。起居動作の自立から離床の促進，ADL拡大につなげる
- 適　　応：意識レベルや神経症状の増悪が認められず，かつ循環動態が安定している患者。意識レベルJCS1桁の患者
- 使用物品：ベッド柵または移乗バー

	方　法	留意点と根拠
1	**アセスメントを行う** 患者の状態（バイタルサインなど）を確認し，座位をとってよい状態であるかアセスメントを行う	● 段階的な頭側挙上（ギャッチアップ）を経てから，端座位へと進めていく（➡❶） ❶急性期にある脳卒中患者では，脳血流の自動調節能が障害されているため，体位変化による血流低下が虚血巣拡大につながるおそれがある。急性期を脱した患者であっても，廃用症候群によって体位変化での血圧低下が生じる可能性がある。そのため，初回端座位を行う前に90度までのギャッチアップで状態変化がないかを確認しておく

	方法	留意点と根拠
2	**ベッドの高さを調節する** ベッドの高さを患者の下腿長に合わせ，端座位になったときに足底が床面に接地できるよう調節する	●端座位時に股関節・膝関節・足関節が90度屈曲位になるよう高さを調節する（➡❷） ❷両足底を接地できることで，支持基底面が広くなり，座位姿勢が安定する
3	**患者の了解を得る** 患者に，これから健側を下にした側臥位をとって起き上がり，端座位になることを伝え，了承を得る	●患者の意識に働きかける（➡❸） ❸患者自身にこれから行う動きを認識してもらい，自ら動こうとすることで残存能力を引き出す
4	**仰臥位から健側を下にした側臥位への体位変換の準備を行う** 1）枕やクッションなどを除去し，患者に健側へ顔を向けるよう指示する 2）患者に麻痺側上肢を健側上肢で把持し，胸の上に置くよう指示する 3）患者に麻痺側下肢の足首の下に健側下肢を入れ，麻痺側下肢を浮かせるよう指示する（図3-5a）	●麻痺側の肩甲骨と骨盤から下肢にかけての部位を小さくまとめて，ベッド接地面を狭くする（➡❹） ❹麻痺側の接地面を狭くすることで，体位変換が容易となる ●麻痺側の身体失認が認められる患者では，麻痺側上下肢を認知しづらいため，必要に応じて誘導を行う（➡❺） ❺身体失認に伴う麻痺側上下肢の体位変換時の損傷を予防する
5	**側臥位に体位変換を行えるよう誘導する** 健側体幹の力を用いて，健側へ寝返りを打つよう促す	●上肢でベッド柵もしくは移乗バーを使って側臥位になるのではなく，寝返りに必要な体幹の力を利用する（➡❻） ❻健側でベッド柵を使って側臥位になる動作を習得してしまうと，上肢の全体的な屈曲姿勢が助長される危険がある ●看護師は，患者の自立度に応じて，骨盤の動きが上半身の動きに追従するように誘導する（➡❼） ❼自立に向けて，肩甲骨を回旋させ，それに遅れて骨盤を回旋させる自然な寝返り動作を習得できるよう支援する
6	**両下肢をベッド下に下ろし，上体を持ち上げるよう誘導する** 1）健側下肢で麻痺側下肢をすくい上げた状態で，両下肢をベッド下に下ろすよう指示する 2）健側前腕から手掌でベッドを押すようにして，上体を持ち上げるよう誘導する（図3-5b）	●起き上がり時のベッドからの転落や麻痺肢の損傷に留意し，看護師は即座に援助できる位置にいるようにする（➡❽） ❽転落や麻痺側の身体失認による外傷を回避する ●看護師は必要に応じて麻痺側の骨盤や体幹の支持を行い，患者の動きを助ける（➡❾） ❾患者の残存能力を引き出すために過度な介助は行わない
7	**座位姿勢を整える** 1）足底が接地できるよう整える 2）健側上肢で，ベッド面に手掌を置いて身体を支えるか，ベッド柵もしくは移乗バーを軽く把持してもらう（図3-5c）	●座位バランスを崩して，ベッドから転落したり，後方に倒れて外傷を負ったりしないよう，看護師は即座に手の出せる位置にいて，必要時身体を支える

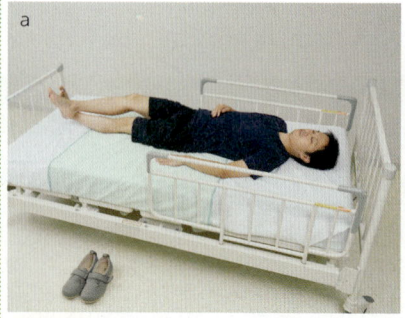

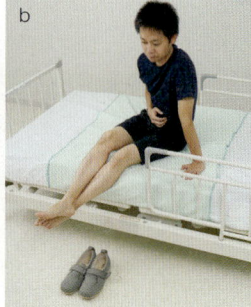

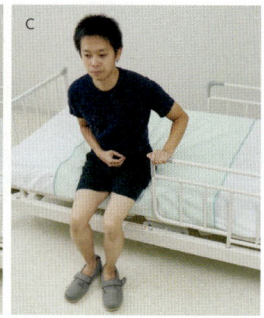

図3-5 健側上肢の押し上げを用いた起き上がり（右片麻痺患者）

方　法	留意点と根拠
	● 身体失認がある患者には，麻痺側上下肢の位置を目視と触れることで確認してもらい，適切な肢位への修正を促す（➡❿） ❿ 不適切な麻痺肢の肢位により，関節の損傷を招くことや，座位バランスを崩して転落する危険性があるため，身体失認が認められる患者では特に移動時の麻痺肢の位置確認と保護の習慣化を図ることが重要である ● 健側上肢には過剰な力が入らないようにする（➡⓫） ⓫ 健側に過剰な力が入っていると，麻痺側の無視傾向の助長につながる。麻痺側に荷重することへの恐怖心も，健側の過剰な代償動作の原因となるため，患者の心理面に配慮した声かけや援助を行い，麻痺側にも徐々に荷重できるように誘導していく

2）起立動作（下肢筋力低下が認められる患者）

● 目　　的：歩行をはじめとする移動動作の基盤となる立位の安定を図る。下肢筋力の増強
● 適　　応：循環動態が安定している患者。下肢への荷重が許可されている患者（部分荷重の場合は，どれだけ荷重してよいかを医師に確認する）。端座位で股関節屈曲や膝関節伸展が可能な患者（起立および立位保持できる筋力があるかを事前に確認しておく）
● 使用物品：移乗バー（必要時）

	方　法	留意点と根拠
1	**ベッドの高さを調節する** 患者が股関節・膝関節ともに90度屈曲で足底が接地できる高さに調節する	● 足底が接地していることは，支持基底面の安定につながる。患者の下肢筋力に応じて，ベッドの高さを調節する（➡❶） ❶ 座面が低いと，起立時の下肢筋力がより必要となる。やや高めのほうが，少ない筋力で容易に起立できる
2	**患者を観察する** 端座位の状態で，起立性低血圧症状（めまい，顔面蒼白，冷汗など）が出現していないか観察する	● 起立性低血圧症状が出現した場合，立位練習は中止し，臥位に戻す（➡❷） ❷ 長期臥床により血管運動調節が障害されると，起立性低血圧を起こしやすくなり，転倒・転落の危険にもつながる
3	**下肢筋力を評価する** 端座位で股関節屈曲による足踏み，膝関節伸展，足関節背屈が可能か評価する	● 起立動作に必要な下肢筋力を評価し，患者の筋力に応じて介助量を調節する（➡❸） ❸ 患者の残存機能や能力に応じた過不足のない介助量を提供することが，起立動作の自立につながる
4	**殿部・足底の位置を調節する** 患者の殿部を前方に移動してもらい，やや浅めに腰かけてもらう。両足底は，患者の肩幅程度に開き，接地してもらう	● バランスを崩して転落する危険性があるため，即座に援助できる位置で見守る。必要時，身体を支える ● 起立時に下腿を後方に引けるスペースをつくるために，やや前方に移動してもらう（➡❹） ❹ 自然な起立動作には，膝関節を90度より大きく屈曲させることが必要である
5	**患者に立ち上がることを伝え，安定の得られる姿勢をとってもらう** 下肢をやや後方に引き，上半身を前傾するよう誘導する	● 特に，初回の起立時は患者の不安等の心理面に配慮した声かけを行う ● 下肢筋力を補う目的で，必要時は移乗バーを用いる（➡❺）

第V章 障害のある人の生活援助のための看護技術

方法	留意点と根拠
	❺起立動作は，まず前方への重心移動が必要となる。後方に重心が残ったままだと，スムーズな起立が難しい。移乗バーを使うことで支持基底面が広くなり，前傾姿勢時の安定が得られる ●ベッドから転落しないよう患者の身体を支える。その際に，患者の前傾姿勢を妨げないよう配慮する（➡❻） ❻下肢筋力の弱い患者は，立ち上がり時の前傾角度を大きくすることで下肢筋力の弱さを代償している。そのため，バランスを崩して転倒・転落するおそれがある
6 **立位へと誘導する** 患者の腰部を支えながら，下肢に荷重を促し立位へと誘導する	●膝折れを起こす危険がある場合は，患者の前方に立ち，腰部を支持するとともに看護師の両下肢で患者の麻痺側下肢を支える（図3-6）（➡❼）。腰部の支持が不要な場合は，麻痺側に立ち看護師の手で麻痺側膝を押さえる ❼膝折れは，転倒につながるだけでなく，膝関節の損傷にもなりうる ●膝折れの危険性がなく，患者自身の力で座面から殿部を浮かせることができる場合は，前方に看護師が位置して援助するよりも側方から支えたほうが患者自身の動きを妨げない（➡❽） ❽患者の前方に看護師がいることで，患者の前方への重心移動が少なくなり，垂直に起立しようとしがちとなり起立が困難となりやすい ●移乗バーを使用する場合は，上肢で垂直に押すようにして使用する。上肢に過剰な力が入らないよう下肢への荷重を促す（図3-7）（➡❾） ❾上肢の押し付ける作用力を利用して，反作用の支点をつくり殿部の挙上を助ける

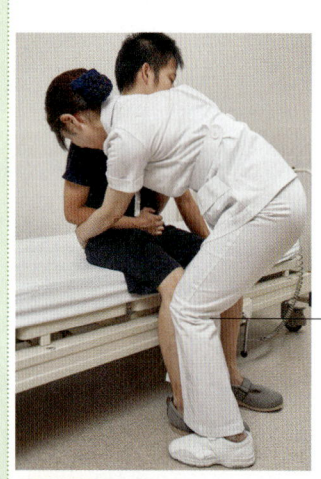

麻痺肢を看護師の両下肢ではさんで支える

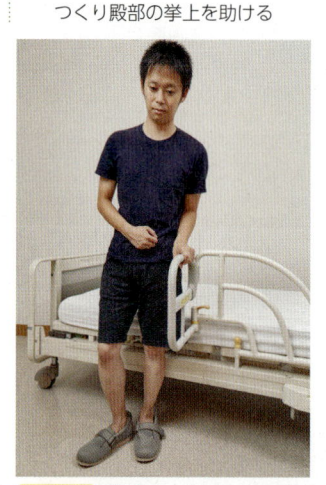

図3-6 膝折れ予防のための下肢の支持（右片麻痺患者）　　**図3-7** 移乗バーを用いた立ち上がり（右片麻痺患者）

7 **姿勢を安定させる** 両下肢に均等に体重が乗るように促すとともに，上体を起こして直立姿勢になるよう誘導する	●転倒予防のため，患者の立位能力に見合った身体支持を行う（➡❿） ❿身体の重心線が支持基底面の中心に近いほど，立位の安定を図ることができるため
8 **起立性低血圧症状の出現がないか観察する** 起立性低血圧が認められる場合はただちに座位や臥位に戻す	●めまい，顔色不良，悪心などの症状が認められた場合，患者の身体保持を十分に行い，座位もしくは臥位とする（➡⓫）。血圧および脈拍測定を行う ⓫起立性低血圧による転倒・転落事故を回避する

C 移乗・移動動作の自立に向けた援助

1）車椅子移乗（全介助）

- **目　　的**：四肢の重度の運動機能障害があり，歩行が困難な患者の移動を支援する。それにより，ADL拡大ならびに社会参加の促進を図る
- **適　　応**：（1）高位頸髄損傷や廃用症候群などにより体幹・両下肢の支持性がなく，加えて上肢のプッシュアップ動作も困難な患者
  （2）看護師と体格が同程度もしくは小さい患者（看護師より体格が大きい場合は，1名での移乗援助ではなく複数名での移乗援助もしくはリフトの使用が望ましい）
- **使用物品**：高さ調節が可能なベッド，リクライニング式車椅子

	方　法	留意点と根拠
1	**ベッドと車椅子の準備を行う** 1) ベッドの高さを調整し，車椅子を適切に配置する 2) 車椅子にブレーキがかかっていることを確認する	●ベッドは，端座位となった患者の両足底が接地できる高さに調整する（➡❶） ❶ベッドの座面は，やや高めのほうが起立介助時の看護師にかかる身体負担が軽減できる ●車椅子は原則非麻痺側に30度程度の角度で配置する。スペースの関係で麻痺側からの移乗介助をする場合もある（図3-8）。アームサポートが脱着可能な車椅子（跳ね上げ式など）であれば，ベッド側のアームサポートをはずす（➡❷） ❷ベッドから車椅子への動線に障害物がないことで，移乗時の重心移動が容易となり，看護師の身体負担を軽減できる
2	**患者に説明したうえで，端座位にする** 1) 頭側のギャッチアップで長座位とする 2) 患者の身体を十分に支持しながら端座位とする（図3-8a）	●ベッドから転落しないよう，長座位から端座位への変換時および端座位時の患者の身体をしっかり支える（➡❸） ❸自身の力で姿勢を保持できない患者であるため，前方や後方に倒れ，ベッドから転落する危険性がある
3	**両膝を支持する** 患者の両膝を外側から看護師の両下肢ではさむように固定する	●患者の身体を支持しながら，患者の膝外側と看護師の下肢を接触させ，外側から支える（➡❹） ❹患者の下肢の支持性を補い，起立時の転倒を未然に防ぐ
4	**患者の前傾姿勢を誘導し，両足底の接地を促す** 1) 患者の車椅子側の腋窩に看護師の頭部を近づけるよう前傾し，患者の身体を前傾するよう誘導する（図3-8b） 2) 同時に，患者の殿部を前方に移動させ両足底を接地してもらう	●患者の上肢は，看護師の背部に乗せるか，患者を支える看護師の腕で体幹とともに保持する（➡❺） ❺上肢の位置不良による外傷を防ぐため
5	**患者の殿部を浮かせる** 1) 看護師は膝関節の屈曲でしっかり腰の位置を落とし，患者の上半身をさらに前傾させる 2) 患者の体重が足底にしっかり移動したら，自身の膝関節の伸展により患者の殿部を浮かせる（図3-8c）	●看護師は膝関節の屈曲を利用することで，腰部の過度な屈曲を回避する（➡❻） ❻腰部の過度な屈曲は脊柱起立筋の負担につながり，腰痛の原因となる
6	**回旋する** 看護師は自身の上肢で患者の腰部を引き付け保持しながら，固定した膝を軸にゆっくりと回旋する（図3-8d）	●勢いをつけて一気に動かすのではなく，ゆっくりと動くよう心がける（➡❼） ❼急激かつ瞬発的な力が患者の身体に加わることで，苦痛につながる。また，骨折などの危険も伴う
7	**車椅子に着席してもらう** 看護師は膝関節を屈曲させて腰の位置を落とし，ゆっくりと患者の殿部を車椅子の座面に接近させて深く着席してもらう（図3-8e）	●ゆっくりとした動作で座るよう援助する（➡❽） ❽勢いよく座ると，後方に身体が反り返り，車椅子ごと後方に転倒する危険性がある ●腰部の屈曲ではなく，膝関節の屈曲を利用して着席を援助する（➡❾） ❾看護師の腰部負担を軽減するため

方　法	留意点と根拠
8　患者の姿勢を整える 　1）患者の上肢を看護師の背部からおろし，患者の膝の上に置く（図3-8f） 　2）アームサポートをはずした場合はアームサポートを装着する 　3）座位姿勢を整え，フットサポートに両下肢に乗せる	●座位姿勢や四肢の位置が適切であるか確認し整えてから移送する（→⑩） ⑩四肢の位置不良による外傷や不安定な座位姿勢による車椅子からのずり落ちを未然に防ぐ

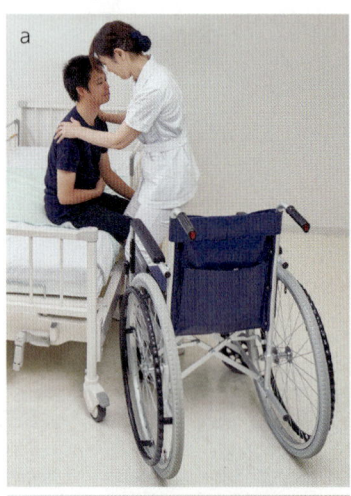

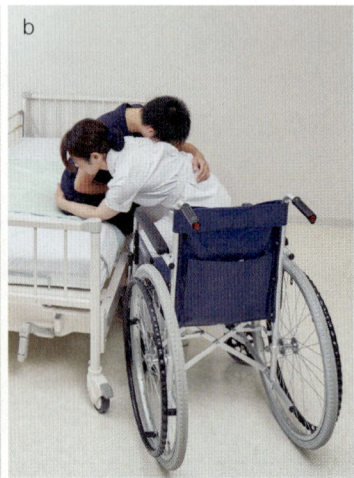

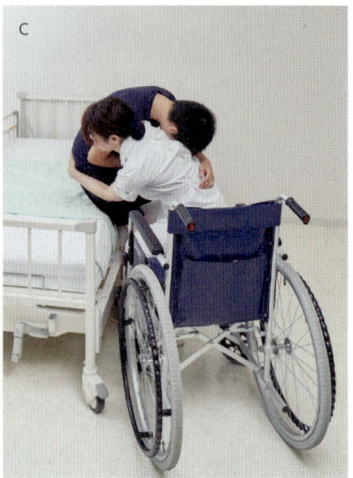

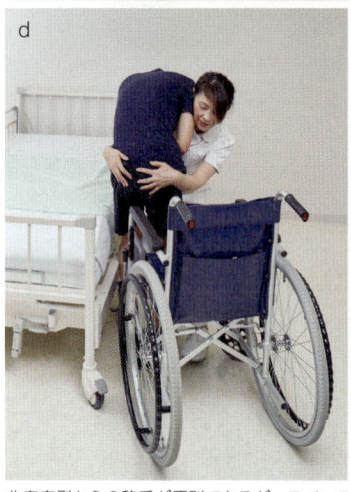

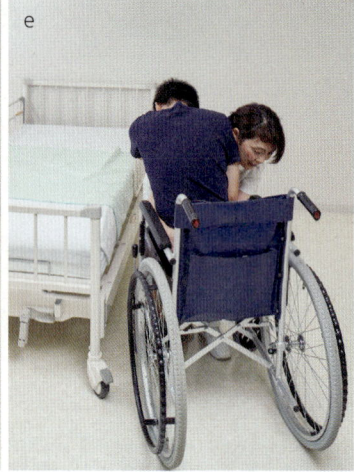

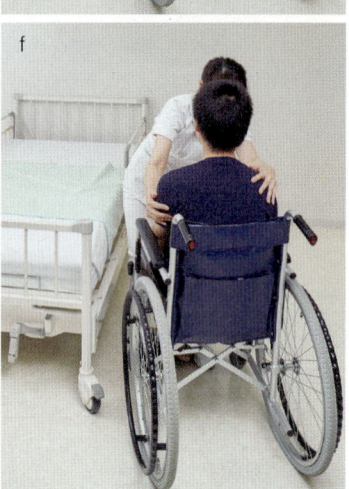

非麻痺側からの移乗が原則であるが，スペースの制限により麻痺側からの移乗を余儀なくされることもある。そのため，ここでは麻痺側からの移乗方法を示す

図3-8　車椅子移乗（全介助）

2）車椅子移乗（座位移乗）

- ●目　　的：下肢に重度の運動機能障害があり，歩行が困難な患者の移動を支援する。それにより患者のADL拡大ならびに社会参加の促進を図る
- ●適　　応：下肢の支持性が乏しく，立位移乗では患者・看護師共に身体的負担が大きい患者で，端座位保持および身体の前傾が可能な人
- ●使用物品：高さ調節が可能なベッド，アームサポートが脱着可能な車椅子，スライディングボードまたはスライディングシート（殿部に褥瘡があるなど殿部の皮膚が脆弱な患者には，皮

膚表面で滑るスライディングボードではなく，シート内側で滑るスライディングシートを用いる），移乗バー（必要時）

	方　法	留意点と根拠
1	**ベッドと車椅子の準備を行う** 1）ベッドの高さを調整し，車椅子を適切に配置する。ベッドから車椅子への座位移乗では，ベッドのほうが2～3 cm高くなるように調整する（スライディングボードの場合）。調整後，患者の両足底が接地していることを確認する 2）車椅子のブレーキがかかっていることを確認する	●車椅子は麻痺側に30度程度の角度で配置し，ベッド側アームサポートをはずす。フットサポートも脱着できる車椅子であればフットサポートもはずす（➡❶） ❶座位移乗では，ベッドと車椅子間にスライディングボードまたはスライディングシートを敷きこむため，アームサポートを脱着または跳ね上げられることが必要となる。また，フットサポートを取りはずしできれば，その分，車椅子をベッドに接近できるため，移動距離が短くなり移動が容易となる ●スライディングボードを用いる場合は高低差をつけるが，スライディングシートを使用する場合は高低差をつけない（➡❷） ❷滑って移動するため，高い位置から低い位置への移動により，移動が容易となるが，スライディングシートでは高低差をつけることで滑りすぎて危険を招く
2	**端座位をとり，車椅子の殿部を浮かしてもらう** 1）患者に移乗バーを把持してもらい，車椅子と反対側に体幹を傾け，車椅子側の殿部を浮かしてもらう 2）看護師は患者の前方に立ち，患者の身体を支持する	●ベッド側の殿部を浮かせることで座位バランスが崩れ転落しないよう，患者に移乗バーを把持してもらう（➡❸） ❸殿部の支持基底面が狭くなるため，移乗バーの把持で座位の安定を補う
3	**スライディングボードを差し込む** 殿部の車椅子側の浮き上がった隙間にボードを差し込む	●差し込む範囲は患者の殿部半分がボードに乗る程度とする（➡❹） ❹差し込む範囲が浅いと滑りが悪くなる。深く差し込みすぎると，車椅子側のボードの長さが不足し，移動が困難となる
4	**車椅子へ移動する** 1）患者に車椅子側の上肢で遠位の車椅子アームサポートを把持してもらうとともに，車椅子側の下肢を一歩分車椅子側に接近してもらう 2）看護師は患者の上から覆いかぶさるような姿勢で患者の骨盤を支持し，患者には体幹を前傾してもらう 3）前傾したまま体幹を車椅子方向に傾けて車椅子へと移動する	●患者が体幹を傾けての重心移動に恐怖心を抱かないよう，声かけを行うとともに身体支持を十分に行う（➡❺） ❺体幹を前傾することで体重を下肢で支持する割合を増やし，殿部への荷重を少なくすることで座位移乗を容易にする
5	**座位姿勢を整える** 1）体幹をベッド側に傾けるように患者に声かけおよび誘導し，車椅子座面での座位姿勢を整える 2）ボードを立てるようにして引き抜く	●車椅子座面での座位姿勢が安定していない場合，ボードを引き抜く前に修正する（➡❻） ❻ボードを引き抜く前のほうが殿部の位置を修正しやすく，患者と看護師の身体負担を軽減できる
6	**車椅子の装備を元どおりにする** 1）ベッド側のアームサポートを装着する 2）フットサポートを除去していた場合は，フットサポートを装着して患者の下肢を乗せる	

3）車椅子移乗（中等度介助）

- **目　　的**：歩行が困難で車椅子を主たる移動手段としている患者のADL拡大ならびに社会参加の促進を図る
- **適　　応**：片麻痺や廃用症候群などにより，端座位保持および起立時の下肢荷重は可能であるが，

身体回旋は自力で行えず介助を要する患者
● 使用物品：高さ調節が可能なベッド，車椅子，移乗バー，介助ベルト（必要時）

	方　法	留意点と根拠
1	**ベッドと車椅子の準備を行う** 1）ベッドの高さを調整し，車椅子を適切に配置する 2）車椅子のブレーキがかかっていることを確認する	● ベッドを，端座位となった患者が，股関節・膝関節・足関節90度屈曲位で両足底が接地できる高さに調整する（➡ ❶） ❶ ベッドの座面は，やや高めのほうが起立時の下肢筋の負担が少ない ● 車椅子は30度程度の角度で配置する。片麻痺患者の場合，車椅子は非麻痺側に30度程度の角度で配置する（➡ ❷） ❷ 片麻痺患者の場合，非麻痺側に配置することで非麻痺側下肢の運動機能を有効に活用でき，移乗が容易となる。移乗スペースの関係で一方向にしか車椅子を配置できない場合は，麻痺側に配置して行うこともある（図3-9）
2	**端座位をとり，殿部・腕・下肢のポジションを指示する**（図3-9a） 1）患者に端座位になってもらい，移乗バーを把持したまま車椅子側の殿部をやや前方にずらしてもらう 2）もう一方の下肢は膝関節をやや屈曲させ引き気味にしてもらう	● 前方に殿部をずらす際に転落しないよう，患者に移乗バーを把持してもらうとともに，看護師も患者を支持する ● 車椅子側の殿部をやや前方にずらすことで，車椅子側の下肢を車椅子に近づけておく（➡ ❸） ❸ あらかじめ車椅子に麻痺肢を近づけておくことで身体回旋が容易となる
3	**前傾姿勢による重心移動を促し，起立を誘導する** 1）看護師は前方から患者の殿部を支持し（図3-9b），患者には遠方の車椅子アームサポートを把持して前傾してもらう 2）足底に体重がしっかり移ってから起立するよう誘導する ※車椅子を麻痺側に配置した場合は，移乗バーを把持したまま，上記と同様に起立する（図3-9c）	● 看護師は患者を上方に引き上げるのではなく，前方へと重心を移動できるように誘導しつつ支える（➡ ❹） ❹ 自立した起立には前方への重心移動によって足底にしっかり体重が乗ることが必要である。殿部に重心が残ったままの場合，起立途中で後方に倒れる危険がある ● 身体支持が困難な場合はズボンなどの衣服をつかむのではなく，介助ベルトを使用する（➡ ❺） ❺ 衣服をつかんだ移乗介助は，患者の身体的苦痛を招く ● 起立時に膝折れの可能性がある場合は，看護師の下肢で患者の下肢を外側から支える（➡ ❻） ❻ 膝折れに伴い転倒や関節の損傷が生じるおそれがある
4	**回旋する** 看護師は患者の身体を支持しながら，患者の下肢を軸に回旋する	● 回旋の軸となる患者の下肢が膝折れしないように，看護師の下肢で外側から支える（図3-9c） ● 回旋しながら着席に入るのではなく，車椅子の座面まで起立した状態で回旋する（➡ ❼）（図3-9d） ❼ 回旋しながら着席すると，着席動作での前方への重心移動が省略され，後方に勢いよく倒れこむような着席となる。それにより車椅子ごと後方に転倒する危険がある
5	**前傾姿勢を誘導し，車椅子に腰をおろしてもらう** 1）車椅子の座面位置まで患者の殿部が達したら回旋をやめる 2）患者に深くお辞儀するような前傾を誘導し，ゆっくり腰を下ろしてもらう（図3-9e）	● 患者の前傾を妨げないよう，患者と身体を密着させないようにして支え，看護師も一緒にゆっくりと股関節を屈曲させて腰の位置を下ろしていく（➡ ❽） ❽ 看護師の腰部の過屈曲を回避し，身体負担の軽減を図る
6	**姿勢を整える** 上肢の位置を整え（図3-9f），患者の下肢をフットサポートにのせてもらう（図3-9g）	● 身体失認が認められる片麻痺患者の場合，麻痺肢の位置確認および肢位の調整を患者自身が習慣化できるよう意図的にかかわる（➡ ❾） ❾ 麻痺肢保護のセルフケアを促す

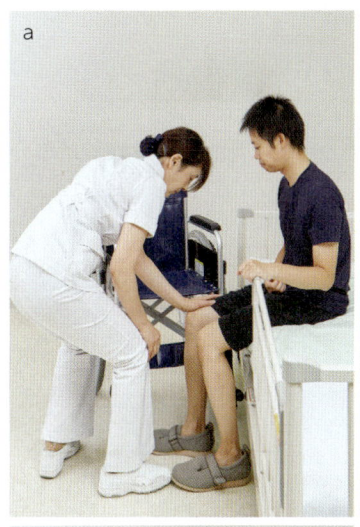

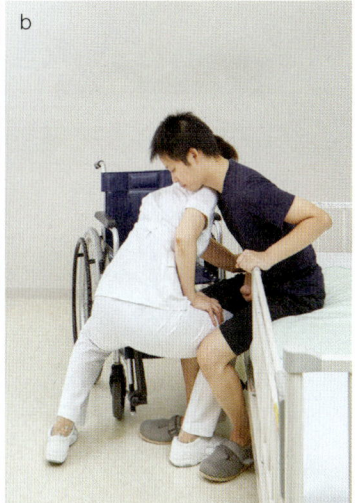

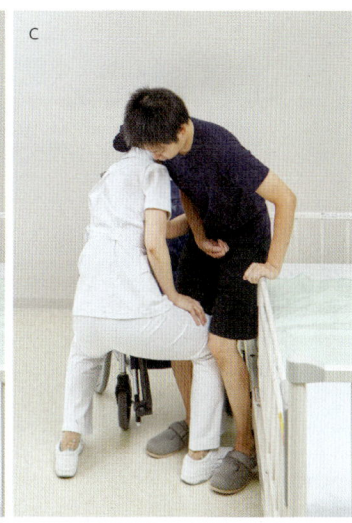

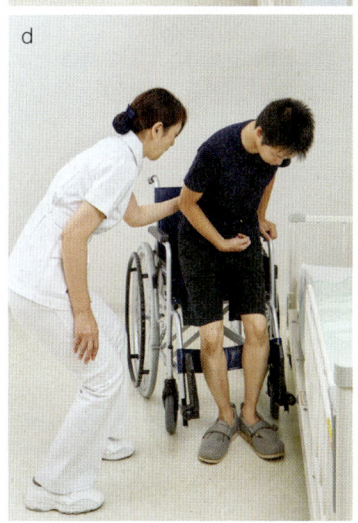

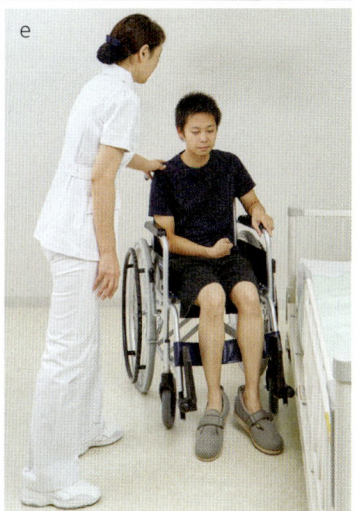

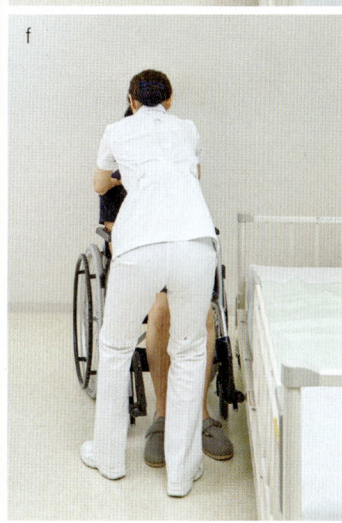

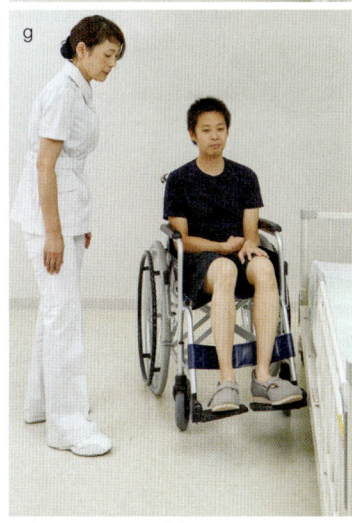

麻痺側からの移乗介助方法を示す

図3-9 車椅子移乗(中等度介助)

4）車椅子移乗（最小介助）

- ●目　　的：歩行が困難で車椅子を主たる移動手段としている患者のADL拡大ならびに社会参加の促進を図る
- ●適　　応：一連の移乗動作全般での介助は不要であるが，起立時の膝折れ防止や身体回旋時の介助などの部分的な介助を必要とする患者
- ●使用物品：高さ調節が可能なベッド，自操式車椅子，移乗バー

	方　法	留意点と根拠
1	ベッドと車椅子の準備を行う 1）ベッドの高さを調整し，車椅子を適切に配置する 2）車椅子のブレーキがかかっていることを患者と一緒に確認する	●ベッドは，端座位となった患者が，股関節・膝関節・足関節90度屈曲位で両足底が接地できる高さに調整する（➡❶） ❶ベッドの座面は，やや高めのほうが起立時の下肢筋の負担が少ない ●車椅子は30度程度の角度で配置する。片麻痺患者の場合，車椅子は原則，非麻痺側に30度程度の角度で配置する（➡❷） ❷片麻痺患者の場合，非麻痺側に配置することで非麻痺側下肢の運動機能を有効に活用でき，移乗が容易となる。社会生活を送るうえでは麻痺側・非麻痺側のいずれの配置でも移乗できるほうが望ましいため，最小介助程度で移乗できるようになれば麻痺側に配置した移乗も徐々に指導していく ●移乗前にブレーキがかかっていることを，ブレーキ位置や力を加えてみて動かないことなどで確認する習慣をつけてもらう（➡❸） ❸ブレーキのかけ忘れによる転倒は少なくないため，一連の移乗動作のなかにブレーキ確認も含めて習得することが重要である
2	端座位をとり，殿部・腕・下肢のポジションを指示する（図3-10a） 1）患者に端座位になってもらい，移乗バーを把持したまま車椅子側の殿部をやや前方にずらしてもらう 2）もう一方の下肢は膝関節をやや屈曲させ引き気味にしてもらう	●ベッドから転落しないよう即座に手を出せる位置で見守る。必要時，身体を支持する ●車椅子側の殿部をやや前方にずらすことで，車椅子側の下肢を車椅子に近づけておく（➡❹） ❹下肢の支持性や随意運動の回復が不十分な場合，あらかじめ車椅子に車椅子側の下肢を近づけておくことで，立位でのステップを省略でき身体回旋が容易となる
3	前傾姿勢による重心移動を促し，起立を誘導する（図3-10b） 1）看護師は患者に前傾を促しながら患者の膝をおさえる 2）患者の足底に体重がしっかり移ったところで起立を誘導する	●看護師は前方に膝折れしないよう患者の膝を手で軽くおさえる（➡❺） ❺膝を大きな力で固定してしまうと，重心の前方移動がかえって困難になる
4	回旋する（図3-10c） 看護師は患者の膝をおさえたまま，患者に殿部が車椅子座面位置まで身体を回旋してもらう	●身体を回旋させる動作は，一連の移乗動作のなかで難易度が高い動作であるため，必要時，看護師が身体支持や動作の誘導を行い，転倒予防に努める
5	腰を下ろす（図3-10d） 殿部が車椅子座面位置に達したら，看護師と患者は一緒に座面位置を確認し，お辞儀をするように上体を前傾し，ゆっくりと腰かけるよう誘導する	●患者が移乗目的物の位置を確認して着席する習慣を体得できるよう意図的にかかわる

方　法	留意点と根拠
6　姿勢を整える（図3-10e） 　1）看護師は患者の膝から手を離す 　2）患者に移乗バーを離してもらい，車椅子のフットサポートを下げ，下肢を乗せるよう誘導する	● 上下肢で車椅子駆動を行う場合は，駆動に用いない下肢のみフットサポートに乗せる（図3-10f） ● 履物を履くタイミングは，移乗前，移乗後のどちらでもよい。靴を履く動作は，一連の移乗動作のなかでも難易度が比較的高い動作であるため，作業療法士などとも連携して，患者が安全に着脱できる動作や履物を考えていく

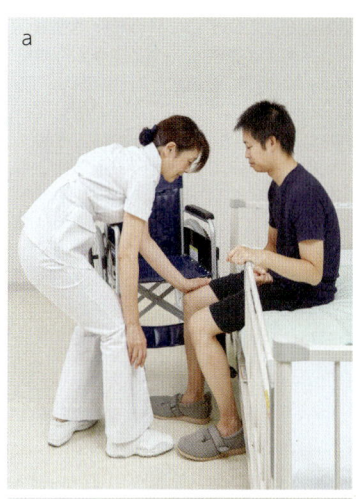

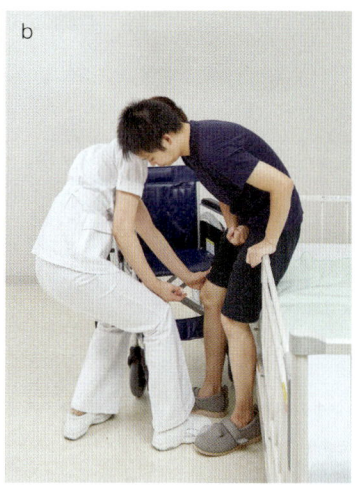

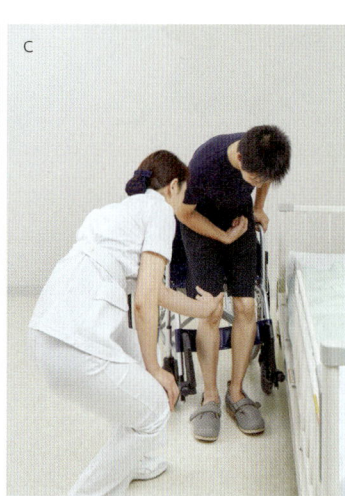

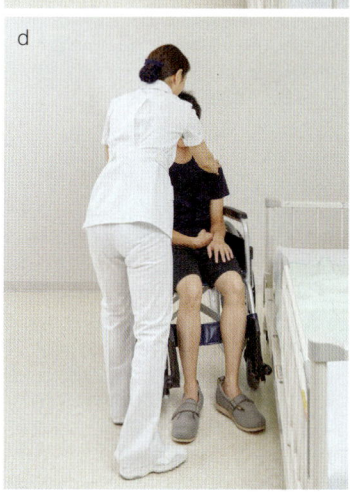

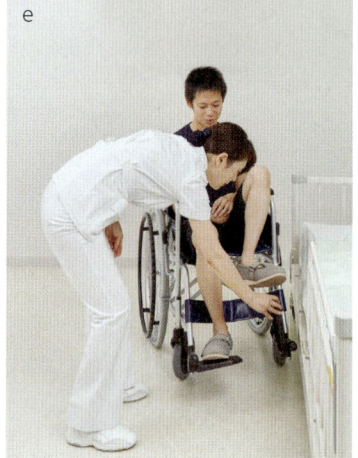

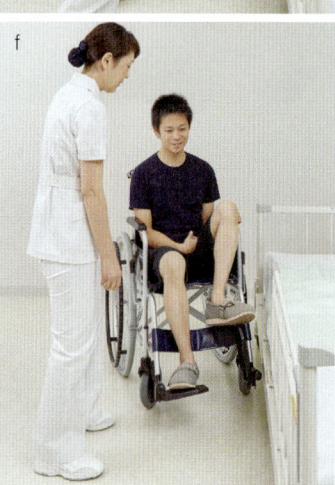

麻痺側からの移乗介助方法を示す

図3-10　車椅子移乗（最小介助）

5）車椅子移乗の自立に向けた援助（見守り）

- **目　　的**：車椅子を移動手段としている患者のADL拡大ならびに社会参加の促進を図る
- **適　　応**：一連の移乗プロセスにおいて，安定した動作を自力で行えるが，適宜，助言や介助が必要な患者
- **使用物品**：高さ調節が可能なベッド，自操式車椅子，移乗バー

	方　法	留意点と根拠
1	**ベッドと車椅子の準備を行う** 1) ベッドの高さを調整し，車椅子を適切に配置する 2) 患者と一緒に車椅子のブレーキがかかっていることを確認する	●ベッドは，端座位となった患者が，股関節・膝関節・足関節90度屈曲位で両足底が接地できる高さに調整する（➡❶） ❶ベッドの座面は，やや高めのほうが起立時の下肢筋の負担が少ない ●片麻痺患者の場合，車椅子は非麻痺側に30度程度の角度で配置する（➡❷） ❷片麻痺患者の移乗動作は，非麻痺側に移乗目的物を置くのが原則である。しかし，それに従うと，ベッド➡車椅子への移乗と，車椅子➡ベッドへと戻る際に車椅子の位置が異なる。車椅子の位置を患者自身が変えることは困難であり，他者に変えてもらうのでは自立につながらない。また，移乗バーは非麻痺側に設置して把持するほうが効果的であるため，ベッド➡車椅子への移乗時では，車椅子は麻痺側に配置される ●移乗前にブレーキがかかっていることを，ブレーキ位置や力を加えてみて動かないことなどで確認する習慣をつけてもらう（➡❸） ❸ブレーキのかけ忘れによる転倒は少なくないため，一連の移乗動作のなかにブレーキ確認も含めて習得することが重要である
2	**端座位をとり，殿部・腕・下肢のポジションを指示する**（図3-11a） 1) 非麻痺側上肢で移乗バーを把持した状態で，ベッドの縁に殿部を移動してもらう 2) 両足底を接地してもらう	●ベッドから転落しないよう即座に援助できる位置で見守る。必要時，身体を支持する ●随意に動ける場合は，両下肢ともやや後方に引いておく。麻痺側下肢に支持性や随意運動が認められない場合，非麻痺側下肢はやや後方に引き，麻痺側下肢はやや前方に出し，車椅子に近づけておく（➡❹） ❹下肢の支持性や随意運動の回復が不十分な場合，あらかじめ車椅子に麻痺肢を近づけておくことで身体回旋が容易となる
3	**前傾姿勢をとり，前方に重心移動し，起立する**（図3-11b） 移乗バーのグリップを把持し，前傾していったん前方に重心移動した後に，上下肢で身体を押し上げるようにして起立する	●立ち上がり時の自然な重心移動を誘導する ●膝折れを起こす危険がある場合は，上肢や他方の下肢の力で代償できるよう指導するが，患者の残存能力を的確にアセスメントし，無理に患者自身の力のみで移乗させない（➡❺） ❺膝折れに伴う転倒や関節の損傷を予防する
4	**回旋する** 移乗バーを把持したまま，患者の殿部が車椅子の座面まで来るよう身体を回旋してもらう（図3-11c）	●身体を回旋させる動作は，一連の移乗動作のなかでも難易度が高い動作であるため，必要時，看護師が身体保持や動作の誘導を行い，転倒予防に努める（➡❻） ❻片麻痺患者の麻痺肢が支持性に乏しい場合は，非麻痺肢を振り出す際に転倒の危険性がある。そのため，身体を回旋する角度は大きくなるが，そのまま非麻痺肢を軸に回旋したほうが安全である
5	**腰を下ろす**（図3-11d） 殿部が車椅子の座面の位置まで回旋したら，お辞儀をするように上体を前傾させて車椅子にゆっくり腰かけてもらう	●十分に回旋しきらないうちに勢いよく座らないように，患者自身にも車椅子の位置を確認してもらい，ゆっくりと座るよう誘導する（➡❼） ❼高次脳機能障害を合併している患者は，性急な動作となりがちであり，着席時に車椅子ごと後方に転倒するリスクがある。座る動作での自然な重心移動を体得してもらい，安全な移乗につなげる

方法	留意点と根拠
6 姿勢を整える (図3-11e) 車椅子のフットサポートを下げて，下肢を乗せる	●上下肢で車椅子駆動を行う場合は，駆動に用いない側の下肢のみフットサポートに乗せる ●履物を履くタイミングは，移乗前，移乗後のどちらでもよい。靴を履く動作は，一連の移乗動作のなかでも難易度が比較的高い動作であるため，作業療法士などとも連携して，患者が安全に着脱できる動作や履物を考えていく

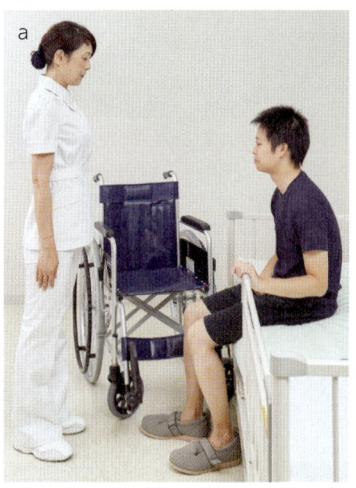

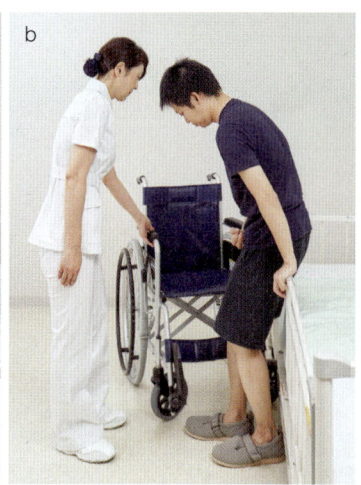

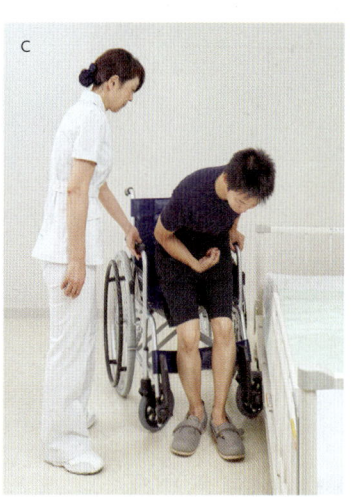

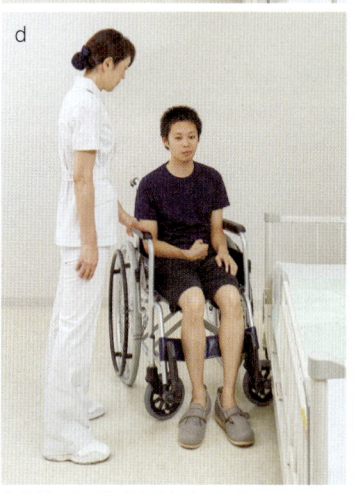

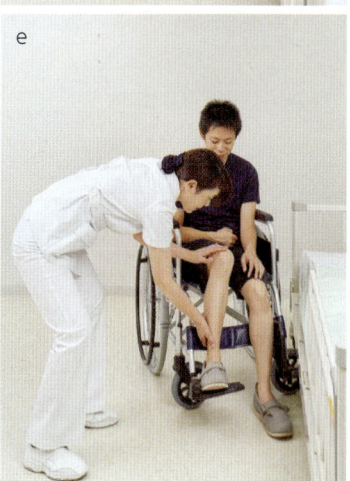

麻痺側からの移乗介助方法を示す

図3-11 車椅子移乗の自立に向けた援助（見守り）

6) 歩行の自立に向けた援助（片麻痺患者）

- ●目　　的：患者の歩行能力を引き出し，安全かつ自立に向けた歩行の習得を援助する
- ●適　　応：病棟内での歩行を許可された患者
- ●使用物品：歩行補助具（患者の歩行能力に合わせて選択する）

方　法	留意点と根拠
1　環境整備を行う 　1）床がぬれていないか，障害物はないか，ズボンのすその長さは適切か，履物は適切かを確認する（→❶） 　2）杖が安全に使用できる状態であるか確認する（杖の長さは患者に合っているか，先端ゴムキャップは摩耗していないか，荷重をかけてもぐらつかず安定しているか）（→❷）（図3-12） 30度 15cm 15cm ①立位で肩幅程度に両下肢を開き，健側上肢で杖を持つ ②足先から15ｃm前方に杖を置き，次にそこから15cm外側に杖を置いた際に肘関節屈曲が30度になるように杖の高さを合わせる ③肩が自然な位置にあるか確認し，調節する 図3-12　杖の高さの合わせ方	❶❷転倒の外的要因を調整する
2　患者の腰部に介助ベルトを装着する	●患者の歩行能力に応じて身体支持方法を選択する。歩行の安定度によっては，身体支持はせず見守りを行う（→❸） ❸患者の歩行能力を引き出すために過度な介助は避ける
3　患者に杖を健側上肢で把持してもらう 　1）杖には，上から垂直に荷重するよう指示する 　2）杖に頼りすぎないよう，両下肢に荷重するよう指示する（→❹）	❹緊張などで必要以上に上肢に力が入りすぎる患者も少なくない。患者の歩行能力に応じた歩行補助具を選択しているため，それに応じた歩行補助具への荷重と下肢の活用を行うことで自立した歩行へとつなげる
4　看護師は患者の麻痺側斜め後方に位置して，介助ベルトを保持する	●介助ベルトには，引いたり押したりといった外力は加えず保持する。転倒の危険性があるときのみ，転倒や外傷の回避のために看護師の力を加える（→❺） ❺外力を加えると，患者が自身のペースで歩行しづらくなる

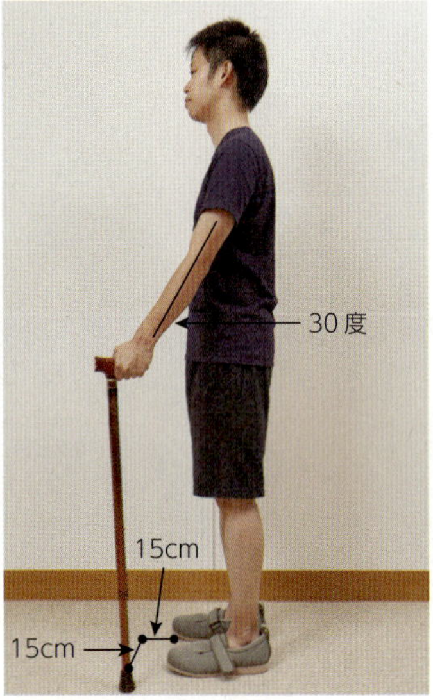

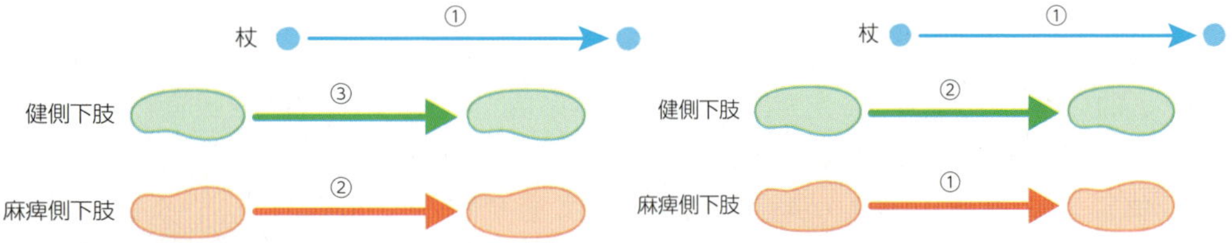

a　3動作歩行（常時2点支持歩行）
　①杖⇒②麻痺側下肢⇒③健側下肢の順に出す

b　2動作歩行（交互2点1点支持歩行）
　①杖と麻痺側下肢⇒②健側下肢の順に出す

図3-13　杖を用いた歩行のしかた

方 法	留意点と根拠
5　患者の歩行能力に合わせた歩行パターンで歩行を援助する（図3-13） 　1）看護師は，患者の歩行ペースや歩幅に合わせて歩行する 　2）患者の疲労に配慮し，表情を観察する 　3）適宜，歩行距離を調整し，休憩をとる	●患者は歩行パターンに慣れないうちは足元を見てしまうことが多いため，前方を向いて周囲の安全に注意しながら歩行できるよう促す（➡❻） ❻自立した歩行のためには，患者自身が周囲の状況を確認し，危険回避できることが必要である

文献

1) 菱沼典子：看護形態機能学　改訂版，日本看護協会出版会，2006．
2) 清水五弥子・目谷浩通：リハ病棟，"ちょっと"気になる事例　第10回，リハビリナース，5(4)：402-405，2012．
3) 北住映二：脳性麻痺の経過と重症度分類，周産期医学，43(2)：161-165，2013．
4) 小田太士・蜂須賀研二：廃用/過用/誤用症候群とリハビリテーション，理学療法ジャーナル，46(8)：746-752，2012．
5) 横川博英・安村誠司・丹野高三・他：閉じこもりと要介護発生との関連についての検討，日本老年医学会雑誌，46(5)：447-457，2009．
6) 星永剛・北山徹：筋力増強運動の基本，理学療法ジャーナル，38(5)：395-400，2004．
7) 中村恵子監，山本康稔・佐々木良著：もっと！らくらく　動作介助マニュアル－寝返りからトランスファーまで，医学書院，2005．

4 「考える」「注意を払う」機能の障害と援助技術

学習目標
- 「考える」「注意を払う」機能の障害により生じる症状を理解する。
- 「考える」「注意を払う」機能を改善・向上させるための方法を説明できる。
- 「考える」「注意を払う」機能の障害により生じる生活の困難を改善させるための援助方法を説明できる。

1 脳の高次機能とその障害

「考える」「注意を払う」機能は脳の高次機能である。

1）脳の高次機能とは

脳には，呼吸中枢や循環中枢に代表されるような生命を維持する機能と，身体各部を動かす運動機能，触覚や痛覚，視覚，嗅覚，味覚，聴覚といった感覚機能，そして言語，行動，認知にかかわる高次脳機能の4つの機能がある。高次脳機能は「脳の機能で説明される心の機能（認知機能）」[1)]とも表現されている。思考，言語，空間の認知，次元の異なる情報の統合，記憶，行動，状況の判断，動作のプログラムと実行，情動，価値判断や意思決定などである。

2）高次脳機能障害の2つの定義

（1）医学上の定義

医学における定義は「大脳の器質的病因に伴い，失語・失行・失認に代表される比較的局在の明確な大脳の巣症状，注意障害や記憶障害などの欠落症状，感情障害や幻覚・妄想などの精神症状，人格変化，判断・問題解決能力の障害，行動異常などを呈する状態像をさす」[2)]というもので，いわゆる認知障害のなかでも器質的な脳損傷によるものを対象としている。このため，発症あるいは受傷時期が明確である。また，認知症と異なる点は，認知症は進行・悪化すること，記憶障害を特徴とすることである。

（2）行政上の定義

行政上の定義は「記憶障害，注意障害，遂行機能障害，社会的行動障害などの認知障害を主たる要因として，日常生活および社会生活への適応に困難を有する障害」（厚生労働省「高次脳機能障害診断基準」）である（表4-1）。この定義は，2001～2005年に厚生労働省の主導で行われた高次脳機能障害モデル事業の結果として，支援事業の対象となる障害を特

表4-1 高次脳機能障害の診断基準

Ⅰ．主要症状等
1．脳の器質的病変の原因となる事故による受傷や疾病の発症の事実が確認されている。
2．現在，日常生活または社会生活に制約があり，その主たる原因が記憶障害，注意障害，遂行機能障害，社会的行動障害などの認知障害である。

Ⅱ．検査所見
　MRI，CT，脳波などにより認知障害の原因と考えられる脳の器質的病変の存在が確認されているか，あるいは診断書により脳の器質的病変が存在したと確認できる。

Ⅲ．除外項目
1．脳の器質的病変に基づく認知障害のうち，身体障害として認定可能である症状を有するが上記主要症状（Ⅰ-2）を欠く者は除外する。
2．診断にあたり，受傷または発症以前から有する症状と検査所見は除外する。
3．先天性疾患，周産期における脳損傷，発達障害，進行性疾患を原因とする者は除外する。

Ⅳ．診断
1．Ⅰ～Ⅲをすべて満たした場合に高次脳機能障害と診断する。
2．高次脳機能障害の診断は脳の器質的病変の原因となった外傷や疾病の急性期症状を脱した後において行う。
3．神経心理学的検査の所見を参考にすることができる。

厚生労働省による

定するために示されたものである。それまでにあった福祉制度の枠組みでは障害認定されない人々を救済するためのものであり，既存の障害者施策と矛盾しないように配慮されている。したがって，記憶障害，注意障害，遂行機能障害，社会的行動障害を伴わずに失語症がみられる場合は除外される。また，アルツハイマー型認知症などの進行性疾患も除外される。

2 「考える」「注意を払う」機能が障害された状態

1）高次脳機能障害の原因（表4-2）

（1）局所的な脳損傷

　脳梗塞，脳出血，脳腫瘍では梗塞，出血，腫瘍の発生部位および圧迫部位の機能に対応した高次脳機能障害が出現する。脳の主要な血管が支配する領域で生じる高次脳機能障害を表4-3に示す。頭部外傷のうち，脳挫傷や血腫による脳の限局された損傷のみの場合は，その部位に関連した症状が出現する。

（2）びまん性脳損傷（頭部外傷，低酸素脳症）

　頭部外傷のうち，脳の軸索が強く引っ張られて広範囲に断裂することで生じるびまん性軸索損傷や，循環不全または呼吸不全などにより脳への酸素供給ができなくなることで生じる低酸素脳症では，脳損傷が広汎性であり，複数の高次脳機能障害が組み合わさってみられる。

2）高次脳機能障害の症状

（1）脳の機能の局在に対応した症状

　ここでは他節で取り扱わない症状について述べる。

表4-2 高次脳機能障害につながる主な疾患

限局性	脳出血，脳梗塞 限局的な頭部外傷（脳挫傷） 限局的な脳腫瘍
汎発性	くも膜下出血 びまん性の頭部外傷（びまん性軸索損傷） ウイルス性脳炎，結核性髄膜炎，真菌性髄膜炎 一酸化炭素中毒，低酸素脳症

表4-3 主要な血管支配領域内の病巣と高次脳機能障害

血管	病巣側	高次脳機能障害
前大脳動脈	左	超皮質性運動失語など
	脳梁の広範囲な損傷	脳梁離断症候群
中大脳動脈	左	失語，失読，失書，失行
	右	半側空間無視，病態失認
後大脳動脈	左	純粋失読，連合型視覚失認
	右	相貌失認，地誌的見当障害
	両側	連合型視覚失認，統覚型視覚失認，相貌失認

①失　　行

　失行は「運動麻痺，失調，不随意運動などがなく，どのような行為を行うべきか認識しているにもかかわらず，要求された行為を正しく遂行できず，異なる行為を行う状態」[3]である。行為の遂行は毎回同じように障害されるわけではなく，できるときとできないときがあり，誤り方も一定しない。失行には以下のように，いくつかのタイプがある。

- **肢筋運動失行**：中心回の損傷により生じる。病巣の反対側の上肢の運動が稚拙となり，ペンをつかむことができない，箸・スプーンがうまく使えないなどの症状がみられる。
- **観念運動失行**：病巣として左頭頂葉と左前頭葉の損傷が重要視されている。行為の遂行条件によりパントマイム失行と使用失行に分類する立場もある。パントマイム失行は，象徴的行為や道具使用のパントマイムができない[4]状態である。

　　例：バイバイ，おいでおいで，敬礼を行うように指示するができない。包丁を持った手の形をして野菜を切る真似をするということができない。

　一方，使用失行は道具が何であるかわかっているのに，うまく使えない[5]状態である。

　　例：「ブラシで髪をとかす」「ハサミで紙を切る」など単一物品の使用を口頭で指示するが，行えない。また，マッチ，ろうそく，燭台を用意して「ろうそくに火をつける」，茶筒，急須，ポット，茶わんを用意して「お茶を入れる」などの指示をすると，一連の行為ができない。

- **口腔顔面失行**：観念運動失行が口腔顔面に生じた場合と考えられている。顔面下部，舌，喉頭，咽頭の筋を用いた意図的な動作の遂行が障害された状態である[6]。

　　例：舌・唇の運動，嚥下動作，顔の表情を指示どおりできない，食事を食べるなど反射では動くが，指示には従えない。

- **着衣失行**：右頭頂葉の損傷により生じるといわれるが，はっきりしていない。衣類を自分の身体との関連で正しく着用するという行為が，選択的に困難となる状態[7]である。衣服の左右・前後・上下を間違える，行き当たりばったりで袖を通す，着方がだらしないなどの症状がみられる。
- **構成失行**：左右頭頂葉の損傷により生じる。言語命令あるいは与えられた手本を視覚的に見て，模倣することによって様々な空間的な形態を構成することができない状態[8]である。本の整理ができない，図形が描けない，積み木が積めないなどの症状がみられる。

② 失　　認

　失認は，感覚機能（視覚・聴覚・触覚など）はほぼ正常であるのに，ある一つの知覚を介して対象を認識または同定することができない障害である[9]。視覚に生じた状態が視覚失認であり，後頭葉の損傷により生じる。視覚失認の一つに相貌失認がある。側頭葉から頭頂葉にかけての損傷で聴覚失認，頭頂葉の損傷で触覚失認が生じる。

- 視覚失認：要素的な感覚が保たれているのに，①その対象物が一まとまりの表象として把握されないという障害，また，②表象としては把握されているのに，それが過去において蓄えられている経験と結びつかない障害により，視覚的に提示された物品が何であるのかわからない状態[10]である。一般には視覚性の物体失認を指す。鉛筆，歯ブラシなどの物品を提示し，名前を言うように指示しても名前を呼称することができない，物品の使い方を口頭や身振りで示すことができない，という症状がみられる。
- 相貌失認：熟知している人の顔を見て，誰であるかわからない。相手の声を聞けば誰であるかわかるが，顔を見ただけでは誰であるか，どのような人物であるかわからない。
- 聴覚失認（環境音失認）：話し言葉はわかるが，環境音を聞いてそれが何の音かわからないという状態である。電話・時計などの日常品，自動車・電車などの乗り物，救急車や消防車などのサイレン，動物の鳴き声，雨・風・雷などの自然現象などの環境音を聞かせても，それが何の音か答えられない。
- 触覚失認：体性感覚障害がないのに，物品を触っても，それが何なのか認知できない状態である。病巣の反対側に現れる。閉眼した状態で本人が知っているはずの物を触ってもらった際，名称や使い方を言うことができない。また使い方を身振りで示すことができない。

③ 視空間失認

a. 地誌的見当識障害：屋内外を移動する際，道に迷う。
　後頭葉の損傷により生じる。次の2つのタイプがある。

- 街並失認：自宅や家の近所などよく知っているはずの風景や，誰の家かがわからない。
- 道順障害：目印となる建物や風景はわかるが，それをもとにどちらに進めばよいかがわからない，何度行っても自分の病室と売店との位置関係がわからない。

b. 半側空間無視

　主として右頭頂葉の障害により，左の半側空間無視が生じる。「大脳半球病巣と反対側の刺激に対して，発見して報告したり，反応したり，その方向を向いたりすることが障害される状態」[11]である。次のような症状がみられる。

- 片側にある物を見落としやすい
- 片側にある物にぶつかる
- 絵を描かせると片側半分がない

④ 身体失認

　身体失認は，麻痺のある上下肢が自分のものであるという感覚が低下した状態である。右側の前頭葉・側頭葉・頭頂葉を含む広範な損傷により，左上肢にみられることが多い。患側上肢をベッドから垂らしたままでいたり，身体の下になっているなどの症状がみられる。

⑤遂行機能障害

遂行機能は，目標の設定，計画の立案，計画の実施，効果的な行動の実施という要素を含む。遂行機能障害は，前頭葉背外側面の損傷により生じる。「言語，記憶，行為など一定の独立性をもった高次脳機能が保たれているにもかかわらず，それらを有効に活用できない障害」[12]と定義される。以下のような症状がみられる。

- 手順どおりに作業ができない
- 一つひとつ指示されないと行動がとれない
- 自分で見通し・計画を立てられない

⑥脳梁離断症候群

脳梁が損傷すると，表4-4に示すような症状がみられる。

（2）よくわかっていない症状

①注意障害

注意には，ある刺激に焦点を当てる（選択），注意の強さを一定期間持続させる（持続），より重要な情報に反応する（転換），2つ以上の刺激に同時に反応する（配分）の4つの要素がある。注意障害とは「目的志向的な行動を制御する機能の障害」である。注意は複数の要素から構成されているため，前頭葉，頭頂葉，基底核，視床，脳幹網様体などの神経回路の損傷により生じ，損傷部位により様々な症状となる。よくみられる症状は以下のとおりである。

- **全般性注意障害**：表情に細かな動きがない，ぼんやりしていて自分の周りの人や事象に関心を示さない，視線の動きに目的性が乏しく浮動的に動く，問いかけに速やかに返答しない，簡単な計算でミスしやすく，ミスに無頓着
- **容量性注意障害**：少し難しい質問をすると混乱して答えられない，5桁未満の数字の復唱が困難
- **選択性注意障害**：物音などに気を取られる，問いかけにすぐに注意が向けられない，他のことに関心を転換できない
- **持続性注意障害**：多弁・多動的で落ち着きがない，会話が続かない，会話の脈絡がない，話題がほかのことに移りやすい

②社会的行動障害

衝動や欲求をコントロールし，その場の状況に応じて的確に行動する，他者との関係を良好に保ち，自立して生活することが障害された状態である。以下の症状がみられる。

表4-4 脳梁離断症候群

- 左手の失書
- 左手の失行
- 左視野の失読・呼称障害
- 左手の触覚性の呼称障害
- 右手の構成障害
- 純粋失読
- 拮抗失行
- 他人の手徴候
- 右手の道具の脅迫的使用

- 感情や行動をコントロールすることができない（易怒性，衝動性，脱抑制）
- 人間関係が構築できない
- 意欲・自発性が低下し，促されないと行動を開始できない

看護技術の実際

A 症状の改善・機能の向上を目指す援助

- 目　　的：注意，空間表象，対象物の識別，遂行機能，欲求・感情のコントロールにかかわる機能を改善する
- 適　　応：注意障害，失行・失認，遂行機能障害，脱抑制がみられる人
- 使用物品：各種課題

1）注意の向上

	方　法	留意点と根拠
1	**エクササイズ：注意機能を反復して使用する（➡❶）** ・単純反応時間課題（単一刺激の出現に対してできるだけ速く応答する） ・複雑（選択）反応時間課題（複数刺激から標的刺激の出現を識別・選択して応答する） ・マッチング課題（錯綜図から特定の図形を抽出する）	❶注意に負荷をかける課題を反復練習することで注意機能を全般的に刺激し賦活化して改善を図る
2	**エクササイズ：障害された特定の注意機能に働きかける（➡❷）** 1）下位から上位レベルへと段階的に働きかける （1）外的刺激への注意と反応性 単純反応時間課題 （2）外的刺激への集中力 時針配置課題（速く動く時計の針を指定した位置に停止させる） （3）状況刺激の探査と選択 刺激選択課題（ディスプレイに出現する関連のない刺激から標的刺激を検出する） （4）内的刺激への注意 時間評価課題（時間経過を動作，時計のイメージ，計数などの内的刺激に注意して，時間経過を判断するための手がかりとして利用する） （5）反応と行動の調整 リズム音再生課題（タッピング・キーなどでリズム音を再生する） 2）注意の機能別に働きかける （1）持続性注意 標的音同定課題（いくつかの音系列から標的音を同定して応答し続ける） （2）選択性注意 抹消課題（目標刺激を多数の非目標刺激から選択して印を付ける）	❷注意の4つの要素（選択・持続・転換・配分）のうち，障害された機能に集中的に働きかけることで改善を図る

方法	留意点と根拠
（3）柔軟（転換）性注意 交代性課題（数字と文字を交互につなぐ，提示された数字に特定の数字を加算・減算を交互に切り替える） （4）分割性注意 二重課題（物語を読みながら指定した単語を数える）	
3　全般的な刺激を与える ・ラジオ体操のような全身運動を行う機会を設ける（➡❸）	❸全身運動により脳全体の活性化を図ることができる
4　代償（意図的に注意を補う）（➡❹） 1）自分の活動を意識的に監視する 特定の時間に自分の活動について自分でたずね，答える。アラームをかけて時間の合図を行う ・今，自分は何をしているのか ・この前には何をしていたのか ・これらか何をしようとしているのか 2）自分のペースで活動し，適宜休憩をとるように促す（➡❺） 3）重要なことは書き留めるよう促す（➡❻）	❹注意に負荷がかかることで逆に注意不足による誤りが生じやすくなるため，意図的に注意を補うことが必要 ❺疲れやすく，注意が続かないことが多いため ❻注意の転換が困難な場合は，別の刺激で注意がそれると，元の刺激に注意を戻すことが困難となるため，速やかに戻れるような手がかりを残す
5　補助的手段を用いる（➡❼） ・1日の行動を予定表に記入する ・ボイスレコーダーを使用する ・アラーム機能を使用する ・スマートフォンのメモ，スケジュール機能を使用する	❼大切な情報を保持したり，予定した活動を開始することが困難となるため，補助手段を利用して補う
6　注意する行動の頻度を高める（➡❽） ・励ます（注意行動を喚起する動機づけをする） ・「○○したときは必ず△△をする」ということを反復的に指示する ・不注意時や困惑時は落ち着くように指示する ・「ゆっくりと行いましょう」「行う前にもう一度動作を言葉で言ってみましょう」と促す ・実際に行った注意行動を認め，強化する ・注意ができたとき報酬を与え，不注意行動をとったときには罰を与えるということを適宜組み合わせる	❽注意行動を喚起・強化すること，不注意行動に罰を与えることで注意行動の頻度を高める
7　環境を調整する（➡❾） ・作業時はテレビを消す ・時計は秒針音のしないものにする ・他の人の動きが眼に入らないようにする ・周囲を整理整頓する	❾刺激が多いと注意がそれやすく，集中できない

2）失行・失認の改善：肢節運動失行

方法	留意点と根拠
1　エクササイズ：上肢や手・指を反復的に使用する（➡❶） ・ペグ差し，折り紙	❶練習により習得した運動は実生活のほかの動作には反映されにくいとされるため，実際に必要な動きを練習する必要がある
2　代償 ・動作や行為を言語化（自己教示）する（➡❷）	❷言語化することで，動作や行為過程に対する自己制御を強める

方法	留意点と根拠
・実行中の自分の動作や行為を強く注目するように促す（➡❸❹）	❸望ましくない動作や行為を抑制し，正しい動作や行為を選択的に活性化させる ❹動作や行為を強く意識することで，目的の動作や行為が浮動することを防ぐことができる
3　補助手段を利用する ・動作や行為に対して外部から言語的指示を与える（➡❺） ・電動化された用具を使用する（➡❻）	❺言語指示により誤った動作や行為を避けられる ❻電動化された用具を使用することで，複雑な運動や動作の実行を避けられる
4　学習や行動の原理を応用する ・行為を下位の動作単位に分け，動作単位を系列化する（➡❼） ・系列化した単位動作を連鎖的に組み合わせていく（最終の単位動作から逆順に連鎖を形成していく）（➡❽） ・誤りが起こらないように適宜，声をかけたり手がかりを提示する（➡❾）	❼下位の動作単位に分けることはシェーピングの理論[*1]による ❽最終の単位動作から逆順に組み合わせて形成するほうが獲得されやすい ❾誤りの発生は動作獲得を妨げる
5　環境調整（➡❿） ・動作や行為の具体的な手がかり（動作の方法や手順を写真にしてカード化するなど）生活場所に配置しておく ・普通道具を使って行うような課題を，道具なしで行うようにアレンジする ・必要な道具の選択に制限をかけたり，手慣れた道具を使用するように設定する ・一連の道具が必要な課題は避ける	❿生活環境を整えることで，活動に混乱が生じないようにすることができる

[*1] シェーピングの理論：行動を強化する行動療法の一つ。最終的な目標となる行動の獲得に向けて，より簡単な行動課題から段階的にスモールステップの形で設定し，順次に遂行していくことで最終的目標に到達する方法

3）失行・失認の改善：着衣失行

方法	留意点と根拠
1　エクササイズ：着衣行為を反復練習する（➡❶） ・容易に着ることのできる衣服を選んで練習する ・服の種類を少しずつ増やしていく	❶反復練習することで回復や改善が期待できる
2　代償 ・服の向きや位置関係（上下・左右・表裏），着用の手順を言語化する（➡❷） ・着衣の過程を細分化し，1段階ずつ言語化しながら着脱する（➡❸）	❷動作や行為を言語化することで，動作や行為過程に対する自己制御を強める ❸望ましくない動作や行為を抑制し，正しい動作や行為を選択的に活性化させる
3　補助手段を利用する ・服に前後・左右・上下を示す目印や，身体部位を表示する印を付ける（➡❹）	❹視覚的な目印は，身体と衣服の位置関係の対応づけを容易にする
4　学習や行動の原理を応用する ・着衣するために，はじめは手がかりを最大限に提示し，徐々に減らしていく（手がかり漸減法） ・着衣の練習時，誤りが生じないように着衣が容易な服を選択したり，適宜手がかりを提示する（無誤謬学習）（➡❺） ・通常の手順とは逆の段階から練習する（背向型連鎖法[*2]）（➡❻）	❺誤りの発生は動作獲得を妨げる ❻最終の1つ前の段階から逆順に練習するほうが獲得されやすい

	方　法	留意点と根拠
5	**環境調整**（➡❼） ・着衣しやすい衣服を用意する ・着衣の手順を図にし，順番に示す ・服を着やすい状態で手渡す	❼環境を整えることで，活動に混乱が生じないようにすることができる

＊2 背向型連鎖学習の原理：目標に近い手順から開始し，徐々に最初の手順に戻っていくように学習を構成するもの。目標となる行動に看護師が援助を行うことで必ず目標達成する。そこから徐々に援助を減らしていき，最終的には一人でできるようになることを目指す
例）排泄動作の自立を目標とする場合，はじめは看護師が全部介助しながら実施し，次に排泄物を流す（始末する）ところを患者にやってもらって，排泄動作を完成させる。それができたら，下着とズボンを上げるところから患者にやってもらうというように，ステップアップする

4）失行・失認の改善：視覚性失認

	方　法	留意点と根拠
1	**エクササイズ：眼球運動を大きくする**（➡❶） ・壁に図を貼り，ポインターで図を示し，開始点を 5 秒くらい見てもらう ・ポインターで示す位置をずらし，頭を動かさないようにして眼をポインターの位置に動かしてもらう ・開始点を見つめる時間を徐々に短くしていく（➡❷） ・移動の距離を徐々に長くしていく ・ポインターを移動させる軸は，水平・垂直・45 度・135 度などとする	❶視覚性失認のある患者は，視野障害を併せもつ場合が多いため，視野障害の改善を図る ❷1 点から別の 1 点に向かって視線を急に動かす運動（サッケード）を大きくすると，より広い視野を得ることができる
2	**エクササイズ：視覚探索を行う** ・壁に課題の図（たとえば数字をランダムに並べた図）を貼り，ポインターを使って順番に結んでもらう ・容易にできるようになったら，複雑な課題を行う	
3	**健常な他の感覚を利用する**（➡❸） ・物を見せて名前を言ってもらう ・見ただけで名前が言えない場合は，手に取ってから名前を言ってもらう	❸他の感覚を用いると何なのかがわかる

5）失行・失認の改善：半側空間無視

	方　法	留意点と根拠
1	**病識を促す**（➡❶） ・物品をばらまいて，拾ってもらう ・簡単な文や住所などを模写してもらう ・無視側に頭を動かすように指示し，見落としがあることに気づいてもらう	❶改善には病識をもつことが必要
2	**エクササイズ：注意を方向づける** ・文字を読んでもらう際に，無視側に配列された文字をライトで照らす ・文字を読んでもらう際に，無視側を見るように口頭指示をする ・文字や数字が書かれたカードを右から読んでもらい，正しければ無視側に移していく ・絵を見て，何が描かれているか答えてもらい，見落としがあったら「ほかに何かありませんか？」と質問する	
3	**無視側に刺激を与える**（➡❷） ・無視側に患者の好きな物を置いておく ・無視側に一定の感覚で音が鳴るよう，アラームを設定する	❷注意を無視側に向ける，無視側から刺激を与えることで改善を図る

6）遂行機能の向上

	方　法	留意点と根拠
1	**エクササイズ：問題解決（➡❶）** ・問題や課題を詳細に分析する ・実際に問題を解決する ・解決した結果を評価する ・結果が正しくない場合は，一連の過程を再度繰り返す ・上記過程を言語化してもらう	❶非意識的に行われる認知・思考（問題解決）過程をしっかりと意識化することで，認知機能に対する制御を強めることができる
2	**エクササイズ：流暢性向上** ・ある音で始まる単語，条件に合った単語，物品の使い方，ある状況の解決法，ある形を使った絵柄を考えてもらう（➡❷）	❷情報操作の柔軟性，多様性を求めることで，認知機能に対する制御に負荷をかけることができる
3	**エクササイズ：抽象性向上** ・2つ以上の物品の類似点や共通点を指摘してもらう（➡❸） ・比較的長文を読み，要旨をまとめたり，タイトルをつけてもらう	❸情報の関連づけや取捨選択を求めることで，認知的な制御力を刺激することができる
4	**代償** ・自分の行動の見通しと実行手順を言語化（自己教示）してもらう（➡❹❺） 「動作開始」「目標」「手順」などを声に出して言ってもらう ・徐々に心の中で言語化して実行できるようにしていく	❹他の健常な機能を介在させて再編成することで以前と同程度の遂行機能を確保することができる ❺言語化することで認知・行動過程を意識化することができる
5	**補助手段を使用する（➡❻）** ・スケジュールノートを使用するよう促す ・1日のスケジュール，1週間のスケジュール，1か月のスケジュールと，使い分けをする ・スケジュールが終了したら，チェックして，次の活動を確認する	❻補助手段を使用することで患者と環境の適応的な関係を確保することができる
6	**行動を認める（➡❼）** ・適切な行動をとったときは認める ・不適応行動を発生させている原因を明確にして，それを除去できるようにする	❼行動を認めることにより，自己効力感や達成感をもつことができ，それにより適正な行動の頻度を増やして不適応行動を減らすことができる
7	**環境を整える（➡❽）** ・患者が行わなければならない行動や活動を種類別にまとめて表示する ・情報提供する場合は，一見してわかりやすい表現形式にする	❽環境を整えることで遂行機能障害への影響を減らすことができる

7）欲求・感情のコントロール

	方　法	留意点と根拠
1	**興奮や攻撃などの行動をアセスメントする（➡❶）** ・6日間にわたり，12時間ずつの行動記録を作成する ・行動をとらせた周囲の状況，行動前後の反応，行動の悪化要因・改善要因を明らかにする	❶行動アセスメントにより，介入方法を検討する

	方法	留意点と根拠
2	**環境を是正する**（→❷） ・過剰な刺激を与えないように，訪室は1〜2人とし，短時間にする ・行動の選択を一部，患者本人に任せる ・エクササイズでは成功しやすい課題を組み込む ・患者が自分自身の行動を観察して，記録できるように促す	❷興奮を喚起するような環境，騒音，能力に見合わない要求，面会や介入による疲労は感情コントロールを不良にする
3	**行動を修正する** 1）トークンエコノミープログラム 大声を出すなどの問題行動が一定時間見られなかった場合，患者にほめ言葉とともにトークン（患者にとって価値のあるもの：菓子，カード，外出など）を与える（→❸） 2）タイムアウト法 不適切な行動（大声を出す，暴力をふるう，攻撃的な態度をとるなど）がみられた場合，かかわりを中断する（→❹） ・TOOTS（time-out-on-the-shot）：問題行動が認められたら，ただちにその場を離れて患者を無視し，その後何事もなかったかのように接する ・状況的タイムアウト：問題行動が見られた場合，患者を別の部屋か部屋の隅に数分間移す ・タイムアウト部屋：状況的タイムアウトが失敗した場合や身体的に危害が及ぶ可能性がある場合は，患者をタイムアウト部屋に移し，興奮が収まっていたら起こったことに何も触れずに部屋から出ることを認める	❸報酬を与えることで望ましい行動を強化することができる ❹問題行動に周囲が関心を示すとエスカレートする

B 日常生活における援助

- 目　　的：考える・注意を払う機能の障害により生じる生活のしづらさを改善する
- 適　　応：考える・注意を払う機能の障害により日常生活に困難を生じている人
- 使用物品：各種活動の手がかり（手順・順路を示す目印など）

1）食　事

	方法	留意点と根拠
1	**観　察** 〈注意障害〉 ・周囲の刺激に反応し，なかなか食事が進まないことはないか（→❶） ・食事摂取時間（30分以内に70％摂取できているか）（→❷） 〈半側空間無視〉 ・無視側の食事に手をつけようとしないことはないか（→❸） ・茶碗や皿の無視側半分に手を付けようとしないことはないか ・全部食べていないのに「自分のおかずは足りない」ということはないか（→❹）	❶選択性注意障害により，外部からの刺激に対し頻繁に注意を奪われたり，持続性注意障害により注意を集中することができず，食事が進まない ❷30分以上かけると集中力の低下や疲労が著明となる ❸半側空間無視によりトレーの無視側や注視したそれぞれの食器の無視側の食物に気がつかず，食べ残す（玉ねぎ現象） ❹半側空間無視により健側にあるものを食べただけでは満腹にならないことや，健側の隣の人が食べているのを見るような環境にある場合は，食事の不足を訴える

方法	留意点と根拠
〈失　行〉 ・スプーンの使い方が稚拙ではないか ・箸1本で食べようとしたり，スプーンやフォークの柄で食べようとしていないか ・手づかみで食べようとしていないか	●肢節運動失行によりスプーンや箸の使用が稚拙になる。観念運動失行（使用失行）によりスプーンや箸の使い方がわからなくなる
〈遂行機能障害〉 ・決まったものしか食べないことはないか ・各皿から均等に食べることができているか ・食べるものがなくなっても食べようとすることはないか	●遂行機能障害により，1つのものにこだわったり，段取りよく食べることができなくなる
〈脱抑制〉 ・次々と食べ物を口に運ぶことはないか ・自分の食事が済んだ後，他の患者が残した食事を食べてしまうことはないか ・食事は全量摂取しているのに常に空腹感を訴えていないか	●脱抑制により，食事摂取のコントロールが不良となることがある
2　援　助 〈注意障害〉 1）食事中，集中が途切れるようであれば，カーテンを閉めるなど個の空間をつくる 2）食事中はテレビを消す 3）食堂で他の患者と一緒に食べる場合は，座席を考慮する	●刺激が入る環境ではより注意散漫となりやすい。食事中の環境調整が必要
〈半側空間無視〉 1）健側が壁になるように食事場所を設置する（➡❺） 2）トレーを健側に置き，徐々に中央に近づける（➡❻） 3）食事開始前にメニューを指差して確認する（➡❼） 4）食事中，見落としがある場合は，声をかけて気づけるようにする（➡❽）	❺健側から刺激が入ると，無視側への注意が向きにくくなる ❻半側空間無視が重度であると，無視側からの刺激は逆効果となる ❼メニューの説明により食べ物を認識することができる ❽声かけにより無視側の食べ物に注意を払ってもらう
〈失　行〉 1）患者の使い慣れた箸やスプーン，フォークなどを使用する（➡❾） 2）食事動作を言語化してもらう（➡❾） 3）患者と同じ側に立ち，手を添えて箸・スプーン・フォークを正しく持ち，食物をすくって口に入れる一連の動作を介助する（➡❿） 4）徐々に介助を減らしていく（➡⓫） ・箸・スプーン・フォークを正しく持ち，食物をすくうところまで介助し，口に運ぶところは患者にやってもらう ・箸・スプーン・フォークを正しく持つところまで介助し，食物をすくって口に運ぶところは患者にやってもらう ・一連の動作を見守る	❾代償を用いる ❿誤りの発生は動作獲得を妨げるため，正しい方法で行えるよう介助する ⓫シェーピングの理論を用いて動作を部分に分けて練習する
〈遂行機能障害〉 1）食事動作の過程を言語化してもらう（➡⓬）	⓬言語化することで食事動作の過程を意識化することができる
〈脱抑制〉 1）配膳車の扉は開けられないようにする 2）食堂で摂取している場合は，食後は速やかに別の場所に移動する	●患者が容易に食べ物に触れられないようにする

2）排　泄

方　法	留意点と根拠
1　観　察 〈注意障害〉 ・そわそわしたり，もぞもぞして落ち着きがなくなることはないか ・ズボン・下着を脱ぐ動作が性急・粗雑でうまく脱げないことはないか ・排泄が終わるまで便座に座っていることができるか	●注意の容量が小さいと，尿意を感じたときに他のことに集中することが困難となる ●注意の維持に障害があると，集中して動作に取り組めず，排泄動作の継続が困難となる
〈半側空間無視〉 ・トイレの場所を見落とすことはないか ・自室の場所を見落とし，帰室できないことはないか	●トイレや自室が無視側にある場合，見落として通過してしまう可能性がある
〈失　行〉 ・トイレで衣服をどのように脱いだらよいかわからないことはないか ・トイレットペーパーの使用方法がわからないことはないか ・使用したトイレットペーパーを便器の中に捨てることはできるか ・排泄の後始末がわからないことはないか ・尿器・便器・ポータブルトイレの使用方法がわかるか	●失行があると，一連の排泄動作における部分部分の順番を間違えたり，省略したり，物品との関係を間違える
〈遂行機能障害〉 ・どのような順番で排泄行動を行うかわかるか ・排泄動作の途中で何かにこだわり，前に進めないことはないか ・排泄にこだわり，何度もトイレに行こうとすることはないか ・トイレに行くことにこだわり，他のことができないことはないか ・便座に座り続けることはないか	●遂行機能障害により順序立てた排泄行動がとれなくなる ●遂行機能障害により行動の転換の障害が生じ，従前の行動が再び出現（保続）し，その方法に固着する
2　援　助 〈注意障害〉 1）トイレに行きたくなったら，ナースコールを押すように繰り返し説明する（➡❶） 2）手順を声を出して言いながら排泄動作を行ってもらう（➡❷）	❶尿意を感じてそれが処理できないと，他のことに集中できなくなる ❷手順などを声を出して言いながら行ってもらうことで動作に集中させることができる
〈半側空間無視〉 1）トイレの場所が無視側になる場合は，トイレと反対側の廊下の壁に目印を付ける（➡❸） 2）可能であれば，トイレへ行く際および自室に戻る際に，トイレおよび自室が健側になるような部屋に入室する（➡❹） 3）トイレまでの順路を図や写真で示す（➡❺）	❸目印を使うことで，無視側にあるトイレや自室に気づくことができる ❹トイレと自室の関係を健側にくるように配置することで，場所が認識しやすくなる ❺図や写真で順路を示すことで，トイレや自室に気づきやすくなる
〈失　行〉 1）排泄動作を言語化（自己教示）する（➡❻） 2）自己教示が困難な場合は，言語指示を与える（➡❼） 3）排泄動作を部分に分けて，各動作をそれぞれ練習する（➡❽） 4）最終の動作単位から逆に連鎖を形成する（➡❾） 5）排泄動作の手順を図または写真にして掲示する（➡❿）	❻言語化することにより動作に対する自己制御を強める ❼外部からの言語指示により動作を誤らないようにする ❽シェーピングの理論により動作を獲得する ❾背向型連鎖学習の原理により動作を獲得する ❿図や写真で手順を示すことで，混乱が減少する

方　法	留意点と根拠
〈遂行機能障害〉 1）トイレの使用方法，排泄動作の手順，汚物の処理方法を図または写真にしてトイレに貼る（➡⓫） 2）排泄動作の手順を声を出して言うように促す（➡⓬） 3）2）で可能となったら，発声せずに実施するよう促す 4）排泄にこだわる場合は，トイレに行く時間を患者と共に決め，トイレに行った時間を記録する（➡⓭）	⓫手順を目で見て理解できる形式で提示（情報の視覚的構造化）することにより行動に混乱が生じずにすむ ⓬言語化することで，排泄行動が調節される ⓭自分の行動を客観的に把握できるようにすることで，行動の自己修正を図る

3）清潔・整容

	方　法	留意点と根拠
1	観　察 〈注意障害〉 ・歯みがき，ひげをそる，身体を洗う，髪を洗うなど一つのことが続けられるか ・入浴中に他のことで気が散ってしまうことはないか	●注意の維持に障害があると，集中して動作に取り組めず，清潔・整容動作の継続が困難となる
	〈半側空間無視〉 ・ひげそり，整髪など片側を行わないことはないか ・ひげのそり残しに気づかないことはないか	●鏡を見ながら行うような動作は，無視側の見落としをすることがある
	〈失　行〉 ・洗面や入浴に用いる用具を渡してもすぐに置いてしまうことはないか ・歯ブラシ・歯みがき剤などの用途がわからないことはないか ・歯ブラシの柄の部分を持てないことはないか ・シャンプー，石けん，シャワーなどの使い方がわからないことはないか	●失行があると，一連の清潔・整容動作における部分部分の順番を間違えたり，省略したり，物品との関係を間違う
	〈遂行機能障害〉 ・歯みがき，洗髪，身体を洗う手順がわからない，間違えることはないか ・同じ部分だけみがいたり，拭いたりしていないか ・歯みがきを何度も行う，身体を洗い続けることはないか	●遂行機能障害により順序立てた清潔・整容動作が行えなくなる ●遂行機能障害により，行動の転換の障害が生じ，従前の行動が再び出現（保続）し，その方法に固着する
2	援　助 〈注意障害〉 1）歯みがき，髪をとかす，ひげをそる，洗髪，身体を洗う動作の手順を声を出して言いながら行ってもらう（➡❶）	❶手順などを声を出して言いながら行ってもらうことで動作に集中させることができる
	〈半側空間無視〉 1）ひげそり，整髪などで片側を行わない場合は，やり残しを伝え，無視側を意識するよう声をかける（➡❷） 2）ひげそりの場合は，そり残したひげに触ってもらい，全部のひげをそることができるように促す	❷聴覚や触覚による刺激で無視側へ注意を向ける
	〈失　行〉 1）歯みがき，ひげそり，整髪に用いる用具とその使い方が分からない場合は，イラストや写真で示し，ベッドサイドに掲示する（➡❸） 2）洗髪，入浴時は動作を言語化（自己教示）するよう促す（➡❹） 3）自己教示が困難な場合は，言語指示を与える（➡❺） 4）入浴動作を部分に分けて，各動作をそれぞれ練習する（➡❻） 5）最終の動作単位から逆に連鎖を形成する（➡❼）	❸図や写真で手順を示すことで，混乱が減少する ❹言語化することにより動作に対する自己制御を強める ❺外部からの言語指示により動作を誤らないようにする ❻シェーピングの理論により動作を獲得する ❼背向型連鎖学習の原理により動作を獲得する

第V章 障害のある人の生活援助のための看護技術

方　　法	留意点と根拠
〈遂行機能障害〉 1）歯みがき，ひげそり，整髪動作の手順を図または写真にして病室の壁に貼る（➡❽）（図4-1） 2）清潔・整容動作の手順を声を出して言うように促す（➡❾） 3）2）で可能となったら，発声せずに実施するよう促す 4）何度も歯みがきをするなど，こだわりがある場合は，歯みがき時間を患者と共に決め，その回数以上にならないように声をかける 5）清潔・整容動作のチェックボードを作成し，実施したことをチェックする 6）時計を示し，「○○時までに身体を洗い終えましょう」などきっかけをつくる	❽手順を目で見て理解できる形式で提示（情報の視覚的構造化）することにより，行動に混乱が生じずにすむ ❾言語化することで，清潔・整容行動が調節される ●自分の行動を客観的に把握できるようにすることで，行動の自己修正を図る

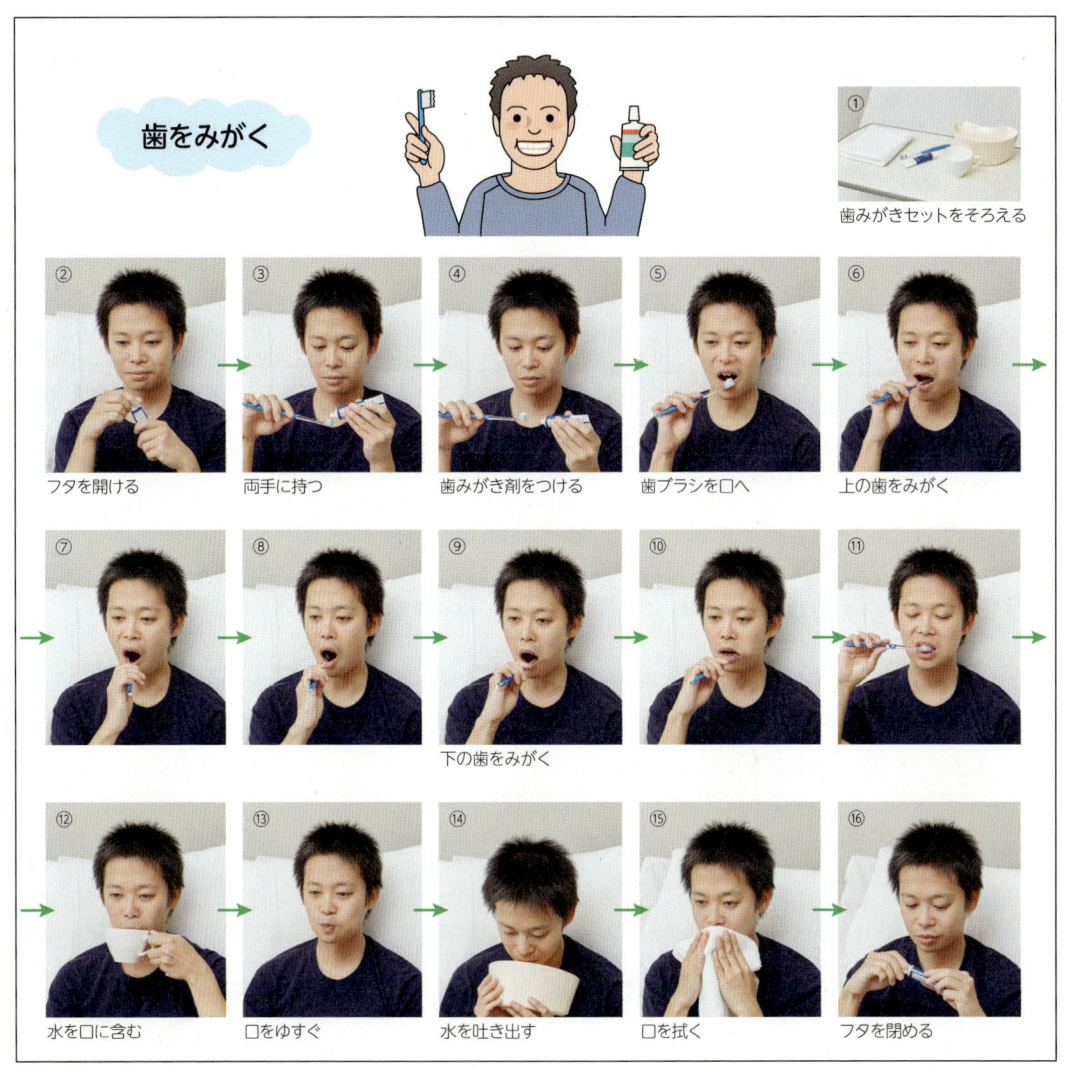

図4-1　歯みがきの手順ポスター

① 歯みがきセットをそろえる
② フタを開ける
③ 両手に持つ
④ 歯みがき剤をつける
⑤ 歯ブラシを口へ
⑥ 上の歯をみがく
⑦（下の歯をみがく）
⑧
⑨ 下の歯をみがく
⑩
⑪
⑫ 水を口に含む
⑬ 口をゆすぐ
⑭ 水を吐き出す
⑮ 口を拭く
⑯ フタを閉める

歯をみがく

174

4）更　衣

方　法	留意点と根拠
1　観　察 〈注意障害〉 ・更衣動作を続けられるか ・更衣動作が性急・粗雑でうまく着脱できないことはないか	●注意の維持に障害があると，集中して動作に取り組めず，更衣動作の継続が困難となる
〈半側空間無視〉 ・健側から着ようとしていないか ・無視側の衣服を忘れたり，見落としたりしていないか ・無視側の衣服の汚れに気づいていないことはないか ・無視側のズボンの上げ下げが不十分なことはないか ・無視側のシャツが出ていたり，衣服が偏っていることはないか ・無視側の袖口やズボンのすそが上がっていることはないか ・ボタンのかけ違いはないか	●半側空間無視により，無視側の衣服の着脱が困難となる
〈失　行〉 ・服を渡しても着ようとせず，服を他の活動に使用することはないか ・何枚もの服を一度に脱ごうとしたり，ボタンやひもに気づかずに着ようとすることはないか ・服の左右，裏表を間違えていることはないか ・服を着た後，整えることができず，だらしなく見えることはないか	●着衣失行があると，服をうまく着られなくなる
〈遂行機能障害〉 ・着替えるタイミングや時間がわからないことはないか ・一つの服にこだわり，ほかの服を着ることをかたくなに拒むことはないか	●遂行機能障害により更衣の段取りがうまくつけられなくなる
2　援　助 〈注意障害〉 1）動作時には同じタイミングで同じ内容の声かけをする（1つの工程が終わってから次の声かけをする）（➡❶） 2）更衣動作の手順を声を出して言いながら行ってもらう（➡❷）	❶声をかけすぎると，気が散って動作が中断してしまう ❷手順などを声を出して言いながら行ってもらうことで動作に集中させることができる
〈半側空間無視〉 1）健側の手で無視側の身体を触ってもらう 2）無視側に位置し，無視側の上肢を支えて患者が見えやすい位置に示す 3）健側の手で衣服をもってもらい，無視側の腕を通す場所を探すよう声をかける 4）無視側の手がうまく通せないときは，服の位置を修正する 5）無視側の手指が衣服に引っかかるときは，服を引っ張り，張りをつくる（➡❸）	●無視側の身体や衣服を意識してもらうことで更衣動作が容易になる ❸無視側が左の場合，身体失認を伴うことが多く，また麻痺を伴う場合は，袖通しの介助が必要になることもある
〈失　行〉 1）患者が容易に着脱できる服を選んで（かぶり），脱ぎ着の練習をする 2）1つの種類の服が可能となったら，着脱の難しい種類の服に替えて練習する 3）患者が普段使用する服の着脱の練習をする	●容易に着脱できる衣服を選んで繰り返して練習することが改善に効果的である

方法	留意点と根拠
4) 服の着脱の際，手順を言語化する（➡❹） 服の上下・表裏・左右などの向き，袖の位置などを明確に声に出して確認するよう促す 5) 服の着脱の工程を細分化し，1段階ずつ言語化しながら進める 6) 言語化しながらの着脱が可能となったら，心の中で言って着脱するよう促す 7) 服に前後・左右・上下の目印になるものを付けておく（➡❺） 8) 衣類の入った棚を，着脱が容易な衣類を手前におくように整理する（➡❻）	❹言語化により更衣動作を再編成する ❺補助的手段の利用により更衣動作を容易にすることができる ❻環境調整を行うことで更衣動作を容易にすることができる
〈遂行機能障害〉 1) 更衣動作の手順を図または写真にして病室の壁に貼る（➡❼） 2) 更衣動作の手順を声を出して言うように促す（➡❽） 3) 2) で可能となったら，発声せずに実施するよう促す 4) いつも同じ服を着るなど，こだわりがある場合は，どの服を着用するかを患者と共に決めて声をかける 5) 更衣のチェックボードを作成し，実施したことをチェックする 6) 時計を示し，「○○時までに着替えを終えましょう」などきっかけをつくる	❼手順を目で見て理解できる形式で提示（情報の視覚的構造化）することにより行動に混乱が生じずにすむ ❽言語化することで，更衣動作が調節される ●自分の行動を客観的に把握できるようにすることで，行動の自己修正を図る

5）移　動

方　法	留意点と根拠
1　観　察 〈注意障害〉 ・座位で待っている間，じっとしていられない，多動で落ち着きがないことはないか ・移動動作に集中できず，容易に他のものに注意がそれることはないか ・歩行中に話しかけると立ち止まることはないか	●注意の維持に障害があると，集中して動作に取り組めず，移動動作の安全な実施が困難となる
〈半側空間無視〉 ・無視側への注視ができるか，無視側からの声かけに注意が向くか ・無視側にある曲がり角，入り口に気づくことができるか ・無視側にぶつかることはないか ・無視側のストッパーのかけ忘れはないか ・無視側のフットサポートの上げ下げはできているか ・無視側の上肢が肘かけ内に入っているか ・無視側の下肢がフットサポートの上に乗っているか	●半側空間無視により無視側の見落としがある
〈失　行〉 ・初めの1歩が出ない，途中で足がすくむことはないか ・下肢の位置関係がバラバラになっていないか ・上肢と下肢の動きが連動しないことはないか ・過剰に上肢に依存し，柵や肘かけを持ったまま離さないことはないか	●失行があると，一連の移乗・移動動作における部分部分の順番を間違えたり，省略したり，物品との関係を間違えたりする
〈遂行機能障害〉 ・一連の移乗動作の手順がわからないことがないか ・促されてもその場所から動こうとしないことはないか	●遂行機能障害により座位から車椅子への移乗，車椅子操作の一連の動作の段取りがとれなくなる

方法	留意点と根拠
2 援助 〈注意障害〉 1）移乗動作に集中できるように，環境を整える（他者の動きや音が入らないようにする）（➡❶） 2）注意がそれたら，声かけをする（➡❷） 3）座位➡立位➡車椅子への移乗の手順を，声を出して言いながら行ってもらう（➡❸）	❶雑音が多い状態では集中が困難となる ❷適切な声かけで移乗・移動動作に注意を向けることができる ❸手順などを声を出して言いながら行ってもらうことで，動作に集中させることができる
〈半側空間無視〉 1）無視側への無視が強い時期（認識が中央まで至っていない時期）は健側から声をかける（➡❹） 2）無視側の認識ができるようになってきたら（中央より無視側も認識される），無視側から声をかける 3）車椅子の肘かけ，ブレーキ，フットサポートの無視側に印をつける（➡❺）	❹無視側へ注意が向かない時期は無視側から刺激を与えると逆効果となる ❺目印を使うことで，無視側にある車椅子の部分に気づくことができる
〈失　行〉 1）車椅子の操作方法がわからない場合は，イラストや写真で示し，ベッドサイドに掲示する（➡❻） 2）移乗・移動時は動作を言語化（自己教示）するよう促す（➡❼） 3）自己教示が困難な場合は，言語指示を与える（➡❽） 4）移乗動作を部分に分けて，各動作をそれぞれ練習する（➡❾） 5）最終の動作単位から逆に連鎖を形成する（➡❿）	❻図や写真で手順を示すことで，混乱が減少する ❼言語化することにより動作に対する自己制御を強める ❽外部からの言語指示により動作を誤らないようにする ❾シェーピングの理論により動作を獲得する ❿背向型連鎖学習の原理により動作を獲得する
〈遂行機能障害〉 1）移乗動作の手順を図または写真にして病室の壁に貼る（➡⓫） 2）移乗動作の手順を声を出して言うよう促す（➡⓬） 3）2）で可能となったら，発声せずに実施するよう促す	⓫手順を目で見て理解できる形式で提示（情報の視覚的構造化）することにより行動に混乱が生じずにすむ ⓬言語化することで，移乗動作が調節される

文献

1）橋本圭司：高次脳機能障害とは，石川ふみよ・奥宮暁子編，高次脳機能障害をもつ人へのナーシングアプローチ，医歯薬出版，2013，p.1-2.
2）三村 將：高次脳機能障害とその問題点－精神科の立場から，失語症研究，22：185-193，2002.
3）元村直靖：失行症のみかた，JOURNAL OF CLINICAL REHABIRITATION，21(1)：35，2012.
4）石合純夫：高次脳機能障害学，第2版，医歯薬出版，2012，p.67.
5）前掲書4）．
6）前掲書4），p.78.
7）前掲書3），p.40.
8）前掲書3），p.41.
9）椿原彰夫・石井雅之監：患者さんの行動から理解する高次脳機能障害，メディカ出版，2010，p.74.
10）武田克彦：ベッドサイドの神経心理学，中外医学社，2009.
11）前掲書6），p.151.
12）鈴木孝治・早川裕子・種村留美・他：リハビリテーション評価，〈高次脳機能障害マエストロシリーズ(3)〉，医歯薬出版，2006，p.101.

5 「覚える」「覚えている」「思い出す」機能の障害と援助技術

学習目標
- 記憶のメカニズムについて理解する。
- 記憶の機能が障害された状態について理解する。
- 記憶障害の原因となる疾患について理解する。
- 記憶障害への援助技術を理解する。

1 記憶のメカニズムとその障害

　脳は，新しく経験したことを「覚える（記銘）」。そして，その内容を忘れないよう「覚えている（貯蔵）」状態を維持し，さらに，必要に応じて貯蔵していた情報を「思い出す（想起）」機能を担っている。この過程を記憶という。記憶は，時間軸や記憶形式によって分類される。

1）時間軸による記憶の分類（図5-1）
　時間軸による記憶の分類には，記憶の保持時間による分類，発症時点を基準とした分類，生活のなかでの用いられ方による分類の3つがある。

（1）記憶の保持時間による分類
　短期記憶と長期記憶がある。短期記憶は，情報を数秒から数分間覚えている機能のことである。この短期記憶の能力は，健忘症とよばれる記憶障害があっても障害されることはない。長期記憶は，短期記憶された情報を半永続的に保存する。意味的に処理された情報がより鮮明に記憶される。長期記憶は比較的保持期間の短い近時記憶と保持期間の長い遠隔記憶に分類される。

（2）記憶障害の発症時点を基準とした分類
　発症以前の記憶と発症以降の記憶に分けられる。記憶障害においては，発症以前の記憶が障害されるものを逆向健忘，発症以降の現在に近い記憶が障害されるものを前向健忘という。

（3）生活のなかでの用いられ方による分類
　現在進行形の事柄の記憶や，将来実行するであろう予定にかかわる記憶がある。このなかには，現在見たり聞いたりしているものを保持し，同時に処理する作業記憶と，近未来の予定の記憶である予定記憶がある。

図5-1 時間軸による分類

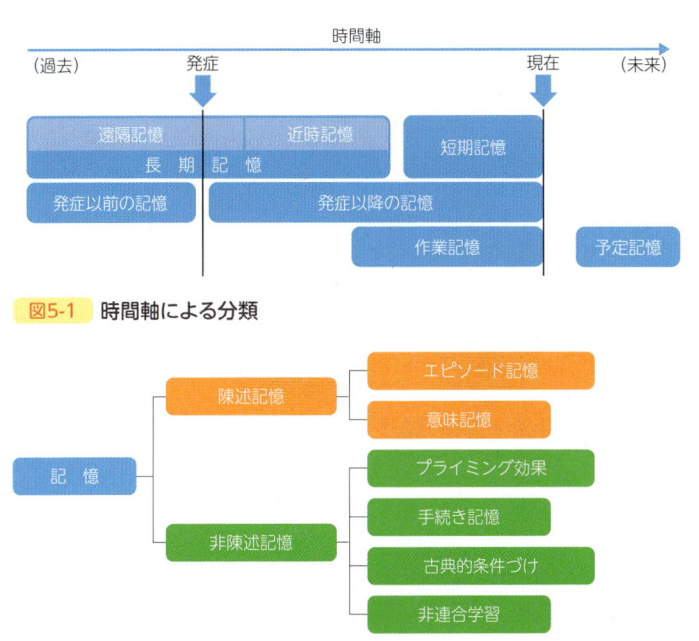

図5-2 記憶形式による分類

2）記憶形式による分類（図5-2）

　長期記憶はさらに記憶形式によって分類され，大きく陳述記憶と非陳述記憶に分けられる。陳述記憶は言葉やイメージで意識上に想起できる記憶であり，非陳述記憶は意識にのぼらず行動化される記憶である。

　陳述記憶は，意味記憶とエピソード記憶（出来事記憶）に分類される。意味記憶は言葉の意味や固有名詞などの一般知識に関する記憶である。エピソード記憶は個人的な経験や出来事に関する記憶である。

　非陳述記憶には，自転車の乗り方や楽器の演奏など意識を伴わない技術や癖などの手続き記憶や，ある事柄を事前に見聞きすることによって，別の事柄が覚えやすくなったり，思い出しやすくするプライミング効果，パブロフの犬に代表される条件反応である古典的条件づけなどが含まれる。また，目で見て覚える視覚性記憶，聞いたことを覚える言語性記憶などもある。

3）記憶をつかさどる脳の部位

　記憶に関する機能は主に大脳で担っている。大脳は，大脳皮質，大脳辺縁系，大脳基底核からなり，記憶に関して中心的な役割を担っているのは大脳辺縁系である。大脳辺縁系は，個体や種の保存に必要な本能・情動や記憶の形成の中枢であり，主な構成要素は，辺縁葉（梁下野，帯状回，海馬傍回），海馬，扁桃体，乳頭体などであり，これらをつなぐ脳弓なども含まれる。記憶にかかわる神経回路としてパペッツ回路が知られている。また，この回路の近くには，情動にかかわる神経回路であるヤコブレフ回路もあり，両者が記憶の形成にかかわっている（図5-3）。

　記憶は，海馬で一時的に保存された後，重要なものだけが記憶容量の大きい大脳新皮質

図5-3 大脳辺縁系の構造とパペッツ回路・ヤコブレフ回路

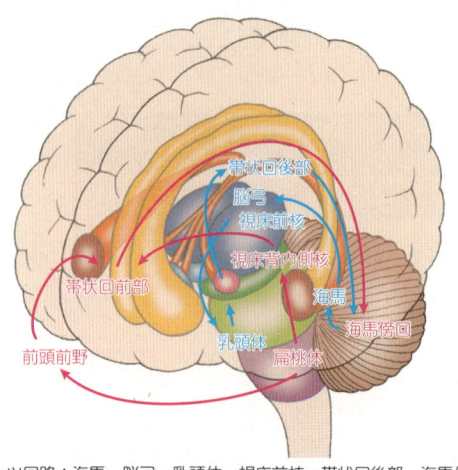

→ パペッツ回路：海馬－脳弓－乳頭体－視床前核－帯状回後部－海馬傍回－海馬
→ ヤコブレフ回路：扁桃体－視床背内側核－帯状回前部－前頭前野－扁桃体

へと送られ，長期的に保存される。そして，必要に応じて想起されると考えらえている。短期記憶から長期記憶への移行を記憶の固定化という。

2 「覚える」「覚えている」「思い出す」機能が障害された状態

記憶障害とは，それまでに保持されていた知識や出来事を思い出すことができない症状をいう。すなわち，記憶の過程である「覚える（記銘）」「覚えている（保持）」「思い出す（想起）」のいずれかあるいは全部が障害され，新たなことが覚えられなくなったり，思い出すことができなくなったりした状態である。

1) エピソード記憶の障害（健忘）

エピソード記憶の障害は，過去に経験した出来事の想起が困難になったり，出来事がいつ・どこで起きたのかを適切に系統立てて想起することができない状態である。また，日々の出来事を記銘できなかったりする。その一方で，知的能力や意味記憶，手続き記憶は保持されるため，社会的な礼儀や常識は損なわれない。

記憶障害を健忘とよぶが，これはエピソード記憶の障害を指す用語であり，意味記憶の障害には使われない。健忘の神経心理学的な定義を表5-1に示す。

記憶障害，特にエピソード記憶の障害は，パペッツ回路やヤコブレフ回路の一部が損傷して生じると考えられている。また，これらの回路のいずれの部位の損傷でも健忘が認められる。両側の損傷でも一側性の損傷でも健忘が生じる。左半球の損傷では言語性の記憶が障害され，右半球の損傷では視覚性の記憶が障害されやすい。

記憶障害の要因となる疾患を表5-2に，健忘の分類を表5-3に示す。

(1) 逆行健忘と前向健忘

健忘は，発症前の記憶が障害されるのか発症後の記憶が障害されるのかによって，逆向健忘と前向健忘に分類される。逆向健忘とは，発症前のエピソードを想起することができ

表5-1 健忘の神経心理学的定義

①知能が正常（知能検査の成績が正常範囲内）
②スパンが正常（基本的な注意機能と短期記憶が正常）
③重篤で持続的な事実や出来事についての情報の獲得障害（学習障害または前向健忘）
④発症以前に蓄えられた想起障害（逆向健忘）
⑤潜在記憶の保持（プライミング，手続き記憶などの保持）

表5-2 記憶障害の要因

要因	障害される部位
脳腫瘍	視床 側頭葉内側部 帯状回後部 脳弓（第三脳室腫瘍からの浸潤）
脳血管障害 　脳梗塞 　脳出血 　くも膜下出血	後大脳動脈領域（側頭葉内側部，視床，脳梁膨大部後域） 側頭葉内側部，側頭葉極，前頭葉 前脳基底部（前交通動脈破裂）
頭部外傷	側頭極，脳弓，前頭葉
脳炎 　ヘルペス脳炎 　辺縁系脳炎	側頭葉内側部 側頭葉内側部，間脳
代謝性脳症 　ウェルニッケ脳症 　低酸素脳症	視床，乳頭体 海馬
側頭葉てんかん	側頭葉内側部
変性疾患	海馬，扁桃体，嗅内皮質，側頭葉新皮質

表5-3 器質性健忘の分類

1. 脳損傷の前後での分類
　①逆向健忘
　②前向健忘

2. 経過による分類
　①一過性健忘
　②持続性健忘

3. 損傷部位による分類
　①間脳性健忘
　②側頭葉性健忘
　③前頭葉性健忘

ないことである．たとえば，交通事故で受傷した際，なぜその日にその場所にいたのか，受傷前に何をしていたのかということを想起できない．逆向健忘では時間的勾配があり，より古い過去の記憶のほうが保存されやすい．一方，前向健忘とは，発症後のエピソードを新たに記憶できないことである．たとえば，入院中に見舞いに来てくれた人を覚えられない，昨日の朝ごはんに何を食べたかを思い出すことができないなどである．

前向健忘と逆向健忘の両方を認める場合と，どちらか一方のみという場合がある．逆向健忘は遠隔記憶と重なる部分が多く，前向健忘は記銘力障害や近時記憶障害と重なる部分が多い．

（2）一過性の健忘と持続的な健忘

また，健忘はその経過から，一過性の健忘と持続的な健忘に分類される．一過性の健忘は，一過性の脳の発作性異常活動（てんかん発作）や一過性脳障害などによって生じ，代表的なものとして一過性全健忘がある．一方，持続的な健忘は，脳血管障害，単純ヘルペス脳炎後遺症，低酸素脳症，傍腫瘍性辺縁系脳炎，ビタミンB_1欠乏によって起こるコルサコフ症候群などによって生じる．

（3）損傷部位による分類

さらに，損傷部位と神経心理学的プロフィールに基づいて，間脳性健忘，側頭葉性健忘，前頭葉性健忘に分類される（表5-3）．

①間脳性健忘
- **コルサコフ症候群**：間脳性健忘の代表的なものである。アルコール依存症に多くみられ，ウェルニッケ脳症の後に生じることが多いため，ウェルニッケ・コルサコフ症候群ともいわれる。重篤な前向健忘，時間的傾斜を伴う過去20〜30年に及ぶ逆向健忘，見当識障害，作話，病識欠如，人格変化が特徴的な症状である。また，前頭葉機能の障害を呈することがある。
  コルサコフ症候群は視床背内側核と視床枕内側部が障害されることによって生じるといわれている。また，前部脳と帯状回の脳血流量や糖代謝の低下，頭頂葉と帯状回におけるグルコース代謝の低下によって生じるという報告もある。
- **視床性健忘**：病因は脳血管障害，腫瘍，頭部外傷であることが多く，損傷部位は視床，乳頭体，扁桃体などである。重篤な前向健忘が生じる。

②側頭葉性健忘
　側頭葉性健忘では重篤な前向健忘が生じるが，コルサコフ症候群と異なる点は，見当識障害や重度の作話はみられず，記憶障害に対する病識が保たれていることである。また，知的能力は保持されている。てんかん治療による側頭葉内側部手術による後遺症や，単純ヘルペス脳炎の後遺症，アルツハイマー型認知症でみられる健忘がこれにあたる。側頭葉内側部の海馬やその周辺領域（海馬傍回など）の損傷によって生じる。

③前頭葉性健忘
　前頭葉性健忘は，前脳基底部の損傷によって生じるもので，記憶機能自体の障害ではなく，記憶過程に関連するほかの機能の不全状態に起因することが多い。記憶の過程が正常に機能するためには，注意機能や記憶過程の管理機能が必要である。前頭葉損傷後は，記憶の管理機能が不全状態となり，記憶機能が適切に働かなくなる。また，注意機能の欠陥，情報の適切な記銘や想起の妨げにつながる。さらに，記憶の管理機能の欠陥は記憶障害の病識の欠如や作話につながる。そのほかにも，自発性の低下，無関心，情動的な不安定など，感情・人格面の変化を伴いやすい。また，前頭葉損傷によって遂行機能が障害されるため，記憶された情報を日常生活で適切に使用することが困難となる。

2）意味記憶の障害

　意味記憶の障害は，言葉の意味や固有名詞などの一般知識に関する記憶の障害である。物の名前や言語的な定義が不能になるだけでなく，それらの照合や再認，カテゴリーによる分類などもできなくなる。この記憶障害はエピソード記憶の障害と比べて発症する程度が低いが，アルツハイマー型認知症などの変性疾患で意味記憶が障害されることがある。意味記憶の障害は，両側側頭葉前方領域の障害によって生じることが知られている。

　意味記憶の障害のなかでも，ある特定の部位の脳損傷により言葉や物の意味がカテゴリーごとに別々に失われる「カテゴリー特異的意味記憶障害」がある。たとえば，野菜と果物というカテゴリーに属する物のみの意味が失われ，道具や乗り物，家具といったカテゴリーに属する物の意味は健常に保たれるという症状が出現する。

3）手続き記憶の障害

手続き記憶の障害とは，ある動作の運動パターンが障害された状態のことである。これは過去に学習した動作の障害であるとともに，新たな動作に対して学習効果が生じないということでもある。本来，同じ動作を繰り返すと動作がスムーズになり，その動作に必要とされる時間も短くなるという学習効果があるが，手続き記憶の障害を有するとそれがなくなってしまう。

手続き記憶の障害は，大脳基底核や小脳の変性疾患に多いため，小脳から視床を経由して前頭葉へ至る経路の損傷によるものと考えられている。

4）心因性記憶障害（ストレス，うつ病）

器質性健忘とは別に，心理的要因による心因性記憶障害（心因性健忘）といわれる状態がある。不快な感情を伴う事件，たとえば失恋，性的暴行などの事件で，その事件の記憶の喪失や，事件以前の記憶が失われる逆行性健忘が起こることがある。またその不快な記憶だけが島状に脱失して思い出せないなど，様々な形の健忘が生じる。

全生活史健忘は，自分の名前，年齢，住所，職業，家族構成など，生活史のすべてを忘れる健忘であるが，語学やパソコンなど，学習したことは記憶が保たれている特異な状態である。ただし，語学やパソコンを，どこで，いつ学んだかは忘れている。

5）記憶障害の評価

記憶障害のリハビリテーションを実施する際には，患者の状況を適切に評価することが重要である。記憶障害の重症度は，各種のテストを用いて評価する（詳細は第Ⅲ章3「協働する多職種のデータの活用」p.73参照）。これらを実施するには，時間的，物理的，人的環

表5-4　日常記憶チェックリスト

最近1か月の生活のなかで，以下の13項目がどのくらいの頻度であったと思いますか。次の4つ（まったくない，どきどきある，よくある，つねにある）のなかから最も近いものを選択してください。

1	昨日あるいは数日前に言われたことを忘れており，再度言われないと思い出せないことがありますか？
2	つい，そのあたりに物を置き，置いた場所を忘れてしまったり，物を失くしたりすることがありますか？
3	物がいつもしまってある場所を忘れて，まったく関係ない場所を探したりすることがありますか？
4	ある出来事が起こったのがいつだったか忘れていることがありますか？（例：昨日だったか，先週だったか）
5	必要な物を持たずに出かけたり，どこかに置き忘れて帰ってきたりすることがありますか？
6	自分で「する」と言ったことを，し忘れることがありますか？
7	昨日の出来事のなかで，重要と思われることの内容を忘れていることがありますか？
8	以前に会ったことのある人たちの名前を忘れていることがありますか？
9	誰かが言ったことの細部を忘れたり，混乱して理解していることがありますか？
10	一度，話した話や冗談をまた言うことがありますか？
11	直前に言ったことを繰り返し話したり，「今，何を話していましたっけ」などと言うことがありますか？
12	以前，行ったことのある場所への行き方を忘れたり，よく知っている建物のなかで迷うことがありますか？
13	何かしている最中に注意をそらす出来事があった後，自分が何をしていたか忘れることがありますか？

数井裕光・綿森敏子・他：日本版日常記憶チェックリストの有用性の検討，Brain Nerve, 55：317-325, 2003. より引用

表5-5 記憶障害のリハビリテーションの原則

1	対象となる患者ならびに家族の状況に応じた治療プログラムの設定。遂行機能やエピソード記憶の障害に応じて，領域特異的な課題の学習を目標とし，必ずしも記憶の能力全般を改善する般化を期待するものではない。訓練の成功とは，対象とした課題の意識的な記銘がなされることではなく，患者の残存している潜在的な学習能力に依拠したものである
2	学習の過程では誤りを排除する援助が求められる
3	すでに重度な負荷を追っている認知機能に負担をかけないように，環境の調整は可能な限り行うべきである
4	リハビリのゴールは実際的なものであるべきで，介護者をも対象とした内容とすべきである
5	行動の原則を治療プランに組み込むべきである（受動的ではなく能動的に，介護者に対する訓練，般化を目指すなど）
6	可能な限り，患者には，現在用いている学習法の原則に関する情報を提供し，患者独自の学習法を考慮すべきである
7	リハビリ転帰の評価は，生態学的妥当性を有すること，つまりリハビリが結果的に患者の自立や社会への再統合をいかに援助したかである
8	患者の動機づけや性格的な特性も考慮すべきである。患者の社会的転帰の改善が得られれば，たとえ記憶障害が残存してもリハビリは成功とみなされる

原寛美：記憶障害のリハビリテーション，江藤文夫・武田克彦・原寛美・他編，高次脳機能障害のリハビリテーション，Ver.2，医歯薬出版，2009，p.214. より引用

表5-6 記憶障害のリハビリテーションの内容

1．直接訓練	A 言語的ストラテジー	①PQRST法，②チャンク法，③頭文字記憶術，④手がかり消去法，⑤間隔伸長法
	B 非言語的ストラテジー	①視覚イメージ法，②ペグ法，③運動のコード化
	C 展望記憶訓練	
	D 誤りなし学習	
2．代償手段の獲得	A 記憶の保持，記録	
	B 想起のための手がかり	
3．環境調整		

光永大助：記憶障害，THEリハビリテーション看護〈リハビリナース2009年秋季増刊〉，メディカ出版，2009，p.194. より引用

　境が整わなければ再現性に乏しいため，一般的には簡易知能検査（Mini-Mental State Examination：MMSE）や改訂長谷川式簡易知能評価（HDS-R）などのスクリーニング評価を用いて，その失点による記憶障害の傾向をみる。

　多くの机上検査は，障害を精密に調べることが目的であり，検査結果から直接的に日常生活場面における問題を明確にすることは難しい。そのため，机上検査と併せて，ADL・APDL（activities parallel to daily living，生活関連動作）の観察を行うこと（行動観察）も重要である。日常記憶チェックリストなどを用いる（表5-4）。

　記憶障害のためのリハビリテーションは，記憶障害の治療というよりも，前向性健忘と見当識障害に対して，日常生活における支障をできるかぎり少なくすることを目的とする（表5-5）。記憶障害のリハビリテーションの内容は，直接訓練，代償手段の獲得，環境調整の3つに分けられる（表5-6）。

看護技術の実際

A 直接訓練（記憶を改善するための訓練）

- 目　　的：障害された機能を直接的に刺激・賦活し，その機能の復元や再建を図る
- 適　　応：記憶障害のある患者
- 必要物品：写真や画像，新聞記事や教科書など書字情報

	方　法	留意点と根拠
1	PQRST法 1）Preview（予習）：内容にざっと目を通し，キーワードを抜き出してもらう 2）Question（質問）：キーワードが答えになるような質問を自分で作成するよう促す 3）Read（精読）：内容をじっくりと読んでもらう 4）State（陳述）：自分で作成した質問に答えてもらう 5）Test（テスト）：答え合わせをする	● 比較的静かな場所を選択して訓練を行う（➡❶） ❶ 注意障害が生じている場合，周囲からの刺激が多いと集中できない ● 本人の興味がある話題を選択する（➡❷） ❷ 興味のない話題は記憶されづらい ● 他の学習法と比べ，意識的努力を必要とするため時間がかかるという欠点がある
2	視覚イメージ法（例：顔－名前連想法）（➡❸） 1）記憶すべき人の際立った顔の特徴を覚えてもらう 2）記憶すべき人の名前から普通名詞や名前と似た名詞を連想してもらう 3）顔の特徴と名前から連想された名詞を関連づけた視覚的イメージを想像してもらう 4）顔の印象から名前を想起してもらう	❸ 視覚性記憶に優位な右半球の機能が温存されている場合，特に効果的である
3	誤りなし学習 1）正しいことを反復して覚えさせる（➡❹） 2）誤りを起こしそうになったら正答を教える（例：トイレまでの道順を間違えそうになったら正しいほうへ誘導する）	● 記憶する際に誤りを起こさせないように注意する ❹ エピソード記憶の障害では，一度失敗するとその誤りを学習してしまい繰り返す可能性がある

B 記憶の代償法

- 目　　的：記憶の外的補助具を使用し，代償的行動を習得する
- 適　　応：記憶障害の自覚があり，メモをとって確認するなどの自発的な能力を有する患者
- 必要物品：ノート，手帳，筆記用具，携帯電話，タブレット型端末，カメラ，ICレコーダー，タイマー，アラーム

	方　法	留意点と根拠
1	情報収集 記憶障害が生じる前の生活について情報を収集する（➡❶）	❶ 患者が日常的に使用していた外的補助具を知る
2	代償手段の選択 情報を貯蔵する手段として使用する物品や，記憶した情報を思い出すきっかけとなる物品を選択する	● 記憶障害の発症前に使用していた物を選択する。手続き記憶が保たれている場合，使い慣れている物を使用することが可能である ● 代償手段（手帳など）は1種類とする（➡❷） ❷ どこに記録したかわからなくなることを回避するため

V-5　「覚える」「覚えている」「思い出す」機能の障害と援助技術

方法	留意点と根拠
3 代償手段への保存 選択した物品に記憶すべき情報を記録する（図5-4）	●内容はわかりやすく，適切に記入する

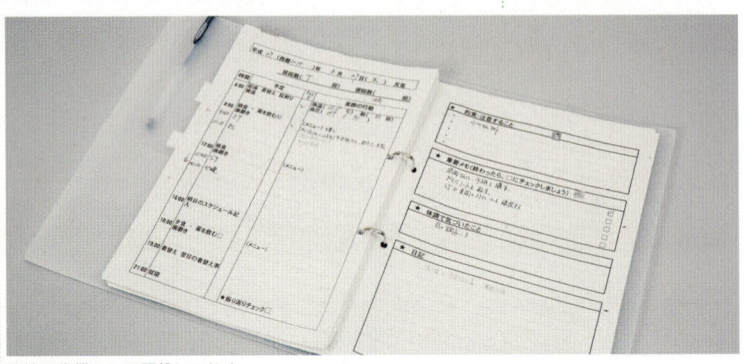

記憶の代償として記載しておく

図5-4 メモリーノート

方法	留意点と根拠
4 アラーム設定 記録した情報を思い出すべき時間にアラームなどを設定する（→❸）	❸アラームやタイマーを使用することで情報に触れるきっかけになる
5 完了した内容のチェック チェックリストを作成し，完了した内容にチェックをしてもらう	●完了した内容かどうかを覚えていない場合がある。記憶障害の程度によって異なる

C 環境調整

- 目　　的：記憶に頼らなくても，支障なく生活できるようにする
- 適　　応：記憶障害のある患者
- 必要物品：時計，カレンダー，ラベル，メモ，テープ，筆記用具など

方法	留意点と根拠
1 物理的環境の調整（→❶） ・カレンダーや時計を設置する ・引き出しに何が入っているかラベルを貼る ・自室の入口に目印をつける（図5-5） ・目的地までの道のりにテープなどを用いて矢印などをつける	❶見当識を確保する ●本人の目にとまるところに設置する ●具体的な絵柄や図案で示す

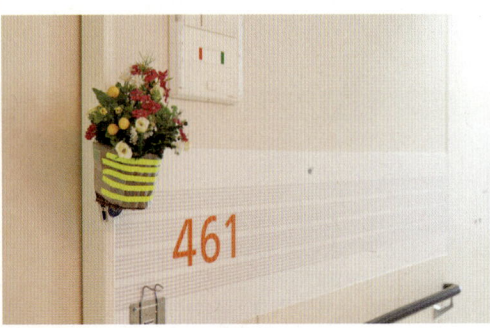

図5-5 自室の入口の目印（花かご）

	方　法	留意点と根拠
2	**生活全般の調整** ・時間・日・週ごとに決まった日課に従って，規則正しく生活できるよう促す ・常に同じ手順・方法で対応する ・休息時間を確保する	● 予定の変更は極力避ける（➡❷） ❷日課を決めることで次に何を行うのか明確になり，記憶の負担軽減につながる ● 対応する人によって手順・方法を変えないようにする（➡❸） ❸対応する人によって手順が異なると混乱する ●「座位でのリハビリだから疲れないだろう」と考えないようにする（➡❹❺） ❹入院当初は体力が低下し，日常生活も確立できていないため，易疲労状態である ❺疲労感があるなかでのリハビリは，訓練の集中力や意欲を低下させる
3	**人的環境の調整** ・顔を合わせたら，医療者のほうから挨拶し，自己紹介をする（➡❻） ・患者の症状について周囲の人（家族や友人など）に説明する（➡❼） ・患者への接し方について説明する ①情報を伝えるときは１つずつ要点をまとめて伝える ②指示するときは紙に書いて目につくところに貼って伝える ③誤りなし学習の原則に基づいて接する（例：日付がわからなければカレンダーを見て確認するよう促す）	❻人の顔や名前を覚えられない ❼周囲の人からの十分な理解を得て，適切な声かけや支援につなげる

D 日常生活における援助

- 目　　的：記憶障害によって生じる不安を最小限にして日常生活を送る
- 適　　応：記憶障害のある患者

	方　法	留意点と根拠
1	**心理面への配慮** 気分の不安定さに配慮し，温かく接することで気分の安定を図る（➡❶）	● 記憶上の問題だけに焦点を当てないようにする ❶記憶障害によって生活情報が適切に貯蔵できなくなると，生活環境の既知感が乏しくなり，不安の増強や困惑につながる
2	**見当識の確保** きめ細かく生活情報を配置し，現実見当識を確保する（➡❷）	❷日々の生活情報を視覚的な手がかりを利用して適切に提供することは，自身の位置づけを明確化することにつながる
3	**肯定的な評価** 適切な記憶に対して賞賛し肯定的な評価を返す	● 適切な記憶に対して励ましたり，認めたりすることで，記憶の誤りのみに注目しないようにする（➡❸） ❸記憶行動への意欲の維持や養成を促す
4	**周囲への説明** 家族や学校，職場など周囲の人々から理解が得られるように，記憶障害の症状やそれに伴って生じる心理状態について説明する	● 人的環境が整うことで，記憶障害をもつ患者が暮らしやすい生活環境となる（➡❹） ❹記憶障害について理解や支援が得られにくいことから，職場への病状説明のしかたによっては退職につながるおそれがある

E 事故回避の援助

- 目　　的：記憶障害によって生じる事故を予防し，安全に日常生活を送れるようにする
- 適　　応：身体の動きはある程度可能であるが，記憶障害のある患者
- 必要物品：離床センサー（マットやクリップなど），抑制具（ミトン，体幹抑制ベルト，つなぎタイプや上衣とミトンが一体化した寝衣など），紙，ペン

	方　法	留意点と根拠
1	**転倒・転落の予防** ・患者の障害の特徴や生活パターン，潜在的ニーズを把握する ・自らの意思で行おうとする活動を尊重し，生活パターンに合わせて声かけをする（トイレ誘導など） ・環境整備 ・重大な身体損傷の危険がある場合は，本人や家族の了承を得て抑制用具を使用する	●自分の疾患や麻痺について忘れてしまうため，状況が理解できず一人で動いてしまう ●ナースコールを押したり看護師を呼ぶよう説明してもその内容を忘れてしまう ●リハビリテーションが進んでくると，練習したことを病棟でもやりたくなり，一人で動いてしまう ●やむを得ず抑制を行う場合は，ガイドラインに基づき，慎重に実施する
2	**点滴やドレーン類の自己抜去の予防** ・患者の見える場所に点滴等の必要性について貼り紙をし，注意を促す ・チューブ類の固定を強化するとともに，チューブ類を袖やズボンの裾に通して患者の目に触れないようにする ・点滴の時間が限られている場合は，その間できるだけそばにいるようにする ・はさみなどの危険物を預かる，または家族に持ち帰るよう説明する ・患者の動きの特徴に合わせて衣服を工夫する 　例）上衣とミトンが一体化したもの，つなぎタイプのもの	●点滴やドレーン類の必要性を覚えられないため，自己抜去や点滴類の切断などの行動に出ることがある ●点滴やドレーン類が患者の目に触れると気になり，自己抜去などの行動につながるおそれがある ●やむを得ず，衣服の工夫が必要な場合は，患者および家族に必要性を説明し，了承を得る
3	**離棟・離院の予防** ・患者のサインを注意して観察する ・不安やストレスを緩和する ・患者や家族に離棟の危険性があることを説明し，了承を得て監視モニター装置を設置する ・監視モニター装置がない場合は，病室のドアに鈴などの音の出るものをつける ・病棟入口の施錠を検討する ・家族の了承を得て，顔写真や患者の特徴を受付・警備室などに知らせる。顔認証システムを用いる	●不安，不満，精神的ストレスが離棟・離院の要因になる ●入院がなぜ必要かを覚えられない ●道順がわからず，目的地にたどり着くことができない ●病室が覚えられず，いったん外に出ると戻ることができない

文　献

1) 服部光男・荻野雅宏・大橋高志監：全部見える　脳・神経疾患，成美堂出版，2014．
2) 本田哲三編：高次脳機能障害のリハビリテーション－実践的アプローチ，医学書院，2006．
3) 上島国利・渡辺雅幸・榊恵子編：ナースの精神医学，中外医学社，2011．
4) 中島八十一・寺島彰編：高次脳機能障害ハンドブック－診断・評価から自立支援まで，医学書院，2007．
5) 野村総一郎・樋口輝彦・尾崎紀夫・他編：標準精神医学，第5版，医学書院，2012．
6) 能登真一編：高次脳機能作業療法学〈標準作業療法学　専門分野〉，医学書院，2012．
7) 光永大助：記憶障害，THEリハビリテーション看護〈リハビリナース2009年秋季増刊〉，メディカ出版，2009，p.193-196．
8) 宮崎彰子・種村純：記憶障害とリハビリテーション，リハビリナース，1(3)：12-19，メディカ出版，2008．
9) 鈴木孝治編：高次脳機能障害Q&A70〈リハビリナース2012年秋季増刊〉，メディカ出版，2012．
10) 田村綾子編：脳・神経機能障害／感覚機能障害〈ナーシング・グラフィカ　健康の回復と看護④〉，メディカ出版，2014，p.174-179．
11) 武田克彦，長岡正範編著：高次脳機能障害－その評価とリハビリテーション，中外医学社，2012．
12) 医学情報科学研究所編：病気がみえるvol.7　脳・神経，メディックメディア，2014．

6 「話す」「受け取る」機能の障害と援助技術

学習目標
- 言語によるコミュニケーションの特性を理解する。
- 言語障害でみられる症状について理解する。
- 運動性構音障害と失語症の違いを理解する。
- 言語障害のある患者への援助における多職種連携について理解する。
- 言語障害のある患者に対して障害に添った援助技術を提供する。

1 「話す」「受け取る」メカニズムとその障害

1）コミュニケーションの成り立ち

　私たちは日常生活においてコミュニケーションをとり，互いに意思や感情，思考を伝達し合い，それによって人間関係を築いている。コミュニケーションは社会生活を営むうえでの基盤となっている。

　コミュニケーションは，言語的コミュニケーションおよび非言語的コミュニケーションに分類することができる（図6-1）。

（1）言語的コミュニケーション

　コミュニケーション手段として私たちが主に用いている言葉は，音声を媒介とする音声言語（話し言葉）であり，いくつかの段階を経て「話し手」から「聞き手」に伝えられる。コミュニケーションは「話し手」と「聞き手」とのメッセージのやり取りであり，このやり取りは，メッセージ，メッセージの信号化（sign）や暗号化（code），伝達経路（channel），信号や暗号の解読などから成り立っている[1]。このやり取りが会話となり，コミュニケーションが進められる。

　言葉によるやり取りの要素としては，単語や文などがあり，また，応答や言い換え，内容を掘り下げる質問や相手の伝えようとするメッセージを理解していることを証明する復唱などの手法も含まれている（図6-2）。

（2）非言語的コミュニケーション

　非言語的コミュニケーションは，言語以外の情報を使って行われるものである。非言語的コミュニケーションを構成する要素として，言葉を発音するときのイントネーションやリズム，発話の間などの韻律的要素，音声ではあるが意味内容に直接関与しない，伝える内容を思考中であることを示す「えー」「あー」といった付属言語的要素がある。また，視覚的伝達路からのメッセージとして表情や視線，しぐさや態度，ジェスチャーなどの身体言語

（body language）（動的要素）や，体格や被服などから抱く外見からの印象（外観的要素）が含まれる。これらは言葉と併用して感情や意思を表現しメッセージを訴えかけるものであ

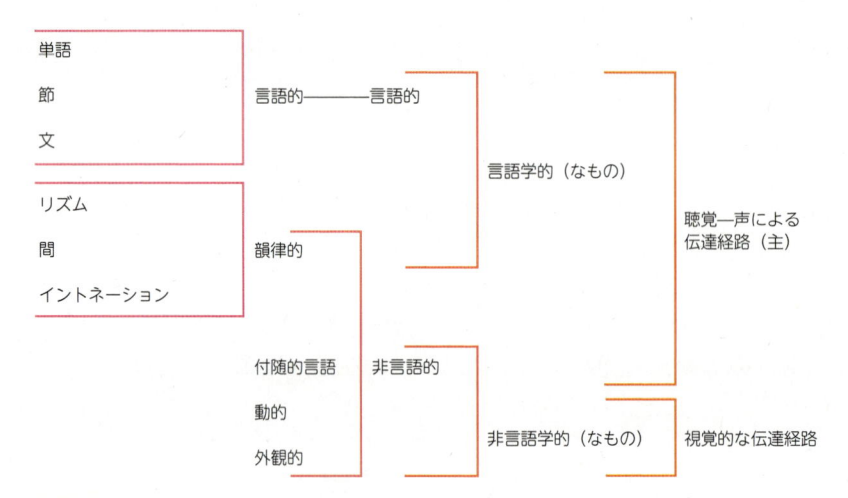

図6-1　人間のコミュニケーションのシステム（Ellis and Beattie, 1986）

Minardi HA, Martin JR, 村尾誠・江川隆子監訳：ヘルスケアのためのコミュニケーション-理論に基づいたコミュニケーション技法訓練，廣川書店，1999，p.21. より引用

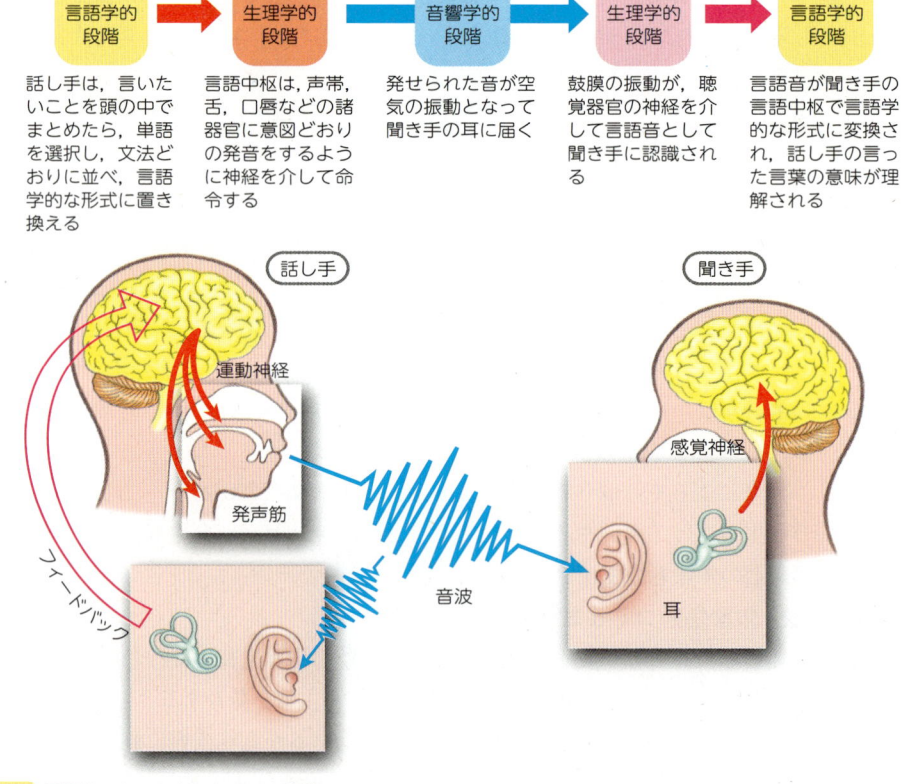

図6-2　言語的コミュニケーションの段階

切替一郎・他監，神山一郎・他訳：話しことばの科学—その物理学と生物学，東京大学出版会，1966，p.4. を参考に作成

る。私たちは無意識のうちに，聴覚および視覚的伝達経路から非言語的な多くのメッセージや情報を受け取っており，音声言語以外にも有用なコミュニケーション手段をもっているのである。

2）言語活動を支える神経機構
（1）言語と脳の働き
　コミュニケーション活動に関する高次機能を営むのは大脳半球であり，特にその表面を覆っている大脳皮質が中心的な役割を担っている。言語野（言語中枢）のある大脳半球を優位半球とよび，ほとんどの人では左半球にあるとされる。しかし，言語活動は，左半球だけでなく右半球や皮質下の全体の働きである。

　大脳皮質は次の2つの働きをしている[2]。1つは，外界からの情報を分析・処理する働きである。眼，耳，皮膚や筋肉にある体性感覚受容器から送られた情報は，それぞれ別の経路で大脳皮質の異なる部位（感覚投射野）に到達する。そして，感覚投射野の周辺にある感覚連合野でさらに高次の分析・処理が行われる。もう1つは，筋肉に指令を伝えて運動を起こす働きである。この働きを主に行っているのが運動野である（運動野の前には，運動野より高次の運動機能をもつ運動連合野がある）。

　大脳皮質には，同じような働きをする神経細胞が集まって配列されており，各部位はそれぞれ異なる働きをしているとされる（機能局在）。言語に関係した脳の働きは広範囲に及ぶが，中心的な役割を果たしているのが言語野である。前頭葉下前頭回後部のブローカ領野，側頭葉上側頭回後部のウェルニッケ領野，頭頂葉後下部の角回が言語野にあたるとされている（図6-3）。ブローカ領野とウェルニッケ領野は，皮質上の離れた位置にあるが，これら2つの言語野は弓状束によって連絡されている。

　近年，脳機能に関する神経生物学的な研究が進歩し，個々の脳機能をある特定の大脳皮質に限局させる考え方よりも，「機能的脳ネットワーク」という考え方が主流になってきている。

（2）脳のネットワークによる言語活動
①言語の獲得
　私たちは，生後，成長する過程で言語を獲得する。耳から入力された様々な音が言語音と物音とに判別処理され，言語音として認知された音韻はいくつか連続して単語となり，

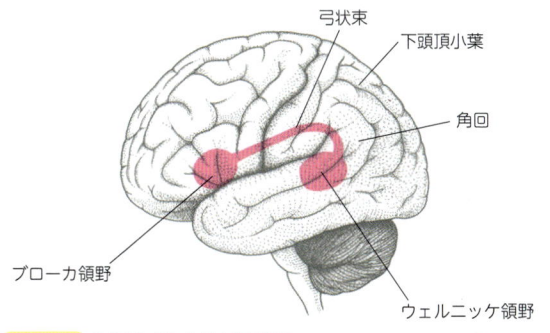

図6-3　主要な（古典的）言語野

語彙と照合されて意味をもつようになる。そして，単語の相互関係を判断し文章を認知する過程へと進む。語彙は，脳内の神経回路（いわゆる脳内辞書）に蓄積され言語として登録されている。脳の発達とともに言語の基本的神経機構が成立し，ほかの感覚系神経回路と連絡を取り合いながら，より多くの語彙や複雑な構文を獲得していく。

②言語の表出：「話す」機能

私たちはメッセージを伝える場合，何か伝達したいことを，まず単語や文の形で脳内に形成する。これを行うのは大脳の優位半球にある言語野である。音声言語（話し言葉）の場合，話し手は，ウェルニッケ領野で音素が連続的に産出され，それまでに成立させた言語の神経回路網を利用し，脳内辞書を参照しつつ，伝えようとするメッセージを言語の形に変換する。そして，発音の運動に変換するためにブローカ領野から運動野へ言語は転送され，発音器官の骨格筋に達し，音声として発せられ音声言語となる。

③言語の理解：「受け取る」機能

音声言語（話し言葉）の場合，話し手から送られるメッセージは音の信号である。言語の基本となる連続した音素の信号を，聞き手は音波として聴覚器官である耳で受け取る。音波は末梢の聴覚伝導路を経て大脳皮質の一次聴覚野に到達する。この音声信号は一次聴覚野を囲む聴覚連合野に広がりウェルニッケ言語野に伝えられて，そこで単語や文が検索照合され，その意味が解読される。

2 「話す」「受け取る」機能が障害された状態

言語（ことば）は，言語知識（language），話し言葉（speech），および聴覚（hearing）の3つの側面から成り立っている。言語活動を支えている神経機構が損傷された場合，言語障害が生じる。言語障害をコミュニケーションの段階（図6-2参照）に基づいて分類したものを表6-1に示す。言語学的段階の障害は，特定の情報内容を言語規則に従って符号化，あるいは解読する能力の障害である。生理学的段階の障害は，発声発語運動に関与する器官の形態・機能の障害，または音声の知覚や構音の運動知覚に関与する聴覚系・運動知覚系の神経伝達能力の障害である[3]。ここでは，脳神経疾患でよく起こる言語的コミュニケーションの障害として，運動性構音障害と失語症を取り上げる。

表6-1 コミュニケーションの段階による言語障害の分類

言語学的段階の障害	言語発達遅滞：精神遅滞，脳性麻痺に伴う言語発達遅滞，先天性失語などを含む 失語症
生理学的段階の障害	発声障害：機能的発声障害，器質的[無喉頭音声を含む]発声障害 運動性構音障害 機能的構音障害 脳性麻痺に伴う言語障害 口蓋裂言語 吃音 聴覚障害（幼児の難聴，中途失聴，老人性難聴など）

笹沼澄子編：言語障害〈リハビリテーション医学全書11〉，医歯薬出版，1991，p.2．より引用改変

1）運動性構音障害

（1）運動性構音障害とは

運動性構音障害とは，音声生成のための運動プログラム化と神経－筋実行にかかわる神経学的障害の結果として起こる発声発語の障害である[4]。中枢神経系あるいは末梢神経系の損傷による口唇，軟口蓋，咽頭，舌などの構音器官の運動障害が生じ，「ろれつが回らない」状態となる。

主な原因疾患は，脳血管障害，脊髄小脳変性症，筋萎縮性側索硬化症，パーキンソン病，重症筋無力症などである。

検査は専門的な知識をもった言語聴覚士（speech therapist：ST）によって行われる。臨床的には通常，患者の言葉を耳で聞いた聴覚的印象で評価する。①音声検査：発声，共鳴，調音，プロソディ，発話明瞭度などを検査する（表6-2），②構音動作の検査：障害が疑われる構音器官の動きを評価する，③構音器官運動の検査：麻痺などの機能障害を評価し，発声発語の異常と運動制限の関係を検査する。これらによって，構音障害の有無，種類，重症度の評価・診断を行い，リハビリテーションに結びつけていく。

（2）運動性構音障害の分類

運動性構音障害は，損傷部位に基づいて分類されている（表6-3）。

表6-2 音声の項目別判断事項と責任器官

音声の項目	判断事項	検査対象の構音器官・機能
①発　声	起声，息継ぎ，嗄声，高低，強弱	呼吸，発声持続，喉頭
②共　鳴	開鼻声，呼気の鼻漏出の有無	鼻咽腔閉鎖機能
③調　音	母音，子音，音の誤り方（ひずみ，省略）	下顎，舌，口唇の運動 範囲，速度，力，異常行動，変換運動　など
④プロソディ	アクセント，抑揚，声の高低・強弱変化，発声速度の緩急変化	
⑤発話明瞭度	1°，2°，3°，4°，5°	1°（明瞭）から5°（全くわからない）まで主観的に判断

千野直一・他編：言語障害・摂食嚥下障害とリハビリテーション〈リハビリテーションMook12〉，金原出版，2005，p.16．より引用改変

表6-3 運動性構音障害の分類（Darleyら）

分類	損傷部位
1．弛緩性麻痺構音障害　例）球麻痺など	下位運動ニューロン
2．痙性麻痺構音障害　例）仮性球麻痺	両側性上位運動ニューロン
3．失調性構音障害　例）小脳疾患	小脳（小脳制御回路）
4．運動低下性構音障害　例）パーキンソン病	大脳基底核制御回路（錐体外路）
5．運動過多性構音障害　例）舞踏病	大脳基底核制御回路（錐体外路）
6．一側性上位運動ニューロン性構音障害	一側性上位運動ニューロン
7．混合性構音障害	上記のうち複数

Duffy JR著，苅安誠監訳：運動性構音障害－基礎・鑑別診断・マネージメント，医歯薬出版，2004，p.4-11．より引用

①弛緩性麻痺構音障害

　下位運動ニューロンの損傷により生じる。球麻痺では，筋緊張低下，舌の筋の収縮がみられ，声帯麻痺による発声障害や気息性嗄声，軟口蓋の麻痺による挙上不全により鼻咽頭が閉鎖しにくくなるため開鼻声が生じ，構音障害は軽度であることが多い。

②痙性麻痺構音障害

　仮性球麻痺では，筋緊張亢進と筋力低下をきたし，構音器官に麻痺や筋緊張の異常が生じるため音が著しくゆがみ，不正確な発音になりやすい。話す速度は遅くなる。声は低くなり，ガラガラの耳ざわりな粗糙性嗄声やふりしぼって出すような努力性嗄声になる。軟口蓋の挙上不全により鼻咽頭が閉鎖しにくくなるため開鼻声もある。

③失調性構音障害

　小脳の損傷により生じる。個々の構音は良好だが，連続構音では呼吸や構音運動のコントロールが困難なため，発音がゆがむ。呼気の調節や咽頭の運動調節も困難なため，声の大きさが変動し突然大声になる爆発言語が現れることもある。話す速度は遅くなり，話すリズムやアクセント，イントネーションも不規則に乱れる。

④一側性上位運動ニューロン性構音障害

　上位運動ニューロン経路の一側性損傷により生じる。顔面下部や舌の筋力低下と協調不全により，主として調音の異常がみられる。子音のゆがみが多く不明瞭な発音になりやすい。連続的発語で話す速度は遅くなり，声量の低下や開鼻声が生じることもあり，構音障害は軽度であることが多い。左半球損傷の場合，失語症や発語失行症をしばしば合併する。

2）失語症

(1) 失語症とは

　失語症とは，大脳の有意半球にある言語野の損傷によって起こる言語機能の障害であり，言語によるコミュニケーション「言葉を話す」「聞いて理解する」「読む」「書く」にわたり破綻が生じた状態である。主な原因疾患は，脳血管障害，脳動脈奇形，脳腫瘍，頭部外傷などである。

　検査は，専門的な知識をもった言語聴覚士（speech therapist：ST）によって行われる。発症直後は，ベッドサイドで可能な範囲でスクリーニング検査を実施し，画像所見と照合しながら言語障害の有無や性質について概要を把握する。スクリーニング検査で失語症が認められた場合，総合的検査を行う（表6-4）。心理的に安定し，耐久性が向上した段階で，患者の心理面に配慮しながら積極的に評価・訓練を開始する。検査の詳細は第Ⅲ章3「協働する多職種のデータの活用」(p.73) を参照。

　検査場面では間違いが多くても，自由な会話場面では話が通じるといったこともあるので，検査場面以外のコミュニケーション行動や関連諸分野からの情報などを総合して評価する。

(2) 失語症の分類

　失語症は，脳の損傷部位によって分類される（表6-5，図6-4）。また，障害領域によって，言葉が出てこない，音声言語が理解できない，言葉は出ても使用法が誤っている，発語がまったく意味をなさない，文法が正しくないなど様々な症状がみられる（表6-6）。一般に，

表6-4 失語症が認められた場合に行う検査

■総合的検査

①標準失語症検査 (Standard Language Test of Aphasia：SLTA)
　失語症の代表的な検査。「聴く」「話す」「読む」「書く」「計算」について評価する
②WAB失語症検査 (Western Aphasia Battery：WAB)
　失語タイプの古典分類を行う。失語指数(AQ)の算出により失語症の回復あるいは増悪を評価する
③失語症鑑別診断検査 (Differential Diagnostic Test of Aphasia：DDA)
　失語症の有無およびタイプ・重症度の判定や予後の推定，治療効果の評価に役立てる
④SALA失語症検査 (Sophia Analysis of Language in Aphasia)
　認知神経心理学的アプローチに基づき，日本語の特性を考慮して作成した包括的失語症評価法
　単語の親密度や心象性などの言語心理学的な側面から検討する

■掘り下げ検査

①Token Test　②失語症構文検査　③失語症語彙検査　④語音弁別検査　ほか

■コミュニケーション能力の検査

①重度失語症検査
②実用コミュニケーション能力検査 (Communication Abilities in Daily Living：CADL)

表6-5 失語症の分類

タイプ	損傷部位
1．全失語	左中大脳動脈領域広汎
2．ブローカ失語 (運動性失語)	ブローカ領野およびその隣接領域 (中前頭回下部，中心前回など)
3．ウェルニッケ失語 (感覚性失語)	ウェルニッケ領野，縁上回，角回
4．伝導失語	弓状束，左縁上回，
5．失名詞失語 (健忘失語)	特定されない，もしくは左側頭葉後下部

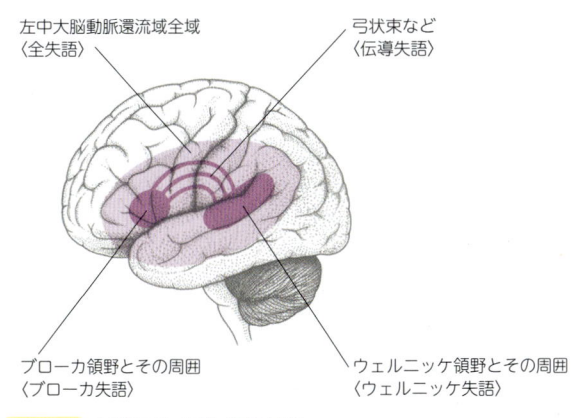

図6-4 失語症タイプと損傷部位

「話す・聞く」音声言語能力より，「読む・書く」文字言語能力のほうが障害されやすい。喚語困難，錯語，聴覚的理解障害は，おおむね失語の頻発症状である。

　代表的な失語症タイプについて以下特徴を記す。ただし，多くの例外があることを承知し，タイプに固執することなく，各患者の障害に応じた対応を行うことが必要である。

表6-6 失語症の言語症状

	症　状	注　釈
1	流暢性の障害	発病前と比べて患者の話し方が滑らかでない
2	構音・韻律の障害	発語失行，失構音ともよばれる。個々の語音が正しく発音されず，ゆがむ構音障害とは異なり，構音の誤りに一貫性はない
3	換語障害	
	・喚語困難（語健忘）	意図した言葉がなかなか出てこない状態 「あれ」「それ」といった代名詞が多く出現する
	・錯語	言い誤り ・音韻性錯語：単語の一部が他の音で言い誤る　例）「みかん」→「みたん」 ・意味性錯語：単語が別の単語で言い誤る　例）「みかん」→「りんご」
	・ジャーゴン	錯語がはなはだしく内容がまったくくみ取れない発話。高度な錯語
	・迂回反応	思い出せない単語を遠回しに表現する
	・再帰性発話	常同言語。発話の際出てくる意味のある，または意味のない語音の繰り返し 例）「タン，タン，タン」
	・保続	自覚のないまま前と同じ反応をする 例）鉛筆を見て「エンピツ」と答えた後に，他のものを見ても「エンピツ」と答える
4	復唱の障害	音節，単語や文を模倣して話すことができない
5	統語機能障害	
	・失文法	構文にかかわる助詞・助動詞・動詞などが脱落し，文の構造が単純で短くなる
	・錯文法	内容語の錯語化とともに助詞・助動詞などの誤用や混乱が目立つ
6	聴覚的理解の障害	
	・語音認知の障害	聴力が正常にもかかわらず，あたかも聾のように反応する。いったん語音が認知できると，急速に意味理解可能となる
	・意味理解の障害	語音認知の障害はないが，聞き取った言葉の意味を理解することが困難
7	読みの障害	
	・読解の障害	文字表記（漢字と仮名など）や単語と文によって差がみられる
	・音読の障害	構音・流暢性の問題を受けやすい。読解と差がみられるものもある
	・読み誤り（錯読）	文字を声に出して読む場合に，別の音や別の単語に読み誤る 意味・形態の類似した語や仮名の音読の際に現れやすい ・音韻性錯読：音の読み誤り ・意味性錯読：意味的な読み誤り
8	書字の障害	
	・自発書字	思い浮かんだ内容を書字できない。漢字と仮名に乖離を認めることが多い
	・書き取り	自発書字よりややよいことが多い
	・書き誤り（錯書）	書きたい文字と異なる文字に書き誤る ・形態性錯書：類似した文字と書き誤る ・音韻性錯書：類似した音の仮名に書き誤る ・類音的錯書：音の同じ漢字に書き誤る ・意味性錯書：意味的に近い語に書き誤る
9	計算の障害	九九の障害が著明なことが多い

千野直一・他編：言語障害・摂食嚥下障害とリハビリテーション〈リハビリテーションMook12〉，金原出版，2005，p.8．より引用改変

①全　失　語

　すべての言語様式が重度に障害される。自発言語は非流暢となり，「ありがとう」「いいよ」など，決まった言葉だけが言える状態（残語）である。聴覚的理解は重度に障害され，日常物品がいくらかわかる程度である。機能的な回復は難しいが，個人差は大きい。

②ブローカ失語（運動性失語）

重度の発話障害と比較的良好な聴覚的理解で特徴づけられる。自発言語は発話開始困難，失構音，喚語困難のため非流暢で短く，構音・韻律の障害がみられる。文レベルの発話は困難であり，助詞や助動詞，接続詞や前置詞などが抜けた不自然な発話，文法的に誤った発話（統語機能障害）になる傾向がある。聴覚的理解は比較的保たれる。文字言語の障害は，音声言語の障害に比例し，書字に比べ読解のほうが保たれやすい。話し言葉の回復以外は長期間の着実な回復を示し，実用レベルに回復することが多い。

③ウェルニッケ失語（感覚性失語）

流暢な発話と重度な語義理解障害で特徴づけられる。自発言語は流暢で多弁で構音も正常であるが，著明な聴覚的理解の障害が特徴である。文レベルの発話がみられるが，錯語が多く混ざるため，内容は空虚になることも多い。聞き手は「何を言っているのかよくわからない」と感じる。聴覚的理解の回復には限界があり，実用レベルには至らない場合も多い。

④伝導失語

自発話，呼称，復唱，音読など発話面全体にわたる音韻性錯語を特徴とする。自発言語は基本的には流暢で構音も正常であるが，音韻性錯誤はしばしば言い直しを伴い，自分で気づき正しく発音しようと言い直すために，途切れがちな発話になる。言語理解は，日常会話レベルで良好である。文字言語の読解は良好だが，音読で音韻性錯読，書字では音韻性錯書を呈することがある。予後は良好なことが多い。

⑤失名詞失語（健忘失語）

ほとんどの言語様式は良好であるが，呼称障害が認められる。自発言語は流暢で構音も正常であるが，会話のなかに著しい喚語困難がみられることが特徴である。復唱，聴覚的理解も良好である。錯語も少ないが迂回反応などがみられる。文字言語面は音声言語面にほぼ並行し，実用的な読み書き能力が保たれていることが多い。予後は良好なことが多い。

（3）失語症の言語リハビリテーション

失語症の言語リハビリテーションは，そのアプローチのしかたによって，心理的アプローチ，環境に対する働きかけ，機能的アプローチ，コミュニケーション能力へのアプローチの4つに大きく分けられる[5]。

①心理的アプローチ

発症直後からカウンセリングや患者同士の交流などを通じて，失語症患者の不安や喪失感の軽減，障害の理解を促しながら，日常生活への適応などを目的に行われる。家族も患者と同様に心理的に不安でつらい状況にあるため，家族に対しても心理的支援が必要である。

②環境に対する働きかけ

失語症患者をとりまく家族や友人，職場の関係者などを対象に，障害の状況や接し方，留意すべき点などについて理解を促すことを目的に働きかける。特に，家族が患者の障害と向き合うための支援は発症早期から不可欠である。

③機能的アプローチ

言語機能の回復を目的に，患者の全身状態が安定し，主にリハビリテーションが可能となった回復期に行われる。

④コミュニケーション能力へのアプローチ

　失語症が重度になるほど機能の回復は制限されるために，QOLが低下してしまいがちである。機能的アプローチと並行して，非言語的コミュニケーション手段を含めた伝達手段の確保が重要であり，visual action therapy（VAT）を中心とした代替手段の獲得訓練や，伝達方法を選択し実際のコミュニケーション場面に近い対話方式で伝達性を重視した訓練プログラム（Promoting Aphasics' Communicative Effectiveness：PACE）が進められる。

　失語症患者は，言語障害だけでなく運動障害や感覚障害を伴う場合が多く，発症と同時に様々な問題に直面することになる。しかし，失語症患者が集中的なリハビリテーションを受けられる期間は限られている。失語症の予後には病巣の部位や大きさ，年齢など様々な要因が関連するが，最大限の成果を得るためには，リハビリテーションにかかわる専門職者（医師，理学療法士，言語聴覚士，音楽療法士など）の緊密な連携と情報の共有が必須となる。

看護技術の実際

A 発声・発語を促す

- **目　的**：発声・発語に必要な構音器官の機能訓練
- **適　応**：運動性構音障害のみられる人
- **使用物品**：鏡，ティッシュペーパー

	方　法	留意点と根拠
1	**口の体操（→❶）** ・鏡で口の動きを確認しながら体操を行う ・1）〜3）の各動作を4秒ほどかけてゆっくり行う 1）ウーイー運動（図6-5 ①） 　口唇を突き出す，横に引く 2）頬の膨らまし（図6-5 ②） 　横を膨らませる，すぼめる 3）舌の運動（図6-5 ③〜⑥） 　舌を出す，入れる／舌を左右の口角につける／舌を鼻のほうへ上げる／舌で口の周りをぐるりとなめる	❶口輪筋や頬筋，舌筋を鍛え，口唇閉鎖機能や舌機能の回復を図ることで，構音のゆがみを改善する ●構音器官の訓練は，その運動機能の回復を図るもので，呼吸・発声・発語のどの過程に障害があるかを明らかにして訓練を行わなくては効果が得られない。看護師は言語聴覚士と連携して取り組む ●左右口角間の距離（幅）を測定することで評価できる。口角筋がアップすると，左右口角間は，「ウー」では短く，「イー」では長くなる ●息が漏れていない状態で頬が膨らんでいるか観察する ●頬の膨らましが不十分な場合は，口唇の閉鎖機能の低下，軟口蓋や舌後方の動きの低下が疑われる

方 法	留意点と根拠
①口唇を突き出す，横に引く ②ほおを膨らませる，すぼめる ③舌を出す，入れる ④舌を左右の口角につける ⑤舌を鼻のほうへ上げる ⑥舌で口の周りをぐるりとなめる **図6-5** 口の体操	
2　鼻咽腔閉鎖の訓練（➡❷） 1）ティッシュペーパーをそっと揺れる程度の強さで吹き続ける 2）コップに入れた水をストローを用いてブクブクと吹く（ブローイング訓練）	❷呼吸機能および口唇閉鎖の訓練になる。また，開鼻声や子音の呼気鼻漏出による構音のゆがみを改善する ● 1セット2〜3回から始める。訓練に慣れてきたら，状態に合わせて徐々にセット数を増やす
3　発声訓練 1）準備体操（腹式呼吸）（➡❸） （1）椅子に座っておなかに両手を当てて，口から「ふーっ」と息をゆっくり吐きながら腹部をへこませる （2）鼻から息をゆっくり吸いながら，腹部を大きく膨らませる 2）発声持続訓練（➡❹） （1）姿勢をまっすぐに整え，腹部に両手を当てる （2）鼻から大きく息を吸い，できるだけ長く（10秒以上を目標に）母音を発声する 「アーーーー」 （3）発声しやすい音で声を出したり止めたりする（→❺） 「ア」「ア」「ア」「ア」「ア」	❸発声訓練の前に筋緊張を和らげ，リラックスした状態にする ●安静時に浅く速い呼吸をしている場合は，リラクセーションや腹式呼吸を促して，呼吸状態を整える ●「息を吐く－吸う」動作を5回程度行う ❹発声持続訓練を行うことで，声帯運動が促進され，声を大きく，長く出せるようになる ●声帯の緊張が低下している場合は，「イ」のほうが発声しやすいことがある ❺呼気のon/offの練習となる
4　発音練習 パタカラ体操（➡❻❼） （1）「パ」「タ」「カ」「ラ」を順に繰り返す （2）「パパパ」「タタタ」「カカカ」「ラララ」を順に繰り返す （3）「パタカラ，パタカラ，パタカラ」を繰り返す ・一息で1回ずつ発声，または一息で5回連続して発声する ・慣れてきたら徐々に発音する速度を上げる	❻構音機能の強化を図る ❼口唇や舌の動きを意識しながら繰り返すことで，構音に関連する表情筋を鍛える ●「パ」は口唇をしっかり閉じることで発音される ●「タ」は舌の前方が口蓋に触れることで発音される ●「カ」は舌の後方が口蓋の奥の方に触れることで発音される ●「ラ」は舌を丸め舌尖が上歯裏に触れることで発音される

B コミュニケーションの工夫

- 目　　的：日常生活のなかでの実用的なコミュニケーション能力を向上する
- 適　　応：失語症の患者
- 使用物品：コミュニケーションボード，コミュニケーションノート，ほか

1)「聞いて理解する」を支援する

	方 法	留意点と根拠
1	患者の状態を確認し，対応する	●言葉を聴いて理解する能力が低下していることに留意し，短く簡単な表現でゆっくり話しかけるように配慮する．患者の理解しようとする意欲を尊重して対応する
2	挨拶を交わす Ns「～さん，こんにちは」 Pt「おっ，んー」	●呼名し，注意をこちらに向ける ●大きな声で話しかける必要はない
3	単語や短文で話す（➡❶❷） Ns「3時，心臓，検査」 　　（3時から心エコーの検査があります）	❶単語や短文であると要点が伝わりやすい ●情報量が多くなると，聞き誤りをすることがあり，正確な理解は困難となる ❷短く区切ることで伝わりやすくなる ●ゆっくり，はっきりと話す（➡❸） ❸話す速さは話の内容の理解に影響する
4	繰り返し，または言い方を変える（➡❹） Ns「お歳はおいくつですか？」 Pt「あ，あのー」 Ns「お歳は？」 Pt「あっ，はい」 Ns「何歳ですか？」 Pt「なっ，70…」	❹言語理解力の低下から，一度聞いてもすぐ理解できないことがある ●伝わっていないと感じたときなどには，理解しやすい漢字やジェスチャーなどを併用する ●患者が病前から使い慣れている言葉や，イメージしやすい単語を用いる
5	表情豊かに声には抑揚をつけて話す（➡❺） Ns「おふろの，じかんです」 Pt（うなずく）	❺抑揚によって感情や気持ちが伝わり，言語理解が助けられる ●「おーふーろーのー」という音節を伸ばすとわかりにくい．文節で区切る
6	言葉以外の情報伝達方法を併用する 1）身振りや手ぶり，ジェスチャーを交えて話す（➡❻） Ns（3本指を示しながら） 　　「検査の時間は3時です」 2）文字を提示する（書字） 3）伝えたいことに関係する物や絵などを提示する Ns 薬を見せながら， 　　「薬は飲みましたか？」	❻「聴覚的情報」だけでなく「視覚的情報」を加えることが理解への手がかりとなる ●話しながら，順にメモに書き加えていく ●一般に「ひらがな」「カタカナ」よりも漢字のほうが意味をくみ取りやすい ●患者の身の回りにあるもの（時計やカレンダー，新聞や雑誌など）や実物を示すなどして工夫する
7	話題を急に変えない（➡❼） Ns「話を変えますね．ところで…」	❼話題を急に変えると混乱し，内容が理解しづらくなる ●話題の転換は，ジェスチャーや文字，絵などを併用して行い，はっきりと示す ●1つのことが理解されたことを確かめながら次のことに進む
8	確認しながら話を進める Ns「お腹の具合はいかがですか？」 Pt「ああ，はい」 Ns「大丈夫ですか？」 Pt「はい」 Ns「痛いですか？」 Pt「はい」	●「はい」「いいえ」で返答できる質問や反対の質問をするなど，理解状況を確認する ●その場で指先確認や実物を見せる，あるいは当該場所に行くなどする ●肯定疑問文で質問する ●理解できてなくても「はい」と返答する傾向がある

2）「話す（伝える）」を支援する

	方　法	留意点と根拠
1	患者の状態を確認し，対応する	● 失語症の患者とのコミュニケーションには時間をかけることを前提に表情や意思を確認しながら，ゆっくりと会話を進める
2	挨拶を交わす（→❶） Ns 「〜さん，こんにちは」 Pt 「こ，…こ，…」	❶ 患者の言葉の表出を促す ● 発語が困難な場合でも，発話をする機会を重ねる ● たとえ，「こ…ちは」だけだったとしても，表出できたことを喜ぶ
3	言語以外の反応も観察する 表情や視線，首振りやうなずきなど，わずかなサインも見逃さないで，しぐさや行動などの観察によって要求をとらえる（→❷）	❷ 患者が伝えたいことを言葉にできなくても，患者の表出する些細な変化を手がかりとして，何を伝えようとしているのか推測できることがある ● 会話前後の時間帯や最近の出来事などを把握しておくと，患者が伝えようとしていることが推測しやすくなる
4	せかさず，待つ姿勢で聞く（→❸） ・時間をかけても患者の伝えたいことが理解されない場合，いったん時間をあけてみる（休憩をとる）（→❹） ・話し言葉と併用して，その場で紙に会話のキーワード（単語）や記号，簡単な絵を描く工夫をして，臨機応変に対応する（→❺）	❸ 患者は，伝えたいことが理解されない場合，精神的負担が時間経過とともに大きくなる可能性がある（不安やイライラ，発話意欲の低下） ● 思いやりのある言葉と，理解しようとする表情や態度で接する ❹ 会話が続くと，疲労により保続が目立ったり，指差しに迷ったりと理解力も低下してしまう場合がある ❺ 紙に記した書字や描画によって視覚的理解が伴い，会話が促進される。また，言葉が出にくい患者の場合，紙上の書字や描画を指さすことによって，伝えようとする意思や内容の一端が伝達可能となる
5	返答内容の確認をする うまく話せない患者に対しては，「はい」「いいえ」や「うなずき」「首振り」で返答ができる質問をする（→❻） Ns 「昨晩はどのくらい眠れましたか？」 Pt （応答盤『？』を指さす） Ns 「ぐっすり眠れましたか？」 Pt （応答盤『はい』を指さす） 　　はい　　いいえ　　？ 図6-6　応答盤	❻ 言葉での返答を無理に要求しない ● 喚語困難や錯語で話がわかりにくいときは「〜（のこと）ですか？」と尋ねて，推測したことを確認する ● 聞き手である看護師が話題を絞っていく ● 応答盤を用いて，質問がわからないときや応答に迷うときには「？」を指差すように習慣をつける
6	言い誤りを指摘したり，修正したりしない（→❼）	❼ 言い誤りを指摘したり修正したりすることは，発話意欲の低下につながる ● 推測力を働かせながら，患者の言いたいことの理解に努める ● 患者が言い誤りに気づいていない場合は，周囲が患者の状況を理解する必要がある

方法	留意点と根拠
7　コミュニケーションボードやコミュニケーションノートを利用する（図6-7） 図6-7　コミュニケーションノート	● 日常生活に必要な単語を集約したイラストや文字を場面やカテゴリーでノートやボードにまとめておく ● 随時，指さしで内容を選択してもらう ● かな文字の理解障害があるため，五十音表は用いない ● 失語症は書字能力も低下するため，筆談は困難な場合が多い。しかし，患者によっては不完全ながら書字や描画で意思を表出できる場合がある。個々の患者の特徴や残存能力に合わせた対応が望まれる

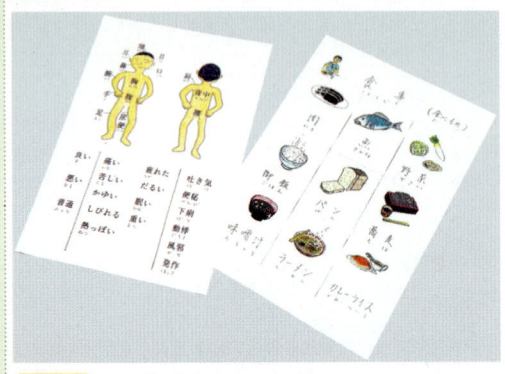

文 献

1) Minardi HA, Martin JR著，村尾誠・江川隆子監訳：ヘルスケアのためのコミュニケーション−理論に基づいたコミュニケーション技法訓練，廣川書店，1999，p.17-25.
2) 竹内愛子・河内十郎編：脳卒中後のコミュニケーション障害，改訂第2版，協同医書出版社，2012，p.150-157, 192-200.
3) 笹沼澄子編：言語障害〈リハビリテーション医学全書11〉，医歯薬出版，1991，p.2.
4) Duffy JR著，苅安誠監訳：運動性構音障害−基礎・鑑別診断・マネージメント，医歯薬出版，2004，p.4-11.
5) 千野直一・安藤徳彦編集主幹：言語障害・摂食嚥下障害とリハビリテーション〈リハビリテーションMook12〉，金原出版，2005，p.1-17.
6) 五百住智香・他：脳血管障害後のコミュニケーション障害 失語症・構音障害，ブレインナーシング，22(9)：954-960，2006.
7) 落合慈之監，稲川利光編：リハビリテーションビジュアルブック，学研メディカル秀潤社，2011，p.311-319.
8) 石合純夫編：失語・失行・失認のリハビリテーション，MB メディカルリハビリテーション，99：13-21，2008.
9) 古木ひとみ：構音障害・失語症の効果的な改善プログラム，MB メディカルリハビリテーション，85：120-127，2007.
10) 森岡悦子：病棟で行ってもらいたい失語症患者へのアプローチ，リハビリナース，7(1)：33-40，2014.
11) 林 裕子：言語的コミュニケーション障害，ブレインナーシング春季増刊，p.191-200，2009.
12) 吉畑博代・小山美恵：失語症のリハビリテーション−訓練の考え方と実際のコミュニケーションのとり方，臨牀看護，34(3)：326-336，2008.

7 「見る」「聞く」機能の障害と援助技術

学習目標
- 「見る」「聞く」のメカニズムを理解する。
- 「見る」「聞く」機能が障害された状態を理解する。
- 「見る」「聞く」機能が日常生活に及ぼす影響を理解する。
- 「見る」「聞く」機能の障害のある人への支援の方法を理解する。

1 「見る」メカニズムとその障害

1）「見る」ことから得られる情報

　「見る」こととは，視覚を用いて認識することである。視覚は眼を受容器とする感覚であり，視覚の低下または喪失によって，人は「見る」ことができなくなる。

　「見る」機能が障害されると，生活全般にわたり困難が生じる。人の生活に必要な様々な動作は目的動作の連続によって成り立っているが，人の目的動作は，通常，「見る」→「確認する」→「作業する（目的動作を行う）」という順序で行われるため，視覚に障害があると，この一連の動作の最初の段階である「見る」ことによる情報入手ができなくなるからである。晴眼者（視機能に障害がない人）では，これらの3つの動作は同時に行われている。人の生活に必要な情報の70～80％は眼からの映像情報であり，視覚が損なわれることは，生活に必要な映像情報を遮断されることなのである。「見る」ことから得られる情報によって，人は情緒的にも安定し満足を得ることができるという。

2）眼の構造

　眼は眼窩に位置し，眼球，視神経，眼球付属器で構成される（図7-1）。

　眼球は，前後径約24mmの球体であり，外壁と内容に分けられる。眼球の外壁は，角膜，強膜，ぶどう膜，網膜からなる。ぶどう膜は，虹彩，毛様体，脈絡膜からなり，眼球の内側には，水晶体，硝子体，房水が存在する。

　外界からの光（刺激）は，角膜を通して水晶体，硝子体を通過し，眼球後面の網膜上の感覚細胞に伝えられ，視神経を介して脳へ伝達される。そして，外界にある物の形，色，運動，質感，奥行き，位置関係，その周囲の様子などを認識しているのである。

　眼球付属器として，眼瞼，睫毛，結膜があり，眼球全体を保護している。

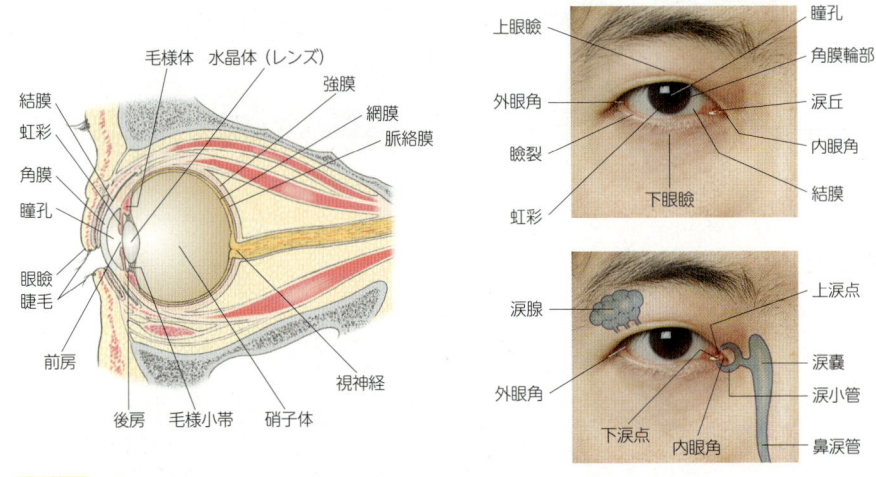

図7-1 眼の構造

3）視覚障害とは：障害の程度による分類

　視覚障害とは，眼球，視路，視覚中枢の損傷により，視機能に永続的な低下の起こったものであり，障害の程度により全盲と弱視（ロービジョン）に分類される。全盲は視覚を用いての日常生活が困難なもの，弱視は何らかの形で視覚の活用ができるものである。身体障害者福祉法では，両眼の視力および視野によって障害の等級を規定している。

　多くの人は，「見えない」よりも「見えにくさ」を体験している。見えにくさは，加齢，天候や暗い場所など光の量，季節，民族などによって違いがあり，見えやすくすることもできる。

2　「見る」機能が障害された状態

1）視覚の要素とその障害

　視覚の障害には，視力障害，視野障害，色覚障害，その他がある[1]。

（1）視力障害

　映像の解像能力が障害された状態をいう。以下の3つに分けられる。
①**近見障害**：老眼，調節麻痺が原因となって起こり，遠くは見えるが近くが見えにくい
②**遠見障害**：近視によって起こり，近くは見えるが遠くが見えにくい
③**その他の障害**：屈折を矯正しても，遠くも近くもよく見えない

　原因は，①と②は屈折異常，調整力の低下であり，③は角膜・水晶体・硝子体の混濁，眼底（網膜・脈絡膜）の疾患，視神経，視路の疾患，眼圧の異常，機能的な異常（弱視など），精神障害（解離性障害）などである。

（2）視野障害

　外から見える光や像を認識し，その刺激が視神経に至るまでの過程で起こる異常である。
①**視野狭窄**：視野が通常より狭くなる状態
②**視野欠損**：視野の一部が欠損している状態。視野の半分が見えなくなる状態を半盲といい，視交叉および中枢側の障害で起こる

③暗点：視野に見えない部分がある状態で，生理的暗点と病的暗点がある

（3）色覚異常
　先天的な錐体の機能不全によるものと後天的色覚異常とがあり，後者には，網膜・脈絡膜の異常（青と黄の障害），視神経疾患（赤と緑の障害）がある。

（4）その他
　夜盲（暗順応の障害），複視（1つのものが2つに重なって見えるもので，単眼複視と両眼複視とがあり，外眼筋麻痺によるものが多い）などがある。

2）視覚の評価
　視機能の評価は，視力，視野，色覚その他の評価および日常生活への影響の評価によって行われる。視力は映像の解像能力であり，視野は見える映像の範囲であり，色覚は見える映像の色である。日常生活への影響は，その人の社会的な役割に合わせて必要な生活能力を判定する。

（1）視力検査
　視力は，①最小視認閾，②最小分離閾，③最小可読閾，④最小識別閾の4種類で判断する。視力検査は，通常は最小分離閾で視力判定をしている。これは，ランドルト環視標（図7-2）を用い，5 mの距離から視認できる視力で評価する。片眼ずつ検査し，矯正視力で測定する。正常値は成人で1.0以上（平均1.2）である。5 mの位置で視標が見えない場合は，見える位置まで近づいて，0.1の指標が見える距離から判断する。

　視力検査は，視力に影響を及ぼす4つの要素，すなわち①明るさ，②コントラスト，③大きさ（距離），④時間（移動か静止か）のうち，①②④を固定して行っている。そのため，視力検査の結果だけで弱視者の視覚の状態を完全に把握できるわけではないことに留意する。

　視力障害は，「（まったく）見えない」と「よく見えない（見えないわけではない）」に分けられる。前者は，全盲（total blind），後者は「弱視」（low vision，ロービジョン）とよばれる。弱視は，「両眼の矯正視力（眼鏡やコンタクトレンズをかけたときの視力）が0.3未満で，主に視覚による学習や，日常生活の諸々行動ができる状態」であるが，この定義はいまだ安定はしておらず，現時点での一般的な定義としておかれている。

　0.01よりも低い視力として，指数弁，手動弁，光覚弁の3種類が置かれている（表7-1）。

（2）視野検査
　視野検査は，視線を固定した状態で見える範囲を測定する。

（3）色覚検査
　色覚検査は，色盲検査表（仮性同色表），色相配列検査（パネルD15テスト），色光検査を用いる。

（4）その他の視覚検査
　光覚検査，眼球運動検査などがある。

（5）眼圧測定
　眼圧（ocular tension）とは眼球壁の圧である。ヒトを対象とした医学上の検査では，眼内圧[*]を類推するための値として，眼圧を測定する。

　眼圧は，眼球壁の一部である角膜の圧力から測定する。眼圧測定は，非接触測定法とし

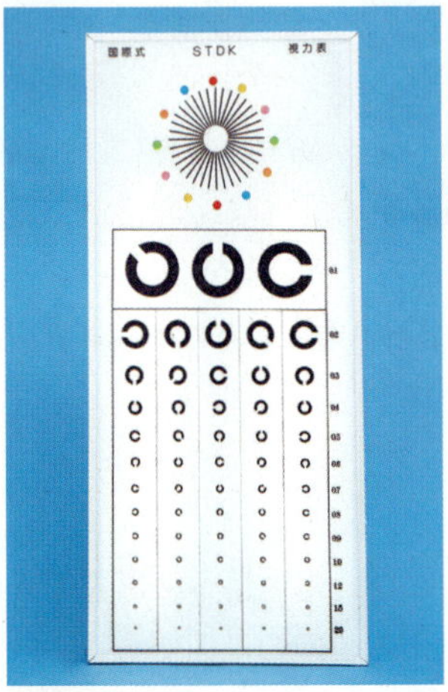

表7-1 指数弁，手動弁，光覚弁

指数弁	検査者が被検者の眼の前に出した指の数が数えられる（視力は0.01と同等とされる）
手動弁	検査者が被検者の眼前で手を動かし，その動きがわかれば手動弁（+）（視力は0.01以下に相当する）
光覚弁	暗室で，検査者が被検者の眼前で光を当て，判断できれば光覚弁（+）
全盲	光をまったく感じない（視力は0とする）

図7-2 ランドルト環

て空気眼圧計で，または圧平眼圧計（ゴールドマン眼圧計）により直接角膜に測定部を接触させて眼圧を計る。正常値は，10～21mmHgである（診断上の正常眼圧）。

＊眼内圧は毛様体における房水の産出量と，シュレム管における房水の排出量のバランスによって調節されている。眼圧と眼内圧は，基本的には相関関係にあるため，眼圧を測定することで，眼内圧を推定することができる。

(6) 眼底検査

眼底検査は，瞳孔の奥に位置する眼底を，眼底カメラや眼底鏡を用いて，レンズを通して観察し，眼底の血管，網膜，視神経を調べるものであり，主に，緑内障，動脈硬化症，網膜剥離，眼底出血などの眼の疾患の有無を調べる検査である。日本人では，眼圧検査で正常値であっても視神経障害を発症する正常眼圧緑内障（視神経乳頭の所見が認められる）が多いので，その発見は特に重要である。

3 「見る」機能が障害された状態

見えにくさには，表7-2に示すような状態がある。

1) 日常生活上の困難

「見る」機能の低下または喪失は，日常生活のあらゆる側面に影響を及ぼす。日常生活への影響が特に大きいのは，視力と視野の障害である。見る機能の障害による日常生活上の主な困難には，①移動の困難：周囲の状況がよくわからないために，目的とする場所への移動ができない，②目的動作の遂行の困難：食事，着替え，入浴，化粧，買い物などの日常生活行動の遂行ができない，③コミュニケーションの困難：文字の読み書き，図形や絵の読み取り，表現ができないなどがある。

見えにくさは人によって様々である。慣れた生活環境の範囲内で，習慣化された行動をとることはうまくできるようになったとしても，新しい環境へと行動範囲を広げていくことには困難を伴うことが多い。

表7-2 物が見えにくい状態

視　力	まったく見えない 光を感じない 物の動きがわからない 近距離または遠距離のものが見えにくい 見え方の変化 まぶしく感じる 映像がぼやける 明暗順応性が遅くなる
視　野	狭くなる 中心が見えない ゆがんで見える
色　覚	色の識別困難 色覚の障害
その他	痛みやかゆみを伴う 眼が乾く 涙の量が多いまたは少ない 目やにが増える

　視力障害の日常生活への影響のうち，生活訓練後に残る困難は，不慣れなところへの自由な歩行と，対人関係の変調，情報の入手である。訓練によって，身の回りのことが一通りできるようになっても，生活圏への活動範囲の拡大にはかなりの時間が必要であり，見知らぬ場所に行くときには安全の確保が十分考慮されなければならない。

　全盲であっても，食事，排泄，身だしなみ，睡眠などの生活動作は，適応訓練によって，ある程度は自立することができる。それは物の形状，質感，重さなどは他の感覚器からの情報で代替できるからであるが，色の感覚や距離感，場の全体の位置関係などについての代替は非常に難しく，最終的には他の人から情報を聞き取ることで入手していくことになる。

2）心理的課題

　視機能の障害を受けた後の心理的な過程において，喪失感や絶望感は，かなり長く継続することが知られており，周囲の人との交流に変化をもたらすことも少なくない。視覚による情報を遮断された生活は，周囲から隔絶された感覚を伴い，周囲に頼れないという気持ちになったり，悲観して感情的になりやすくなったりする時期がある。また，孤独感が強くなり引きこもりがちになることも知られている。

3）視機能の障害の原因となる疾患

　視機能の障害の原因となる疾患には，糖尿病網膜症，白内障，緑内障，網膜色素変性症，加齢黄斑変性症，ベーチェット病などがある。ここでは，糖尿病網膜症と網膜色素変性症について解説する。

（1）糖尿病網膜症

　糖尿病網膜症は糖尿病の三大合併症の一つであり，全視覚障害の18％前後を占め，成人の視覚障害の原因疾患の第1位である。発症の機序は次のとおりである。網膜毛細血管に小血管瘤の形成が起こり，血管透過性が亢進し，出血・滲出性変化，網膜毛細血管の閉塞，

無灌流域の形成，新生血管形成，異常血管からの出血，反応性の結合組織増殖，増殖性網膜症と牽引性網膜剝離が起こる。病期により，単純糖尿病網膜症，前増殖糖尿病網膜症，増殖糖尿病網膜症の３期に分けられる。原因としては，高血糖のほかに貧血，高血圧症，脂質異常症，喫煙などがあげられ，これらは網膜症の進展にも関与していると考えられている。予防として，血糖コントロール，および貧血，高血圧，脂質異常症などのコントロールと禁煙の推進がある。

（2）網膜色素変性症

およそ人口4,000人に１人の割合で発症し，突然変異による孤発型が最も多い。遺伝的な素因についても指摘されているが，原因は明らかではない。

視野狭窄が進行してから視力が低下する周辺型と，初期から視力低下が現れる中心型がある。視野狭窄の進行は，島状または弓状暗点から始まり，輪状暗点となり，周辺視野が徐々に消失して中心のみが残存する求心性の視野狭窄に進む。進行は緩徐で発病から10年くらいかけて緩やかに進行するが，進行の速さには個人差がある。中心約20度の視野が残っていれば日常生活に不便はきたさないが，10度以下になると段差でのつまずきや人にぶつかることなどが多くなる。中心視力は比較的長く保たれる。進行すると，視力低下が顕著となり，識別も困難となる。

治療方法は，確立されていない。羞明の訴えが多いので，羞明に対しては遮光眼鏡を使用する。可能であれば，視力の残存している間に，生活適応訓練などの一部を開始することもある。失明への不安に対しては，具体的な生活自立の方法を十分に行うことで少しでも緩和できるようにする。

4）視機能障害のある人の看護に必要な技術

視機能に障害のある人の看護の目標を表7-3に示す。目標は大きく分ければ，「見る機能の維持」「日常生活動作の維持：目的動作の遂行」の２つである。

（1）見えにくさへの対処方法の指導

見えにくさへの対処方法を指導する（表7-4）。症状の沈静としては，眼を閉じて休むことが効果的である。眼を閉じることで眼球が涙によって湿潤し，視神経に与えている光刺激を遮断できる。炎症がない場合は温罨法を実施して血流を促すこともよい。処方された薬剤があれば，点眼・内服など指示された方法で投与する。

医師の処方があれば，視機能検査の結果を持参して眼鏡を作成し使用することが，日常生活を無理なく送れる方法である。

（2）視野範囲の認識強化と視野に応じた生活方法の獲得

半盲の人は実際に見えている視野が認識と一致しているので，自ら視野を合わせて見よ

表7-3 視機能に障害のある人の看護の目標

1. 「よく見えない」人が，見る機能をできるだけ長く維持できる
2. 目的とする場所への移動が安全にできる
3. 目的とする動作の遂行のために，視覚を代替する情報が得られる他の感覚器を用いた生活手段を獲得する
4. 日常生活の生活圏の範囲を拡大できる
5. 周囲の人との情報交換ができ，人との交流を維持できる

表7-4 見えにくさとそれをカバーする方法

	視覚の障害	対処方法
視力	近見障害，遠見障害 ゆがみ ぼやけ，かすみ	眼鏡，ルーペ 眼鏡 眼を閉じて沈静する，点眼
視野	半盲 半側空間無視 視野狭窄	視野範囲に対応した動作の獲得 視野範囲の認識強化 目的動作の方法の獲得
他の症状の影響	痛み，かゆみ まぶしさ 眼が疲れる	点眼，軟膏 遮光眼鏡 眼を閉じて沈静する

うとすることができる。しかし，半側空間無視の場合は，眼でとらえていてもそれを認識できていない。たとえば食事のときに半側が見えていないために残してしまう，歩行時に半側を認識できずに物にぶつかる，それによって転倒する，あるいは車の運転の際も事故につながりやすいということがある。したがって，まず見えていないことを自覚させる必要がある。

視野認識を的確に修正するには，通常の生活を送り，食事場面，移動場面などに付き添い，食事が残っていることを伝え，顔の位置や向きを変え，見える範囲を指摘することを繰り返しながら，その視野に適応させる。必要であれば，立体図形の模写をしてもらい，視野認識の欠落があることを繰り返し指摘する。

日常生活のなかで，物にぶつかることなどによる打撲，衝突，転倒に留意していけるように，小さな失敗体験をした後に振り返り，視野をカバーできる方法を実体験していくことで，認識強化を進める。リスクを自覚できない人の場合，キーパーソンが生活のなかで見守っていけるよう，患者の状態について的確に情報提供する必要がある。

（3）日常生活動作訓練

日常生活動作訓練では，基本的生活訓練としての身辺動作自立の獲得を目的とする。自立が望める人には，調理，洗濯，買い物などの家事動作へと拡大する。視力が多少でもある人は，その視力を活用しながら，生活訓練を続ける。特に，将来的に視力を完全に失っていく過程にある人は，視力が残っている間に訓練を開始することができれば，訓練効果は大きく，視覚喪失への不安に多少なりとも対処できる可能性がある。日常生活動作の援助としては，物の確認，衣服の選定や組み合わせ，取り出しやすい物の整理の方法，環境設定などがある。

①食事と排泄

視機能に障害のある人の適応訓練は，食事を一人で食べられること，排泄を一人でできるようになることから始める。最初に自立したい動作がその2つであるからである。その際，できることを多く体験できるようにする。動作の一つひとつは，できるという体験を積み重ねることで自信がもてるように指導を進め，できないことは自尊心を傷つけないように生活全般を援助する。

晴眼者の場合は，①見る，②確認する，③動作に入るを一度に行うが，視機能に障害のある人が慣れていかなければならないことは，これらの動作をまず指先や手の甲を使って確認することであり，動作は必ず自分の身体の側から手を進めていくことである。晴眼者

が，見えた物に手を伸ばすような，対象物に直接触れようとする動作を矯正していくことで失敗を避けることができる。

排泄動作は，視機能を障害される前にできていたのであれば，普通にトイレに誘導し，便座の位置や立ち位置を身体で覚えさせていくことで，それまでに近い排泄行為を継続することができる。ベッドサイドでの排泄を促すようなことは避ける。

②その他の身辺動作

少しずつ自信ができたら，入浴動作や身だしなみ動作へと進めていく。生活関連動作は，身辺動作ができてきたら徐々に進めていくことによって，失敗を避け，安全を保持することができる。患者自身の生活動作の習得の度合いを見て，すべての計画を立てていくことが望ましい。

視機能に障害のある人で最後まで人の手を借りることとして，衣服のコーディネート，景色や天候を知ることなどがあるが，工夫や訓練によってその他のほとんどの動作は可能となることを，支援者も熟知しておく必要があるだろう。生活訓練は，訓練の場に出向く前に，病室で開始されることも少なくない。

(4) コミュニケーション訓練

全盲の人を対象として，点字，ハンドライティング，コンピュータ操作，ラジオやテープレコーダーの操作などの訓練を行う。内容については，ここでは省略する。

(5) 移動手段の獲得

視機能に障害のある人が自由に動けるようになるまでに，看護師には歩行の介助，歩行誘導を行うことが求められる。患者の安全を確保し，失敗体験による自尊心の低下を防ぐためには，支援のための知識が必要である。

(6) 環境の整備

視機能に障害のある人にとって安全で快適な環境の特徴は，歩行しやすい通路が確保されていること，動作しやすいように物が整理されていることである。

①歩行しやすい通路

健常者は通路の中央をできるだけ広くとり，壁際に物を置くことが一般的だが，視機能に障害がある人は壁と床のラインを目印にして移動する。また，まったく見えない人の場合は壁を手の甲で触れて，あるいは白杖で触れて，壁の位置を確かめながら移動する。したがってその位置に何か物を置くことは，視機能に障害のある人の移動を困難にする。物を置く場合はむしろ通路の中央に置くほうがまだ安全なことになるが，晴眼者の生活とはまったく逆の環境設定になるので，できる限り通路には何も置かないことが望ましい。家の設備を変える場合は，壁の色と床の色のコントラストを意識して改装することが安全な移動に役立つ。

②物の整理のしかた

使うときを考えて，手の感触でわかりやすい整理のしかたを検討する。たとえば，衣服はたんすの引き出しの中に，取り出す側を「輪」にしてコンパクトに色順にルールを決めて並べておくと，服の一つひとつの単位を見分けることができるので物が取り出しやすく，本人にも衣服選択が多少とも可能になる。たたみ方も，そのまま広げて着れば前がどちらかを探さなくてすむような方法を教える。

③**安全な環境**

足に周辺異物がぶつからないことや，危険物を排除することがまず大切である。同時に，移動の際に上肢を用いて安全を確認する方法の訓練も併せて行う。

4 「聞く」メカニズムとその障害

1）「聞く」メカニズム

聴覚を用いて音を認識することを「聞く」という。「聞く」ことは，耳を受容器として，空気の振動である音を感受するものである。耳は，同時に平衡覚（身体の平衡を保つために動きや位置を感受する）の受容器でもある。

耳の構造は，外耳・中耳・内耳に分けられる（図7-3）。

外耳：耳介と外耳道からなる。耳介は集音と音源定位に役立っており，形態も音を集めやすいように半円状に広がっている。外耳道の最も奥には鼓膜があり，鼓膜の奥には中耳がある。外耳道は音を鼓膜に伝える通路の役割をもち，中耳と内耳を保護している。

中耳：鼓膜，鼓室（中耳腔），耳小骨からなる。鼓膜の内側は空気の入った空洞になっていて，鼓室を形づくる。鼓室は耳管を通して咽頭へとつながっている。3つの耳小骨（ツチ骨，キヌタ骨，アブミ骨）は，鼓膜の振動を内耳に増幅して伝える。中耳の内側の壁面には，前庭窓と蝸牛窓があり，音波の振動はアブミ骨底内耳の外リンパ液に伝えられる。耳管は，鼓室の中に分泌された液を排出する働きと鼓室の内外の気圧を均衡にする働きがある。

内耳：蝸牛，前庭，三半規管からなる。三半規管と前庭は身体の平衡を保つ働きをもつ。

2）聴覚障害とは[2]

音の要素は，音の高さ，強さ，音色である。音の高さは1秒間の振動数で決まり，周波数Hz（ヘルツ）で表す。音の強さは振幅で決まり，dB（デシベル）で表す。音色は音の性質であり，音の波形によって決まる。

聴覚の障害とは，「聞こえ」に関して器質的・機能的に健常ではない状態をいう。耳から

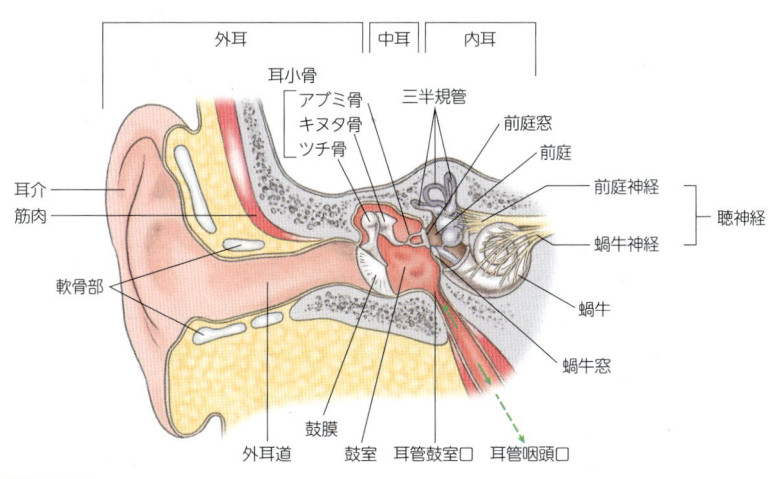

図7-3 耳の構造

入った音は，聴覚伝導路を通って大脳側頭葉聴覚野に到達する。器質的な聴覚障害は，この経路のどこかに病変がある。機能的な障害には，心因性の難聴と詐聴がある。

　聴覚の障害は先天性のものも少なくない。奇形や，妊娠中の感染（風疹など）によって聴覚系統に影響が及んだ場合は聴覚の障害をきたす。後天性の聴覚障害には，突発性難聴，薬剤の副作用，頭部外傷，騒音感作，加齢によるものなどがある。

　聴覚の障害は，障害部位により，以下の3種類に分けられる。

伝音性難聴：外耳，中耳の障害によって起こる。補聴器などで音を大きくすれば比較的改善される。

感音性難聴：聴神経，脳の障害，加齢によって起こる。音色の変化，聞き取り困難，聞き分け困難などが生じる。補聴器の効果は小さいが，細かな調整で多少の改善はできる。

混合性難聴：伝音性難聴と感音性難聴が同時に起こる。

5 「聞く」機能が障害された状態

　標準純音聴力検査：聴覚の評価法として一般的に行われる。125ヘルツから倍々の周波数，すなわちオクターブの周波数をもつ純音を8,000ヘルツまで聴かせて，その聴こえの程度をオージオグラム（図7-4）という半対数グラフに記入して，その人の聴力の評価を行う。純音を聴かせる方法により「気導聴力検査」と「骨導聴力検査」がある。気導聴力検査は気導聴力レシーバーを耳に当てて純音を聴かせる方法で，伝音系＋感音系の聴力を測る。骨導聴力検査は骨導聴力レシーバーを耳の後ろに突出している硬い骨（乳様突起）に当てて純音を聴かせる方法で，感音系の聴力を測る。

6 聴覚の障害が生活に及ぼす影響

1）日常生活上の困難

（1）聴覚の障害の特徴

　聴力の障害による日常生活への影響は比較的少ない。つまり聞こえにくい状態やまったく聞こえない状態があっても，日常生活の自立度は比較的高い。しかし，聴覚障害は外見では健常者と区別ができないために，日常生活上の困難があっても気づかれないことが少なくない。不快な耳鳴や閉塞感，痛みやめまいなどの症状が続くことや，難聴の自覚がないまま大きな声で話すようになり周囲の人に迷惑がかかることがある。また，音に気づけないことは生活上のリスクにつながる。たとえば，病院での呼び出しや店内放送に気づけないことがあり，特に災害発生時に緊急の行動がとれないことは生命の危険につながるおそれもある。また，コミュニケーションの障害が大きければ，他者との交流が減り，結果的に日常生活に支障が生じることへつながる。コミュニケーションは人の日常生活の基本であり，聴覚機能に応じた対処方法とコミュニケーション手段を獲得することが，生活への影響を小さくすることになる。

（2）聴覚に障害のある人のコミュニケーション

　コミュニケーション手段には，一般的に用いている「言語」「非言語」が活用できる。非言

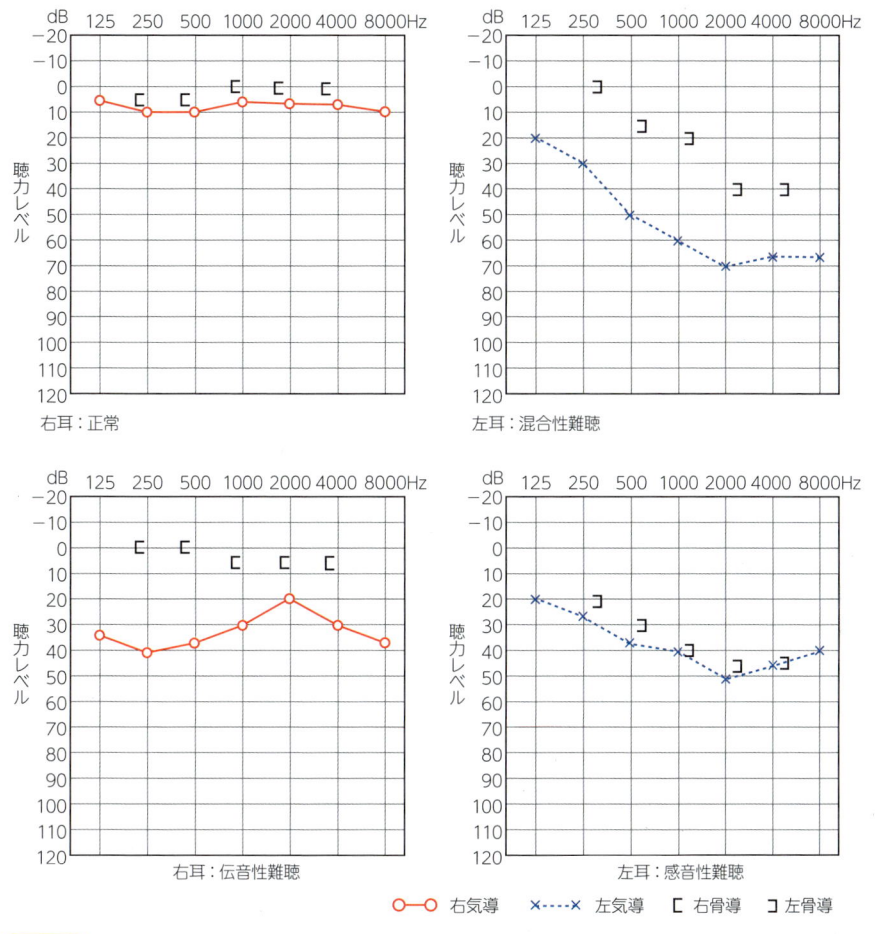

図7-4 伝音性難聴，感音性難聴，混合性難聴のオージオグラム

語では，身振り手振り，表情など通常の情報伝達手段をまず使用していくことが，無理なく対応できる方法である。情報伝達手段としては，そのほか「筆談」「手話」「指文字」「トーキングマシーン」などが考えられる。重要な点は，その人なりのコミュニケーション方法を獲得することであり，何らかの意思伝達手段が獲得できれば，人との交流が広がり，生活上の困難が小さくなる。しかし，本人が手段を獲得しても，意思伝達する相手にその手段がないと，意思の疎通ができないので，多くの人と広くコミュニケーションをとることには困難が残る。両者の合意できる手段獲得が必要となる。

聴覚に障害のある人には，情報を共有できないことにより，周囲の状況を的確に判断できないことや，集団の中にいるときに健常者との反応のずれが生じることがある。こうした「間が合わない」「反応のタイミングが遅れる」「情報の解釈を間違える」などによって，周囲との一体感が損なわれることがある。

（3）臨床で遭遇する聴覚に障害のある人の例

先天性の聴覚障害の場合は，いくつかの重複障害をもち，生活の自立度が低いこともある。また聴覚障害に起因した発語の障害があると，コミュニケーションは著しく障害される。
臨床でたびたび遭遇する聴覚障害の例としては，突発性難聴，加齢による難聴，頭部外

傷後の難聴などがあり，いずれも感音性難聴に分類される。

　加齢による難聴は，頭部外傷が原因で起こる難聴や突発性難聴とは異なり，ゆっくりと進行し，必ずしも本人に自覚されない。また加齢現象であることへの心理的な抵抗感から，聞こえていなくてもしばらく放置されていることがある。周囲の人も発症当初から気づくことが少なく，高齢者が大きな声で話すようになっていたり，何回も聞き返したり，テレビの音が大きくなっていたりすることで発症に気づく。

　また，メニエール病では，耳鳴，めまい，吐き気などが同時に起こるために，自由に動くことができず活動が制限され，治療上の安静を強いられる。

2）看護の方法
（1）コミュニケーション手段の確立

　コミュニケーション手段の確立を図ることがまず必要になる。発症初期であれば，「筆談」「シンボルメッセージ」「文字盤」の使用によりコミュニケーションを確立することができる。手指の把持機能が維持されているのであれば，筆談が容易なコミュニケーション手段となる。急性期の患者や，人工呼吸器装着患者では，シンボルメッセージとして「水を飲みたい」「のどが渇く」「○○が痛い」など，よく使用する状況を想定したメッセージを写真や絵で準備して指差してもらうような簡単なやり取りで意思が伝えられる。文字盤は，慣れていないとメッセージ1つを伝えるにも時間がかかるので，他の方法が選べるならば推奨されない。患者自身が自分の気持ちや要望を伝えられることが最も重要であり，それができれば，患者の安心につながる。不快や苦しみをより早く除去できる手段を選定する。

　聴覚障害の発症後の期間が長い人では通常文字盤は使用しない。ほとんどの場合，訓練によって指文字や手話など，別のコミュニケーション手段が獲得されているからである。それによって，コミュニケーションの量や質，スピードが上がり，伝達される語彙量も広がる。またパソコンを活用した気持ちの表現方法なども，うまく使えれば感情が表出され，コミュニケーションの質もかなり高いものになる。

　手話には，聴覚障害者同士で用いている手話，健常者が用いている手話，さらには国際手話などがあり，語彙数も徐々に増え，表現方法も多様化している。聴覚障害者の間でコミュニケーションがとれても，受診時や生活の場面で健常者が手話を使用できなければやり取りができないので，筆談が最も簡便な手段となる可能性が高い。

（2）コミュニケーションの範囲の拡大

　日常生活の自立度が高い一方で，聞こえにくさや聞こえないことで生活上のリスクはかなり高い。聴覚障害が原因で日常生活に困難が生じる場面は散在しており，たとえば，呼び鈴が聞こえない，路上でクラクションが聞こえない，声かけなど人とのコミュニケーションに反応できない，会議などの情報交換場面での会話が成り立たないなど，生活上の多様な状況に対応することができないことになる。他者からのメッセージを受け取れない，伝えられない状況は，生活範囲や活動の縮小を招く結果となる。不自由さを軽減するためには，周囲の人にもコミュニケーション手段を同時に獲得してもらうとよい。また，非言語的なコミュニケーションの活用も推奨される。ジェスチャーや表情がわかりやすいと，コミュニケーションを比較的円滑に行うことができる。さらに，情報伝達をしてくれる人の存在

は聴覚障害のある人の生活の拡大につながる。

（3）環境整備と生活上のリスク回避

　物理的に安全な生活環境整備を進めていく。福祉機器を整備することも検討し，一般的には音声で伝達する情報を，光や振動に置き換えていくことを推奨する。時刻を知らせるチャイムを光に置き換えるシステムや，電話の着信を振動に置き換えるなどの工夫がその例である。福祉機器に関する情報を得て代替手段をとれることが最も早い解決につながる。

　「聞こえにくい」人の生活環境においては，聞き取りたい音を聞こえやすくすることが必要であり，騒音を避ける，強い刺激音を避けるなど，音環境を検討する。

　災害発生時の警報の感受の方法や，避難方法などはあらかじめ決めておくなど，大きな災害被害を避ける手立てを準備しておくことも必要である。

コラム　　　　　　　　　　　　耳垢の除去

　高齢者や聴覚障害のある人や，耳の手入れにあまり関心のない人では，外耳や内耳に大きな耳垢がたまっていることに気づかずに生活していることがある。日常的に聞こえにくいことが続くと，聞こえない状態に慣れてしまうので，聞こえにくさの原因が耳垢であるとは想像もしなかったなどということも起こる。耳の清潔は，毎日する人もいれば，めったにしない人もいて，習慣があるようである。耳垢を取っただけで聞こえがよくなる人も臨床では見かけるので，気にとめて観察することが必要である。

看護技術の実際

A 机上動作

- **目　　的**：（1）視覚に障害のある人が自由に自分の意思に従って，手を使用して情報を把握し，確認し，作業動作に入る
  （2）失敗体験をできるだけ少なくし，作業の体験を積み重ねることで生活自立の幅を広げるとともに，自信をつける
  （3）安全を保持する方法を理解し，応用する
- **適　　応**：（1）全盲もしくは弱視の状態にある人
  （2）机上動作における情報取得の基本的な方法を体験していない人
  （3）机上動作の拡大が必要な人
  （4）失敗体験を繰り返している人
- **使用物品**：机と椅子（形は訓練のために適宜替える，慣れないうちは背もたれのある椅子を使用する），作業用の物品(例：ペットボトル，湯飲み，背の高いコップ，トレーに載せた食事など)

	方　法	留意点と根拠
1	**机と椅子を設置する** 机と椅子を自分が作業しやすい向きに置き，ゆったりと座る	●机の向きや椅子の向きは常に身体とどのような位置関係にあるかを体感していく（➡❶） ❶視覚情報がない患者では，身体の位置がどうなっているかがわからなくなると不安が強くなる
2	**体幹部に常に手を置く**（➡❷） 手を自然に体幹部に置くと，腹部あるいは大腿の上に，手掌が身体の側に向く位置になる	❷晴眼者では，眼を通して得られた映像をもとに物の位置を認識するが，視覚障害者では，常に身体の位置との関係で物の位置を認識する
3	**机の端を確認する** 手の甲を身体から離すようにして机の端を確認し，次に机との位置関係を確かめる（図7-5a）	●晴眼者は眼でとらえた対象へ直接手を伸ばすが，視覚障害者は自分の身体の側（心臓の位置）から手を伸ばして物の探索を始めることを学習する（図7-6a）
4	**机上の物をゆっくりと探る**（➡❸） 手の小指側を滑らすようにして探る	❸いきなり物をつかみ作業に入るのではなく，探索するときにはまず小指側の手のへりを使う。この部位が最も危険が小さく，力も加減しやすいため触れるのに適している（図7-6b）
5	**物に触れて確認する** 1）物に触れたら，手のひら，指先を使って物を確認する 2）ペットボトルやコップであれば，物の高さや材質を確認する	●探索作業の後に確認作業に入る 高さ，大きさ，重さ，材質，温度，物の形状を把握する
6	**飲み物を飲む** 1）ボトルを左手で上端を確認して持ち上げ，右手で，ボトルの下端の下に小指を挟み入れるようにして両手で確かめる（➡❹）（図7-5b） 2）左手の上端部を口に近づけて飲む（図7-5c，d） 3）飲み終わったら右手下端部で下方に誘導し，机の上にいったん小指を付け，安全を確かめてから机の上に戻す（➡❹）	❹飲む動作では，晴眼者のようにボトルを口に近づけると，鼻にボトルの端をぶつけたりすることがある。口に運ぶときは，上端にある指で口まで誘導し，置くときは，下端にある小指で誘導する。両手をうまく使って動作を完遂することを学習する ●この動作をマスターすることで，物を割ったり，ぶつけたりすることが少なくなる

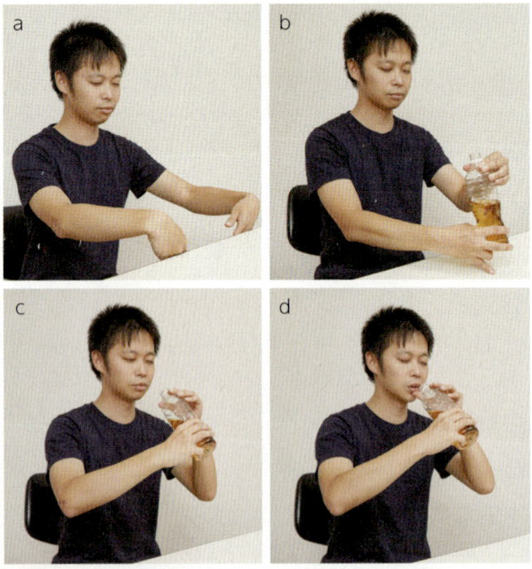

図7-5　机上動作

方　法	留意点と根拠

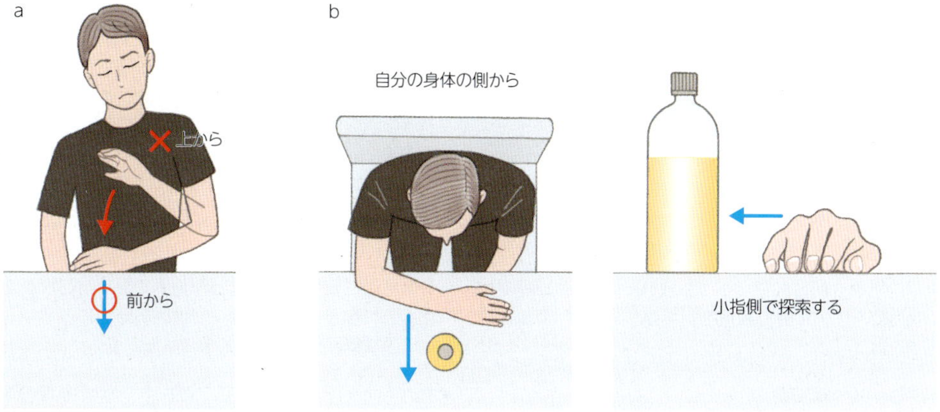

a　b

自分の身体の側から

×上から

○前から

小指側で探索する

図7-6 机上の探索

	方　法	留意点と根拠
7	**食事場面** ・食事をトレーに毎回同じように並べ，食事を実際に食べてもらうことを繰り返す（→❺） ・トレーの中での食器の配置と，その中に盛られている食事メニューを伝えることを必ず行う（→❻） ・メニューの中の，一人で食べることが難しい骨のある魚，盛り合わせた食物，麺類などは，一部は手助けすることも必要である（→❼） ・視覚障害があってもそれまでどおり箸を使えるので，スプーンに変えることは避ける（→❽）	❺トレーに食事を載せてもらうことで，食事の皿の位置関係や範囲を確認できる ❻メニューは視覚情報で補助してもらわないとわからないので，説明を加える ❼一人で食べられるものと食べられないものがあるので，介助すべきことを明確にして，できることは自分でやってもらうようにする ❽スプーンは不慣れでかえって使いにくい場合が多い。また，患者も不本意であることが多い

B 歩行訓練

- ●目　　的：（1）視覚に障害のある人が自由に自分の意思に従って，移動・歩行する
  - （2）不慣れな環境下では，介助を受けながら，移動・歩行する
  - （3）周囲の環境を，介助者の情報もしくは白杖によって感知する
  - （4）安全な場所での立位，座位で，安楽に過ごす
- ●適　　応：（1）全盲もしくは弱視の状態にある人
  - （2）一人での移動が十分安全にできない人
  - （3）歩行介助者を得られない人
  - （4）移動や歩行が安全にできていない人
- ●使用物品：白杖（通常型，折りたたみ型）

1）白杖を使用した一人での歩行の指導

	方　法	留意点と根拠
1	**白杖を選択する** ・通常白杖，折りたたみ型など，どのタイプを選択してもよい。長さは身長に合わせてカットしてもらったものを使用する ・手を前方に自然に下ろして，へその位置で柄を利き手で持ち，床にまっすぐに伸ばした状態で，地面と約45度の角度が保てるものを使用する	●使い慣れたものがあれば同タイプのものを選択すると早く慣れる ●用途に合わせて交換することを想定して準備し，どのタイプも使用できるように慣れておくとよい

	方　法	留意点と根拠
2	**白杖を左右に動かし，振り幅を体感する** 上記の角度で白杖の柄を利き手で把持して，左右に身体の幅で動かす．このとき，杖の振り幅を覚えておく（➡❶）	❶身体の前や進行方向の安全を確かめるためには白杖を，身体の幅で床面を這わせるように滑らせて左右に動かす必要がある．ぶつかるものがないか，床面はどのような状況かを確認しながら歩く訓練をする ●視機能に障害のある人にとっての杖は，からだを支えるために用いるのではなく，杖をとおして物の位置や場所，空間の状況，路面を確認するためのものである
3	**安全な場所で十分に練習する** 安全な場所を介助者に選定してもらい，平地面の障害物のない状態で，前方に進む練習を自信がつくまで十分に繰り返す（➡❷）	❷平地面を安全に進むことが基本であり，これができるようになった後に，様々な状態の路面に応用し，一人での杖歩行に自信がもてるようにする
4	**点字ブロックへの応用** 点字ブロックの「進め」「止まれ」を白杖によって体感できるように訓練を繰り返す	●屋外路面歩行の基本として，点字ブロックの杖での感知が必要である．「進め」（線状ブロック）と「止まれ」（点状ブロック）が杖先で感知できるようになることが，屋外歩行をするうえで大切な一歩となる
5	**砂利道への応用** 砂利面を，ほぼ基本どおり杖先で確認し，砂利面の大きなでこぼこや質感の異なるでこぼこを確認しながら，ゆっくりと進行できるよう訓練を繰り返す	●砂利面は平地面よりも危険なので，できるだけ避ける．しかし，砂利面も全体的にはほぼ平らであることが多いので，大きな突起物に注意しながら白杖を使うことに慣れておく
6	**一般道路の歩行者通路への応用** 歩行者通路の車道との境目にあるブロックを杖で確認し，下水道の蓋や，ブロックの道路などを介助者に見守ってもらいながら歩行する訓練を繰り返す	●歩行者通路では，車道にはみ出さないことが安全上最も必要で，車道との境目のブロックを探りながら前方へ進めるようにする
7	**一般道路への応用** 木の枝の垂れ下がりや看板など，身体の前面にある危険を避けることができるよう訓練を繰り返す	●一般道路では，路面以外にも，木の枝の垂れ下がりや看板，道路標識などに身体をぶつける危険があるため，これを避ける保身方法をマスターする
8	**一人で歩行する練習をする** 以上を，いつも介助者に誘導してもらう状態から，やや離れて見守ってもらう状態へと進め，少しずつ自立できるように訓練を繰り返す	●白杖での歩行は原則として一人での歩行ができる人が行う．したがって，白杖歩行が安全にできるよう繰り返し訓練し，自信がもてるように進めていく

2）歩行誘導

	方　法	留意点と根拠
1	**介助者は患者の斜め前方に立つ** 介助者は，歩行時に身体が重ならない程度に，患者の斜め前方に立つ．原則として，患者の利き手が自由になるように反対側に介助者が立つ（道路に出る場合は患者を安全な側とする）	●歩行誘導は，常に患者の安全を考慮し，患者の利き手をフリーにする
2	**患者は介助者の腕をつかむ** 1）介助者と患者の身長差を考慮し，患者の手の親指と中指を中心に，介助者の肘の上の骨突出部をつかむように置き，軽く握る（➡❶）（図7-7ab） 2）介助者は患者の指が介助者の身体に触れるように脇をやや締める	❶肘の骨の部分のやや上に手を置くことで，歩行時に手が滑った場合でも，肘の骨から下へ滑り落ちない．特に夏の暑い時期には滑りやすいので，この位置が安全である．親指と中指は最も長い握り手をつくることができる

方　法	留意点と根拠
3）身長差がある場合は介助者の肩に軽く手を置くような手の形にして肩に置く（➡❷）（図7-7c）	❷身長差があるときは肘に手を置くことが難しいので，肩を選択する。アベックの腕の組み方は誘導時の危険に対処できないので避ける

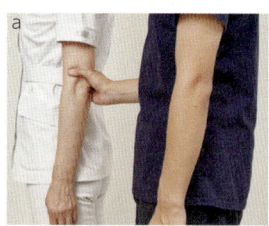

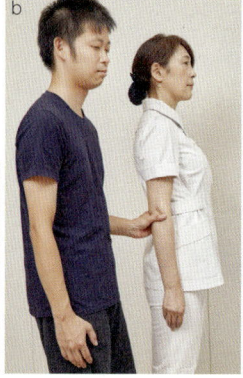

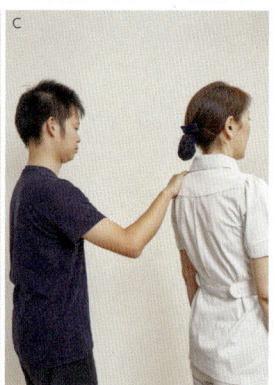

図7-7　歩行誘導

3　前方へ進む 患者の歩調を感じ取りながら前方へ進む（➡❸）	❸患者が歩行介助を受けることに慣れていないときは，緊張して力が入ることが多いので，歩調をよく感じ取りながら進むと安全である
4　狭い所での誘導 患者の握り手を手首のほうに誘導し，手首を握るようにして組み，身体を前後で重なるように位置を直す（➡❹）（図7-8a）	● 2人分の身体の幅に満たない狭い所では，縦列の位置をとる。歩行時に歩幅が重なり，患者が介助者の足を踏むことがあるので，誘導する上肢を長く保つ必要がある（図7-8bc） ❹患者は真後ろをついていくようにすることで，安全に感じられる

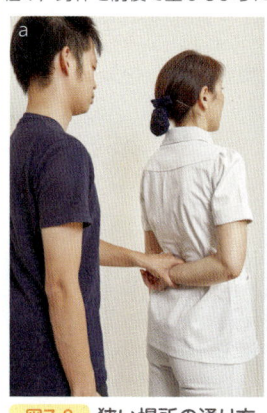

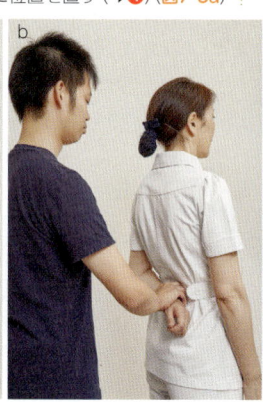

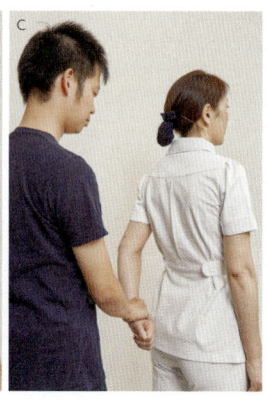

図7-8　狭い場所の通り方

5　椅子への誘導 1）椅子に近づいたら，患者の前方に椅子が来る位置へ誘導する 2）肘をつかんでいる手を軽くはずして，椅子の背もたれか，背もたれのない椅子では椅子の一部を触るように手を誘導する（図7-9a） 3）背もたれに触れていること，椅子の形状などを説明し，椅子に自分で座るよう指示する（➡❺）	❺患者の手を椅子の一部へと誘導し，椅子の形状を説明することで，患者は触れて椅子の形状を認識し，自分で座ることができる（図7-9b） ● 患者の殿部を椅子の前まで誘導する必要はない

V-7　「見る」「聞く」機能の障害と援助技術

219

方　法	留意点と根拠

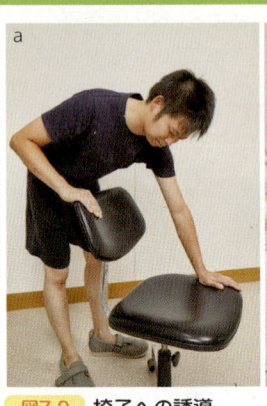

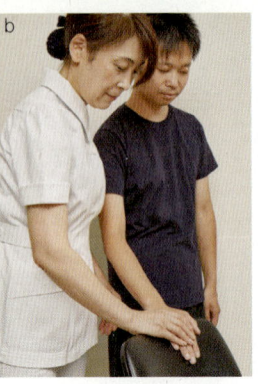

図7-9　椅子への誘導

6　椅子から離れる 　再び，患者の手の甲を軽く触れ，移動することを伝え，椅子から離れる（➡❻）	❻手の甲に軽く触れることで，患者は看護師の位置がわかり，再び誘導姿勢に入りやすい
7　階段の上り 　1）階段の手前まで来たら，介助者はいったん歩行を止めて階段を上ることを伝える（➡❼） 　2）まず介助者が1段上ることで階段の段差を感知できるようにする（➡❽）（図7-10a） 　3）上り始める。介助者は患者が足を上げるのに合わせて，自分自身が1歩前を上がるようにし，歩調を合わせて上っていく（図7-10b）。必要時，「1, 2, 1, 2, …」と声をかけて上る 　4）最上段まで上り終わるときに，介助者はやや深めに最後の1歩を進み，階段が終わりであることを告げ，止まる（➡❾）（図7-10c） 　5）患者が最上段で再び同じ高さの位置に足がそろったところで，上りきったことを確認する 　6）再び平地歩行に入る	❼かなり早い段階で階段に入ることを伝えると，次の1歩かその次の1歩かわからずに患者は不安になるので，階段直前にいったん立ち止まってから伝える ❽患者は介助者の身体の動きを感知することで階段の感覚がつかめるので，脇を締めて介助者の歩調に合わせて前を向いて進んでいく。振り返ると介助者の身体の向きは感知しにくくなり，前に進みにくくなる ❾最後のステップでは，患者が上りきる幅をもたせるために，深めに進んで止まる。いったん止まることで，安心して平地歩行に切り替えられる
8　階段の下り 　1）階段の手前まで来たら，介助者はいったん歩行を止めて階段を下ることを伝える（➡❿） 　2）まず介助者が1段下ることで階段の段差を感知できるようにする（➡⓫）（図7-10d） 　3）下り始める。介助者は患者が足を下げるのに合わせて，自分自身が1歩手前を下るようにし，歩調を合わせて下っていく（図7-10e）。必要時，「1, 2, 1, 2, …」と声をかけて下る 　4）最下段まで下り終わるときに，介助者はやや深めに最後の1歩を進み，階段が終わりであることを告げ，止まる（➡⓬）（図7-10f） 　5）患者が最下段で再び同じ高さの位置に足がそろったところで，下りきったことを確認する 　6）再び平地歩行に入る	❿かなり早い段階で階段に入ることを伝えると，次の1歩かその次の1歩かわからずに患者は不安になるので，階段直前にいったん立ち止まってから伝える ⓫患者は介助者の身体の動きを感知することで階段の感覚がつかめるので，脇を締めて介助者の歩調に合わせて前を向いて進んでいく。振り返ると介助者の身体の向きは感知しにくくなり，前に進みにくくなる ⓬最後のステップでは，患者が下りきる幅をもたせるために，深めに進んで止まる。いったん止まることで，安心して平地歩行に切り替えられる

方　法	留意点と根拠

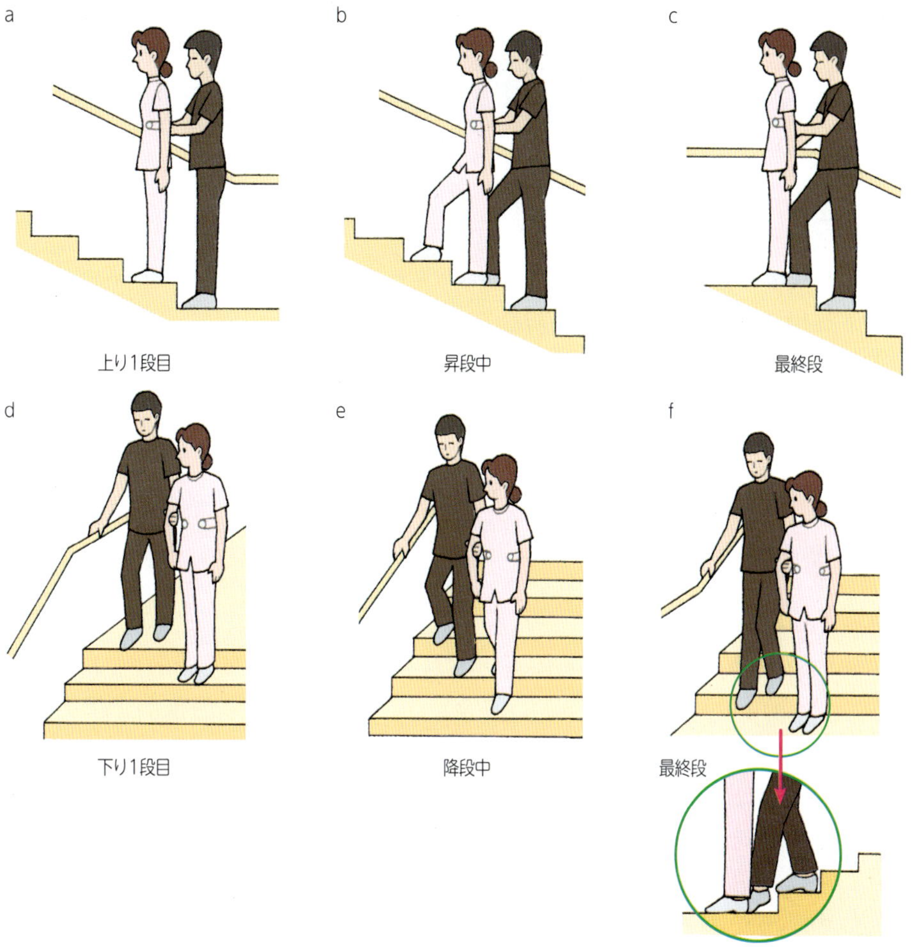

a　上り1段目
b　昇段中
c　最終段
d　下り1段目
e　降段中
f　最終段

図7-10 階段の上り下り

文　献

1） 粟生田友子：見る・聞く，落合芙美子監，リハビリテーション看護〈新体系 看護学全書 別巻〉，第2版，メヂカルフレンド社，2015, p.261-268.
2） 前掲書1），p.268-273.
3） 阿久津清：感覚器障害患者（中途失明患者），貝塚みどり・大森武子・江藤文夫編著，QOLを高める－リハビリテーション看護，第2版，医歯薬出版，2006, p.196-210.

8 皮膚の機能障害と援助技術

学習目標
- 皮膚の機能を理解する。
- 皮膚の機能が障害された状態を理解する。
- 褥瘡発生のメカニズムと予防方法を理解する。
- 褥瘡予防の技術を理解する。

1 皮膚の機能

1）皮膚の構造

　皮膚は表皮，真皮および皮下組織の3層から成る（図8-1）。皮膚の表面積は成人では平均1.6m^{2}であり，重量は体重の約16％を占めている。皮膚の厚さは部位によって差があるが，おおむね表皮0.12mm，真皮1.8mm，皮下組織0.08mmである。

　また，皮膚には，爪，毛などの特殊な構造や，汗腺（エクリン腺，アポクリン腺），脂腺などの付属器があり，さらに，血管系，リンパ系，神経系，立毛筋などが分布している。これらが相互に関連しながら皮膚として機能している。

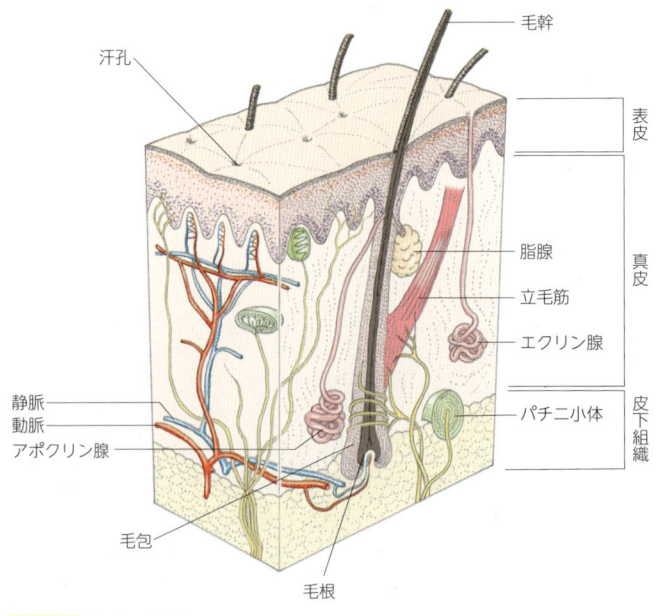

図8-1　皮膚の構造

2）皮膚の機能

（1）対外的保護機能
①機械的な傷害に対する防御機能
　皮膚は，慢性的な微小刺激に対しては角質層を肥厚させ，打撲・圧迫などの機械的外力に対しては，柔軟性のある真皮の線維性結合組織や皮下脂肪などが弾力性のあるクッションの役割を果たして，外力から内部を保護している。

②化学的な傷害に対する防御機能
　皮膚表面には皮脂膜，角質層には脂質，ポリペプチド，アミノ酸など，化学的な刺激に対してバリアとなる物質が存在して，酸，アルカリ性刺激物，水などから内部を保護している。

③微生物に対する防御機能
　細菌の侵入に対しても，何層かに重なっている角質層が防御の働きをしている。また，皮膚表面はpHが3.5〜6.5に分布する弱酸性となっていて，この環境では細菌の増殖は阻止される。しかし，神経障害がある人では，新陳代謝の低下などにより細菌が繁殖しやすい環境が生じる。

④光線に対する防御機能
　皮膚が日光に当たると，赤くなったり黒くなったりする。過度の紫外線は皮膚を傷害するため，適度にこれを防ぐ必要がある。皮膚表面の角質層のケラチンは紫外線を反射し，表皮に存在するメラニン色素は紫外線を吸収して，皮膚の内側を保護している。

（2）体温調節機能
　全身に存在するエクリン腺は，体温の恒常性を維持するために1時間に1L以上，1日に10Lにも及ぶ汗を分泌する能力をもち，この汗が表皮から蒸発する際に気化熱を奪うことで体温が下がる。また，角質層や皮下組織は熱の不導体であり，外界と体内との間の熱の伝導を妨げている。しかし，脊髄損傷者では自律神経が障害されるため，この体温調節機能が阻害され，うつ熱などを起こしやすい。

（3）分泌・排泄機能
　脂腺から分泌される皮脂は，皮膚表面の角質層でバリアを形成して防御の働きをする。汗腺からは汗が分泌され，放熱の働きをする。水分は，体表面積が1.6m^{2}の場合，呼気を含めて1日に約900mLが不感蒸泄として排出される。

（4）知覚機能
　皮膚には痛覚，触覚，温覚，冷覚が存在し，これらが刺激を受けると，その後の行動を自制するように防御機構が働く。この機能は，脳梗塞や脊髄損傷などにより神経障害がある人では低下しやすいため，皮膚障害を起こすおそれがある。

2 皮膚の機能が障害された状態

　皮膚の機能が障害された状態について表8-1に示す。皮膚には知覚機能があるが，脊髄損傷や脳梗塞などで神経障害が生じて知覚が乏しくなると，圧迫された部位の痛みや温度などを感じにくくなることがある。また，麻痺によってADL低下に伴う皮膚障害も生じるお

表8-1 皮膚に生じうる障害とその原因

皮膚に生じうる障害	原因
褥瘡	知覚障害，麻痺によるADL低下，皮膚の湿潤，新陳代謝の低下
熱傷	知覚障害
下腿潰瘍	糖尿病，末梢神経障害
陥入爪	自律神経障害，末梢循環不全，爪の切りすぎ

それがある。ここでは，リハビリテーションが必要な患者で特に問題となりやすい褥瘡について取り上げて解説する。

1）褥瘡発生のメカニズム

褥瘡は，身体に加わった外力が骨と皮膚表層の間の軟部組織の血流を低下あるいは停止させ，この状況が一定時間持続されたときに組織が不可逆的な阻血性障害に陥ったものである。すなわち，褥瘡では「外力（圧迫，ずれ，摩擦）×時間」が問題となり発生要因となる。

（1）外　力（図8-2）

褥瘡発生には，様々な外力が関与する。圧力は骨の突出した部位などにかかりやすく，圧力が加わるとずれや摩擦などの力が生じやすくなる。ずれや摩擦は，ベッドの頭側を挙上して半座位にするときや，それを元の臥位に戻すとき，体位変換時，車椅子に長時間座っているときなどに生じやすくなる。

（2）二次的要因（図8-3）

褥瘡発生には，局所的要因（皮膚に関する直接の要因）のみならず，全身状態や社会的要

図8-2 褥瘡発生要因としての外力

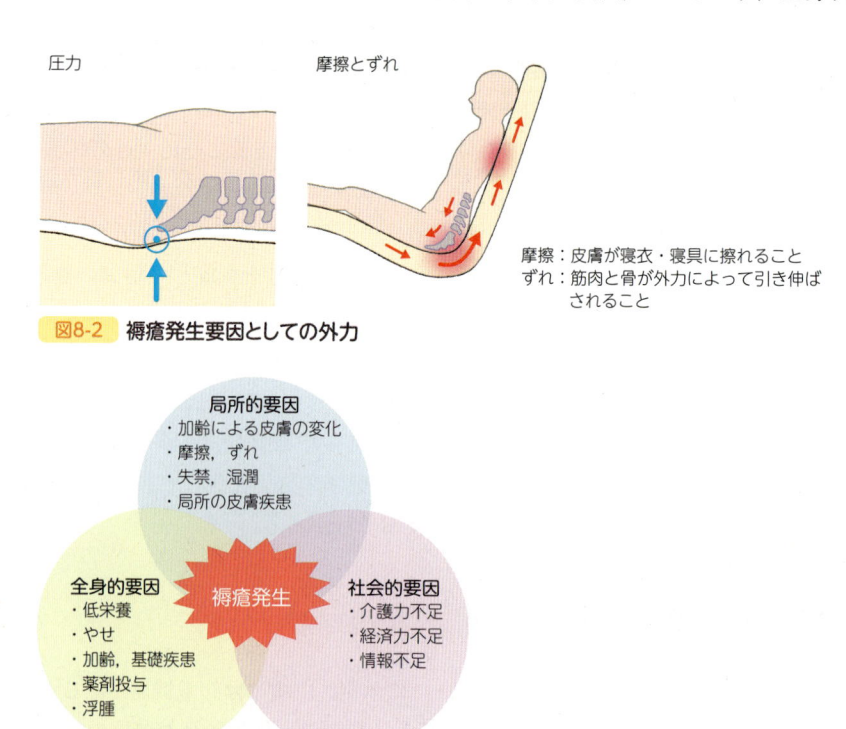

摩擦：皮膚が寝衣・寝具に擦れること
ずれ：筋肉と骨が外力によって引き伸ばされること

図8-3 褥瘡発生に関与する要因

局所的要因
・加齢による皮膚の変化
・摩擦，ずれ
・失禁，湿潤
・局所の皮膚疾患

全身的要因
・低栄養
・やせ
・加齢，基礎疾患
・薬剤投与
・浮腫

社会的要因
・介護力不足
・経済力不足
・情報不足

褥瘡発生

図8-4 褥瘡が発生しやすい部位

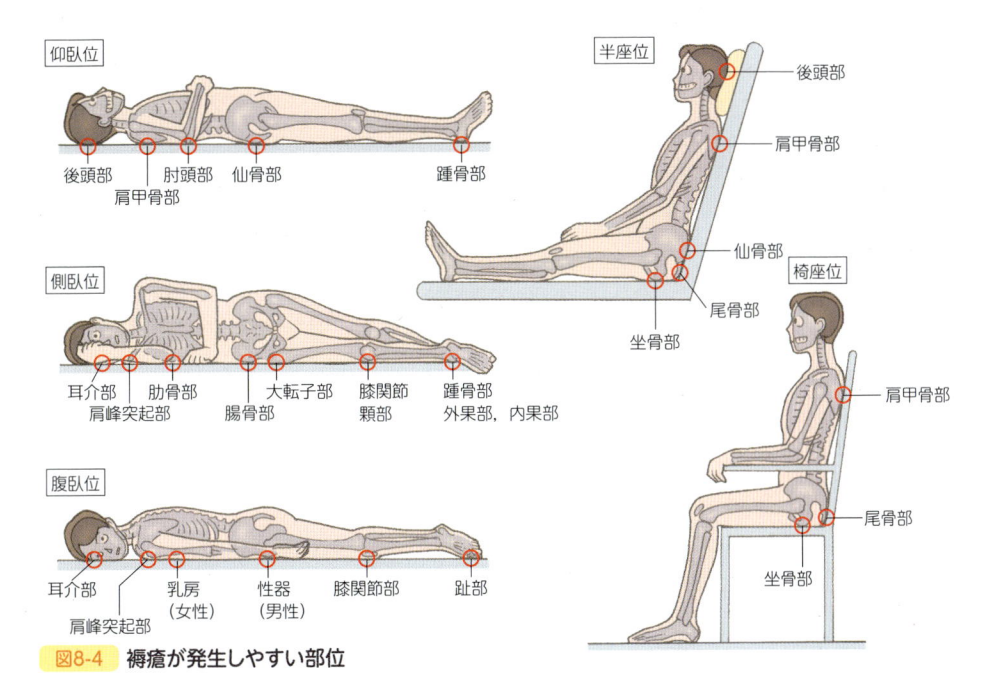

因も関与していることが多い。特にリハビリテーションが必要な患者の場合，活動性の低下や麻痺による知覚障害などの全身的要因が大きく関連する。

(3) 好発部位と原因となる疾患

褥瘡が発生しやすいのは，図8-4に示すような骨の突出した部位である。また，圧迫される部位は体位によって異なる。車椅子に座る時間が長くなる脊髄損傷者では，坐骨部や尾骨部が褥瘡好発部位となり，片麻痺のある脳神経疾患患者では，麻痺した足の踵部や外果部などにも発生しやすい。

表8-2に示すように，身体機能が低下する疾患や神経障害によって痛みを感じにくくなる疾患の場合は，褥瘡の発生につながりやすい。

2) 褥瘡の発生予測

褥瘡ケアの基本は予防である。そのためには，まず個々の患者の褥瘡発生の危険性を予測することが必要となる。また定期的なリスクアセスメント以外に，状態が変化した際にも再評価することが必要である。

(1) ブレーデンスケール（表8-3）

看護師が評価できる6項目（①知覚の認知，②湿潤，③活動性，④可動性，⑤栄養状態，

表8-2 褥瘡発生につながりやすい疾患

特に注意すべき疾患	・骨盤骨折 ・糖尿病	・脳血管疾患 ・脊髄損傷
考慮すべき疾患	・悪性腫瘍 ・アルツハイマー病 ・うっ血性心不全 ・関節リウマチ ・骨粗鬆症	・深部静脈血栓症 ・パーキンソン病 ・閉塞性肺疾患 ・末梢血管疾患 ・尿路感染症

表8-3 ブレーデンスケール

患者氏名		評価者氏名		評価年月日	
知覚の認知 圧迫による不快感に対して適切に反応できる能力	**1. 全く知覚無し** 痛みに対する反応（うめく、避ける、つかむ等）なし。この反応は、意識レベルの低下や鎮静による。 あるいは、体のおおよそ全面にわたり痛覚の障害がある。	**2. 重度の障害あり** 痛みのみに反応する。不快感を伝えるときには、うめくことや身の置き場なく動くことしかできない。 あるいは、知覚障害があり体の1/2以上にわたり痛みや不快感の感じ方が完全ではない。	**3. 軽度の障害あり** 呼びかけに反応する。しかし、不快感や体位変換のニーズを伝えることが、いつもできるとは限らない。 あるいは、いくぶん知覚障害があり、四肢の1、2本において痛みや不快感の感じ方が完全ではない部位がある。	**4. 障害なし** 呼びかけに反応する。知覚欠損はなく、痛みや不快感を訴えることができる。	
湿潤 皮膚が湿潤にさらされる程度	**1. 常に湿っている** 皮膚は汗や尿などのために、ほとんどいつも湿っている。患者を移動したり、体位変換するごとに湿気が認められる。	**2. たいてい湿っている** 皮膚はいつもではないが、しばしば湿っている。各勤務時間中に少なくとも1回は寝衣寝具を交換しなければならない。	**3. 時々湿っている** 皮膚は時々湿っている。定期的な交換以外に、1日1回程度、寝衣寝具を追加して交換する必要がある。	**4. めったに湿っていない** 皮膚は通常乾燥している。定期的に寝衣寝具を交換すればよい。	
活動性 行動の範囲	**1. 臥床** 寝たきりの状態である。	**2. 座位可能** ほとんど、または全く歩けない。自分で体重を支えられなかったり、椅子や車椅子に座る時は、介助が必要であったりする。	**3. 時々歩行可能** 介助の有無にかかわらず、日中時々歩くが、非常に短い距離に限られる。各勤務時間中にはほとんどの時間を床上で過ごす。	**4. 歩行可能** 起きている間は少なくとも1日2回は部屋の外を歩く。そして、少なくとも2時間に1回は室内を歩く。	
可動性 体位を変えたり整えたりできる能力	**1. 全く体動なし** 介助なしでは、体幹または四肢を少しも動かさない。	**2. 非常に限られる** 時々体幹または四肢を少し動かす。しかし、しばしば自力で動かしたり、または有効な（圧迫を除去するような）体動はしない。	**3. やや限られる** 少しの動きではあるが、しばしば自力で体幹または四肢を動かす。	**4. 自由に体動する** 介助なしで頻回にかつ適切な（体位を変えるような）体動をする。	
栄養状態 普段の食事摂取状況	**1. 不良** 決して全量摂取しない。めったに出された食事の1/3以上を食べない。蛋白質・乳製品は1日2皿（カップ）分以下の摂取である。水分摂取が不足している。消化態栄養剤（半消化態、経腸栄養剤）の補充はない。 あるいは、絶食であったり、透明な流動食（お茶、ジュース等）なら摂取したりする。または、末梢点滴を5日以上続けている。	**2. やや不良** めったに全量摂取しない。普段は出された食事の約1/2しか食べない。蛋白質・乳製品は1日3皿（カップ）分の摂取である。時々消化態栄養剤（半消化態、経腸栄養剤）を摂取することもある。 あるいは、流動食や経腸栄養を受けているが、その量は1日必要摂取量以下である。	**3. 良好** たいていは1日3回以上食事をし、1食につき半分以上は食べる。蛋白質・乳製品を1日4皿（カップ）分摂取する。時々食事を拒否することもあるが、勧めれば通常摂取する。 あるいは、栄養的におおよそ整った経管栄養や高カロリー輸液を受けている。	**4. 非常に良好** 毎食おおよそ食べる。通常は蛋白質・乳製品を1日4皿（カップ）分以上摂取する。時々間食（おやつ）を食べる。捕食する必要はない。	
摩擦とずれ	**1. 問題あり** 移動のためには、中等度から最大限の介助を要する。シーツでこすれずに体を動かすことは不可能である。しばしば床上や椅子の上でずり落ち、全面介助で何度も元の位置に戻すことが必要となる。痙攣、拘縮、振戦は持続的に摩擦を引き起こす。	**2. 潜在的に問題あり** 弱々しく動く。または最小限の介助が必要である。移動時皮膚は、ある程度シーツや椅子、抑制帯、補助具等にこすれている可能性がある。たいがいの時間は、椅子や床上で比較的良い体位を保つことができる。	**3. 問題なし** 自力で椅子や床上を動き、移動中十分に体を支える筋力を備えている。いつでも、椅子や床上で良い体位を保つことができる。		

*Copright : Braden and Rergstrom. 1988
訳：真田弘美（東京大学大学院医学系研究科）／
　　大岡みち子 (North West Community Hospital. IL. U.S.A.)

Total

⑥摩擦とずれ）について採点し，最低6点から最高23点の範囲となり，点数が低いほど褥瘡発生の危険が高いとする。わが国においては，褥瘡発生危険点数として，病院では14点，施設では17点を目安にしている。

（2）在宅版K式スケール（表8-4）

日本人の体型を踏まえて考案されたK式スケールに，介護力評価の指標である栄養補給・介護知識の2項目を加えて開発されたスケールである。このスケールの使用により，褥瘡発生リスクは療養者自身の要因に起因するのか，あるいは介護者に起因するのかなどが明らかになり，介入方法や介入対象が決定しやすくなる。前段階要因が1点以上あれば，次に引き金要因4項目をアセスメントする。前段階要因に引き金要因が1点以上加わった場合，褥瘡発生の危険が高いと考える。

（3）脊髄損傷褥瘡スケール（SCIPUS）（表8-5）

脊髄損傷者の褥瘡は，損傷のレベル，活動のレベル，年齢，喫煙，呼吸機能，心機能，腎機能，認知機能などと関係がある。脊髄損傷褥瘡スケール（spinal cord injury pressure

表8-4　在宅版K式スケール

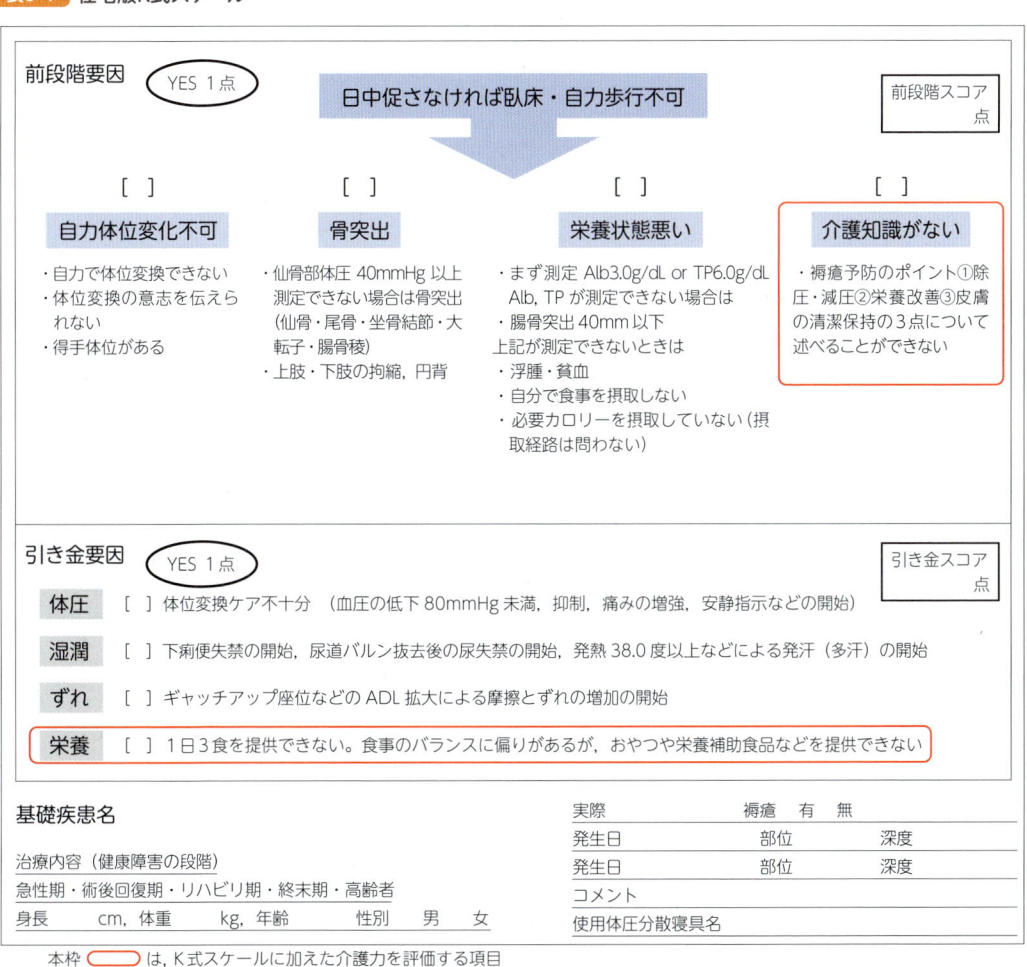

前段階要因（YES 1点）

日中促さなければ臥床・自力歩行不可

前段階スコア　点

自力体位変化不可	骨突出	栄養状態悪い	介護知識がない
・自力で体位変換できない ・体位変換の意志を伝えられない ・得手体位がある	・仙骨部体圧 40mmHg 以上 測定できない場合は骨突出 （仙骨・尾骨・坐骨結節・大転子・腸骨稜） ・上肢・下肢の拘縮，円背	・まず測定 Alb3.0g/dL or TP6.0g/dL Alb, TP が測定できない場合は ・腸骨突出 40mm以下 上記が測定できないときは ・浮腫・貧血 ・自分で食事を摂取しない ・必要カロリーを摂取していない（摂取経路は問わない）	・褥瘡予防のポイント①除圧・減圧②栄養改善③皮膚の清潔保持の3点について述べることができない

引き金要因（YES 1点）

引き金スコア　点

体圧	[ ] 体位変換ケア不十分（血圧の低下80mmHg未満，抑制，痛みの増強，安静指示などの開始）
湿潤	[ ] 下痢便失禁の開始，尿道バルン抜去後の尿失禁の開始，発熱38.0度以上などによる発汗（多汗）の開始
ずれ	[ ] ギャッチアップ座位などのADL拡大による摩擦とずれの増加の開始
栄養	[ ] 1日3食を提供できない。食事のバランスに偏りがあるが，おやつや栄養補助食品などを提供できない

基礎疾患名

治療内容（健康障害の段階）
急性期・術後回復期・リハビリ期・終末期・高齢者
身長　　cm，体重　　kg，年齢　　性別　男　女

実際　　褥瘡　有　無
発生日　　部位　　深度
発生日　　部位　　深度
コメント
使用体圧分散寝具名

本枠　　　は，K式スケールに加えた介護力を評価する項目

村山志津子：在宅版褥瘡発生リスクアセスメントスケールの開発，日本褥瘡学会誌，9(1)：35, 2007. より引用

表8-5 脊髄損傷褥瘡スケール（SCIPUS）

Version 1.16
1994年10月25日改訂

危険因子	コード得点	スコア
1. 活動のレベル	0〔　〕歩行 1〔　〕車椅子 4〔　〕ベッド	
2. 可動性	0〔　〕可能 1〔　〕限界あり 3〔　〕不動	
3. 完全脊髄損傷	0〔　〕いいえ　1〔　〕はい	
4. 尿失禁または常時湿潤	0〔　〕いいえ　1〔　〕はい	
5. 自律神経失調または重症な痙性	0〔　〕いいえ　1〔　〕はい	
6. 年齢（年）	0〔　〕≦34 1〔　〕35〜64 2〔　〕≧65	
7. 喫煙	0〔　〕既住なし 1〔　〕以前あり 2〔　〕現在	
8. 呼吸器疾患	0〔　〕いいえ　2〔　〕はい	
9. 心疾患または心電図	0〔　〕いいえ　1〔　〕はい	
10. 糖尿病または血糖値≧110mg/dL	0〔　〕いいえ　1〔　〕はい	
11. 腎疾患	0〔　〕いいえ　1〔　〕はい	
12. 認知機能障害	0〔　〕いいえ　1〔　〕はい	
13. ナーシングホームまたは病院	0〔　〕いいえ　2〔　〕はい	
14. アルブミン<3.4または総蛋白<6.4	0〔　〕いいえ　1〔　〕はい	
15. ヘマトクリット<36.0%（ヘモグロビン<12.0）	0〔　〕いいえ　1〔　〕はい	
総スコア（0〜25）		

リスク：低い0〜2，中3〜5，高6〜8，とても高い9〜25

看護師評価者サイン＿＿＿＿＿＿＿＿

Salzberg CA, Byrne DW, Cayten CG, et al : A New pressure ulcer risk assessment scale for indviduals with spinal cord injury, *Association of Academic Physiatrists*.

ulcer scale: SCIPUS）は，15項目の危険因子で構成されており，0〜25点で評価する。リスクの基準は「低い：0〜2点」「中：3〜5点」「高：6〜8点」「とても高い：9〜25点」である。

3）褥瘡の深達度分類（表8-6）

　褥瘡の深達度の分類は様々あるが，わが国では1998年の「褥瘡の予防・治療ガイドライン」において，深達度をI〜IV度の4段階に分類する方法が考案された。その後，さらに検討が進み，最新のDESIGN-R（2008年改訂版）では7段階評価となっている。

　また，NPUAP（National Pressure Ulcer Advisory Panel，米国褥瘡諮問委員会）のステージ分類は予防の観点でよく用いられている。「DTI（deep tissue injury）疑い」とは，皮膚に発赤がない，あるいは軽度の褥瘡に見えてもすでに深部で損傷が起こっているおそれがある状態をさす。

表8-6 褥瘡の深達度分類

DESIGN-R 深さ (2008)	d0 皮膚損傷・発赤なし		d1 持続する発赤	d2 真皮までの損傷	D3 皮下組織までの損傷	D4 皮下組織を越える損傷	D5 関節腔・体腔に至る損傷	U 深さ判定が不能な場合
NPUAP 分類 (2007 改訂版)		DTI疑い 圧力および/またはせん断力によって生じる皮下軟部組織の損傷に起因する，限局性の紫または栗色の皮膚変色，または血疱	ステージI 通常骨突出部位に限局する消退しない発赤を伴う，損傷のない皮膚。暗色部位の明白な消退は起こらず，その色は周囲の皮膚と異なることがある	ステージII スラフを伴わない，赤色または薄赤色の創底をもつ，浅い開放潰瘍として現れる真皮の部分欠損。破れていないまたは開放した/破裂した血清で満たされた水疱として現れることがある	ステージIII 全層組織欠損。皮下脂肪は確認できるが，骨，腱，筋肉は露出していないことがある。スラフが存在することがあるが，組織欠損の深度が分からなくなるほどではない。ポケットや瘻孔が存在することがある	ステージIV 骨，腱，筋肉の露出を伴う全層組織欠損。黄色または黒色壊死が創底に存在することがある。ポケットや瘻孔を伴うことが多い	判定不能 創底で，潰瘍の底面がスラフ（黄色，黄褐色，灰色または茶色）および/またはエスカー（黄褐色，茶色，または黒色）で覆われている全層組織欠損

Minds医療情報サービス：ガイドライン「褥瘡の深達度分類」より引用

4）褥瘡の予防
(1) ポジショニング

　ポジショニングとは，運動機能障害を有する者に，クッションなどを活用して身体各部の相対的な位置関係を設定し，目的に適した姿勢（体位）を安全で快適に保持することをいう（日本褥瘡学会の定義）。ポジショニングを行う際には，表8-7に示す項目について個々の患者の状態をアセスメントし，褥瘡を予防するためにはどのような物品をどのように用いるか，またどのような体位を選択するかなどを検討する。

表8-7 ポジショニングに際しての評価項目

- 意識レベル，認知レベル
- 身体各部の状態（麻痺，筋力，拘縮，関節可動域，骨突出，浮腫など）
- 身体機能（呼吸状態，主要関節の自動運動など）
- 部分圧測定（部分圧迫を回避して部分圧を正常範囲内に保てるか）
- 環境（マットレス・ポジショニングクッション・寝具の状況，寝衣のよれの有無など）
- 体力，ポジショニングへの協力程度
- 体軸のゆがみ，動きの流れの不自然さの有無
- 体位変換後の対象者の落ち着き具合
- 残存機能の有無・程度

（2）体位変換

健康な人は，痛みやしびれなどの苦痛を除去するために，寝返りをしたり，座り直しをしたりしている。これは睡眠中であっても無意識に行われており，この反応により皮膚の血流が維持され，褥瘡は発生しない。しかし，脊髄損傷者や脳神経疾患に伴う麻痺のある患者などは，体圧を分散させるための十分な寝返りができないこともあるため，看護師や介護者などが定期的に体位変換を実施することで，圧迫の持続や筋緊張の固定化を防がなければならない。体位変換が果たす役割を理解したうえで，褥瘡予防が可能であり患者に好まれる体位を検討する（表8-8）。

（3）摩擦・ずれの予防

体位変換時には，良肢位の保持を心がける。麻痺のある患者の場合，クッションなどを用いて身体のねじれのないようポジショニングする。

ベッドの頭側を挙上して半座位にする場合や，半座位から臥位に戻す場合には，身体は足元の方向にずれ，背中から殿部にかけて，引っ張られると同時に圧迫されるような苦痛が生じる。自力での体位変換が不可能な患者の場合，この状態での姿勢保持は褥瘡発生の要因となる。

こうした摩擦・ずれを予防するケアとして，背中に貼りつくような力（違和感）＝ずれ力を解除する「背抜き」が有効であるとされている（図8-5）。

（4）座位での基本姿勢

座位で褥瘡発生の危険性が高いのは，脊髄損傷者や肢体不自由のある脳神経疾患患者などである。

表8-8　体位変換の目的

- 安楽な体位とする
- 同一体位による圧迫が引き起こす障害を避ける
- 同一体位による筋の萎縮や機能低下を予防する
- 循環器を刺激し，静脈血栓症・褥瘡・四肢の浮腫を予防したり，症状を軽減したりする
- 肺の拡張を促進する
- 気道の分泌物を排出しやすくする
- 看護や診察・治療・検査に必要な体位をとる

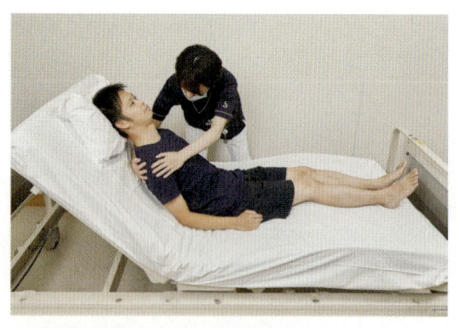

患者の肩から背中を支え，患者を前屈させる，または背中から殿部の当たるベッドの部分を押して隙間をつくることにより，皮膚や寝衣のずれを除去する

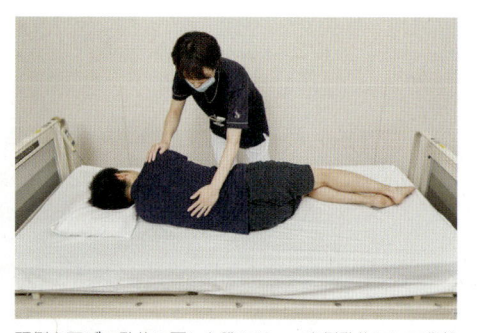

頭側を下げて臥位に戻した際には，一度側臥位にして背部のずれを除去してから仰臥位とする

図8-5　背抜きの方法

座位での基本姿勢は，図8-6に示すとおりであり，股関節90度，膝関節90度，足関節90度になるよう座るのが原則である。この姿勢をとることにより圧力は殿部から大腿部後面に移動する。大腿部は骨突出がなく，支持面積が広いことから褥瘡予防が可能となる。しかし筋力が低下した患者が，この姿勢を維持することは困難であり，姿勢が悪化しやすいためその対策が必要である（表8-9）。自力で身体を持ち上げられる患者の場合は，除圧動作としてプッシュアップ動作や荷重移動動作の方法を指導する。また長時間の座位にならないようなスケジュール調整や，リクライニング可能な車椅子を活用して除圧する方法も有用である。

（5）体圧分散寝具の利用

体圧とは，ベッドなどから体表面に加わる圧力のことである。骨突出がみられる患者には，突出部に加わる圧力を低くして，圧力がかかる時間を短くするような機能をもつ寝具が必要である。

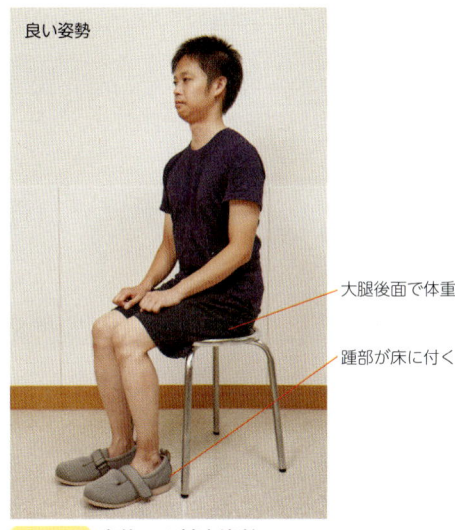

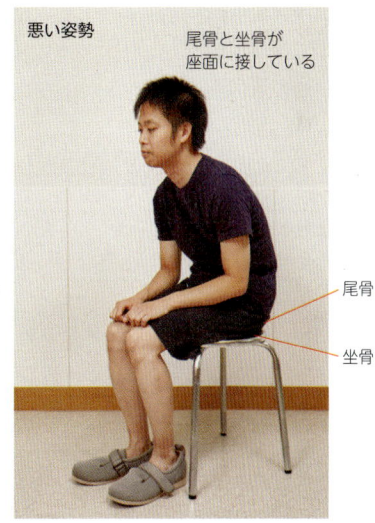

図8-6 座位での基本姿勢

表8-9 姿勢悪化の原因とその対応

姿 勢	原 因	対 応
仙骨座り	身体能力 座の奥行が長い 腰椎支持がない ハムストリングスの短縮 股関節屈曲や背屈曲に制限がある 円座 クッションが不十分	わずかなティルト（傾き）と胸郭の支持 奥行の調整 腰椎支持を入れる フットサポートの位置を変える，または座背角度を大きくする 車椅子座背角度の調整 円座以外のクッションの選択 適切なクッションの選択
骨盤の傾斜	身体能力 左右緊張の違い スリングシート 介護時 腕の屈曲 クッションが軟らかい	わずかなティルトと胸郭の支持 無理のない範囲での胸郭と骨盤の支持 固定シートへの変更 介護時の姿勢チェック，または固定座面への変更 アームサポートの高さ 硬め，または座位保持性のあるクッションへの変更

宮地良樹・真田弘美編著：よくわかって役に立つ 新・褥瘡のすべて，永井書店，2006，p.86.より引用

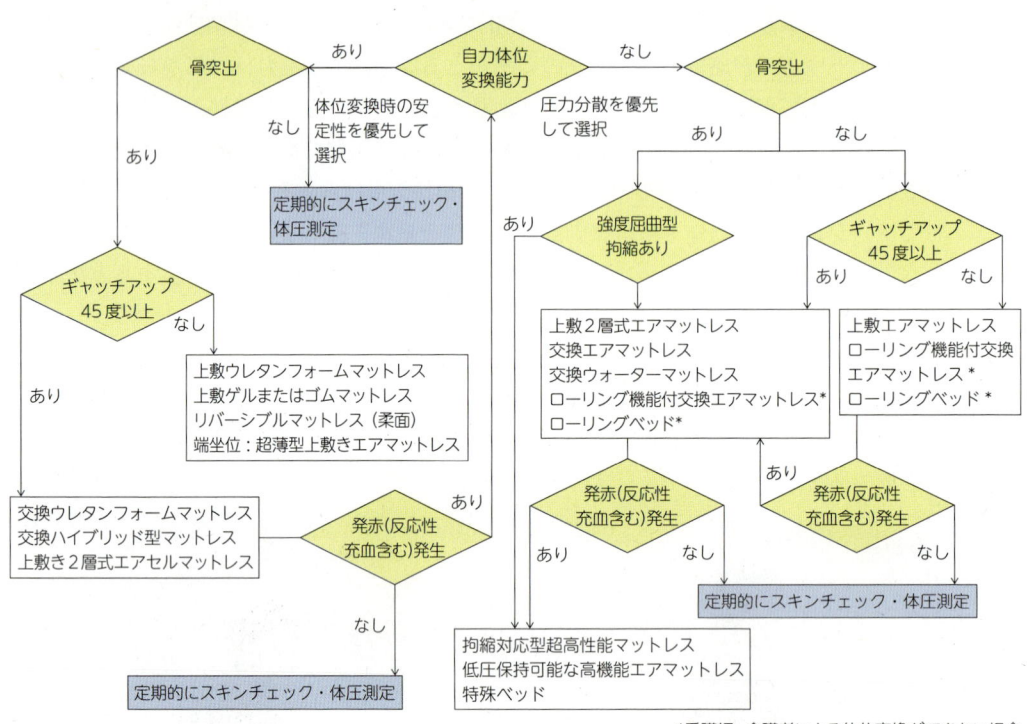

図8-7 体圧分散寝具選択基準

宮地良樹・真田弘美編著:よくわかって役に立つ 新・褥瘡のすべて,永井書店,2006, p.68.より引用

体圧分散寝具には様々なものがあり,素材と厚みにより圧力の分散効果が異なる。接触面積を広くして身体を包み込むようにすると,より圧力の分散効果を高めることができる。患者の活動状況に応じて選択を行うものとし(図8-7),麻痺のある患者や筋力が低下した患者には,患者のもつ潜在能力や身体の動きを阻害せず,褥瘡予防ができるマットレスを,リハビリテーションの状況に応じて随時検討する。

(6) スキンケア

褥瘡の有無にかかわらず,ふだんから皮膚の清潔に努めることは大切である。脊髄損傷者は車椅子での座位姿勢が長くなると,殿部皮膚,特に殿裂部は汗や汚れがたまりやすく汚染されやすい。皮膚は弱酸性を保つことによって皮膚局所の抵抗性を高め,外的刺激などの局所要因を排除するように作用しているが,皮膚のバリア機能が破綻してしまうと褥瘡が発生しやすくなる(図8-8)。

褥瘡を予防するためには,排泄物による汚染を予防し,pHを崩さない弱酸性の皮膚洗浄剤を使用する。また,表皮の角質表面には皮脂膜があり皮膚を保護しているので,皮脂を取り除き過ぎてドライスキンにしないように注意する。そのためには,皮膚を洗浄する際にはあまり熱くない湯を使用し,泡状の洗浄剤を使用するなど皮膚の負担ができるだけ少なくなるようにする(図8-9)。皮膚を何回もこするような強い機械的刺激を与える洗い方は避ける。

また,日頃より患者自らが皮膚の観察を行い,保湿剤を塗布するなど,皮膚の保護を行うことができるよう自己管理方法について説明していくことが大切である。

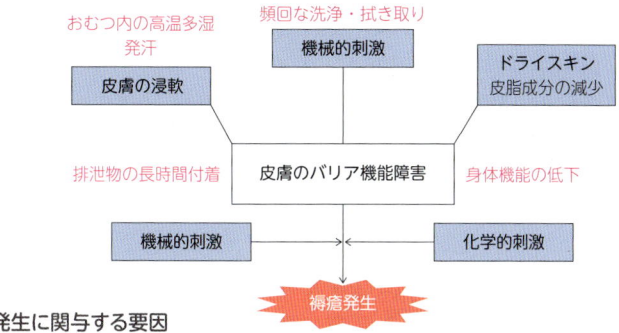

図8-8 褥瘡発生に関与する要因

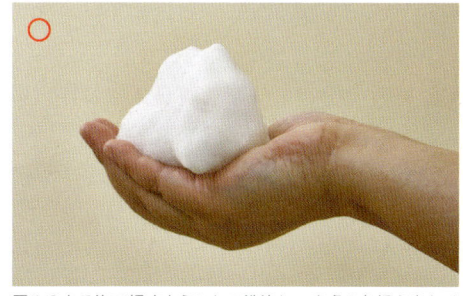

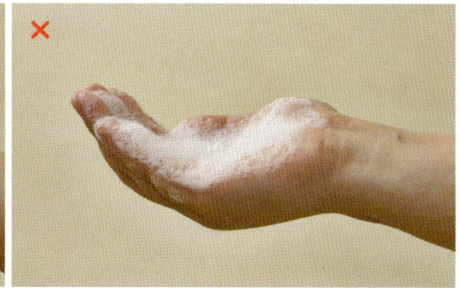

厚みのある泡で押すようにして洗浄し，皮膚の負担を少なくする
図8-9 泡状の洗浄剤の使用

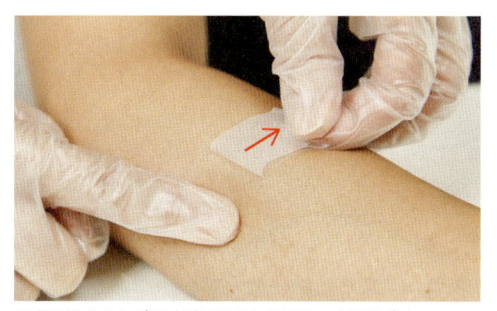

皮膚を押さえながら，折り返すようにゆっくり剥がす
図8-10 医療用テープの上手な剥がし方

(7) 医療用テープによる皮膚障害の予防

褥瘡は局所皮膚の炎症などから発生する場合もある。使用する医療用テープの貼り方・剥がし方によっては，皮膚に影響を与える場合もある。テープの種類に応じた貼り方・剥がし方に留意する（図8-10）。

(8) 患者教育

褥瘡の予防には除圧やスキンケアが必要であるが，退院後はそのケアを患者自らが日常的に行っていく。脊髄損傷者は日中の活動のほとんどを車椅子に座って行う。知覚が乏しいため同じ姿勢でいることに苦痛は少ないが，時間ごとに意識してプッシュアップ動作や荷重移動動作を行う。また，入浴後には皮膚の観察，保湿などを行い，異常の早期発見に努めることが大切である。

そのためには，入院中の早い段階から褥瘡について説明し，意識づけをしていくことが必要である。褥瘡が発生した患者に対しては，除圧やスキンケアの指導でかかわる機会が増えるが，褥瘡のない患者に対してもていねいな指導を行う。具体的には，褥瘡とはどのようなものであり，どのような状況になったら注意が必要で，病院を受診するのはどうなったときか，褥瘡を発生させないためにどのようなケアをしていくかについて，患者の退院後の生活も踏まえて説明する。

看護技術の実際

A 褥瘡の予防：車椅子上での除圧（荷重移動）

- 目　的：自力での体動が困難な患者に対して，局所の圧迫を解除し同一体位に伴う患者の苦痛を軽減して安楽な姿勢を保つ
- 適　応：自力での荷重移動またはプッシュアップができない患者，拘縮・麻痺・病的骨突出のある患者
- 使用物品：ポジショニング用クッション

	方　法	留意点と根拠
1	患者の車椅子上での姿勢や座面の底付きを観察する（➡❶） 1）前後左右のからだの傾きや殿部のずれを評価する 2）座面のクッションの下から坐骨部に手を差し込み，骨突出部が当たっていないかを確認する	❶車椅子乗車時の姿勢や骨突出部にかかる圧力の程度を観察することにより，褥瘡発生の要因を知ることができ，その後の除圧方法を検討する材料となる ●底付きが認められた場合には，車椅子のクッションの厚みを検討する
2	患者に車椅子上での除圧について説明する	●自力でのプッシュアップが可能な場合は，30秒〜1分程度行うよう説明する（➡❷） ❷10〜15秒程度のプッシュアップや小さく傾けることによる荷重移動では，血液の再灌流を十分にすることができないという報告❶がある
3	患者の前に立ち，患者の上体を支えながらゆっくりと前屈姿勢をとる	●荷重移動の姿勢としては，前後左右いずれの方向でも可能であるが，前屈位が望ましいと報告❷❸されており，より効果的である ●自力で荷重移動を行う場合には，机や手すりを利用してからだを支えるようにするとよい
4	患者の姿勢を元に戻し整える	●麻痺がある場合，麻痺側にからだが傾きやすいため，ポジショニング用クッションなどを用いて姿勢を調整する ●フットサポートやアームサポートの調整が必要な場合には，OT，PTに相談するとよい

❶廣瀬秀行：坐位での褥瘡を予防する，宮地良樹，真田弘美編著，よくわかって役に立つ　新褥瘡のすべて，永井書店，2006，p.74-87．
❷武田正則・古澤一成・谷本義雄・他：脊髄損傷者における車いす上除圧・減圧姿勢の検討，総合リハビリテーション，38（6）：563-569，2010．
❸Sonenblum SE, Vonk TE, Janssen TW, et al：Effects of wheelchair cushions and pressure relief maneuvers on ischial interface pressure and blood flow in people with spinal cord injury, Arch Phys Med Rehabil, 95（7）：1350-1357, 2014.

B 創傷の管理：創部の洗浄，ドレッシング交換

- 目　　的：創傷の清浄化を図り，肉芽増殖の促進を図る
- 適　　応：創傷からの滲出液が多く，ドレッシング交換を必要とする場合
- 使用物品：生理食塩水または微温湯，石けん，洗浄液ボトル，防水シーツ，膿盆，滅菌ガーゼ，ビニールエプロン，マスク，手袋，バスタオル

	方　法	留意点と根拠
1	**物品の準備と説明を行う** 患者のもとへ必要物品を準備して運び，処置の説明を行う	
2	**看護師と患者の準備を行う** 1）看護師の感染予防対策（手袋，エプロン，マスク）を行う 2）患者を処置しやすい体位に整え，バスタオルをかけ，処置する部位の下に防水シーツを敷く（➡❶）	❶不必要な露出を避け，創傷の処置が行えるような準備を行う ● 創傷を洗浄したときに，膿盆にうまく洗浄液が流れるように調整する
3	**ガーゼなどを剥がす** ガーゼやドレッシング材を愛護的に剥がす	●「医療用テープの剥がし方」（図8-10）を参照 ● 剥がしたガーゼやドレッシング材は，創傷の状態（滲出液の色や量，においなど）を観察してから破棄する
4	**創部の状態，剥がしたガーゼなどを観察する**	● 褥瘡のアセスメントの場合には，DESIGN-R（表8-10）を用いてアセスメントを行う ● 観察することで次の処置方法を検討する材料が得られる

表8-10 DESIGN-R® 褥瘡経過評価用

DESIGN-R® 褥瘡経過評価用　カルテ番号（　　　）　患者氏名（　　　　　　　　　　）　月日

Depth 深さ　創内の一番深い部分で評価し，改善に伴い創底が浅くなった場合，これと相応の深さとして評価する

d	0	皮膚損傷・発赤なし	D	3	皮下組織までの損傷
	1	持続する発赤		4	皮下組織を越える損傷
	2	真皮までの損傷		5	関節腔，体腔に至る損傷
				U	深さ判定が不能の場合

Exudate 滲出液

e	0	なし	E	6	多量：1日2回以上のドレッシング交換を要する
	1	少量：毎日のドレッシング交換を要しない			
	3	中等量：1日1回のドレッシング交換を要する			

Size 大きさ　皮膚損傷範囲を測定：[長径(cm)×長径と直交する最大径(cm)]　*3

s	0	皮膚損傷なし	S	15	100以上
	3	4未満			
	6	4以上　16未満			
	8	16以上　36未満			
	9	36以上　64未満			
	12	64以上　100未満			

Inflammation/Infection 炎症/感染

i	0	局所の炎症徴候なし	I	3	局所の明らかな感染徴候あり（炎症徴候，膿，悪臭など）
	1	局所の炎症徴候あり（創周囲の発赤，腫脹，熱感，疼痛）		9	全身的影響あり（発熱など）

Granulation 肉芽組織

g	0	治癒あるいは創が浅いため肉芽形成の評価ができない	G	4	良性肉芽が，創面の10％以上50％未満を占める
	1	良性肉芽が創面の90％以上を占める		5	良性肉芽が，創面の10％未満を占める
	3	良性肉芽が創面の50％以上90％未満を占める		6	良性肉芽が全く形成されていない

Necrotic tissue 壊死組織　混在している場合は全体的に多い病態をもって評価する

n	0	壊死組織なし	N	3	柔らかい壊死組織あり
				6	硬く厚い密着した壊死組織あり

Pocket ポケット　毎回同じ体位で，ポケット全周（潰瘍面も含め）[長径(cm)×短径*1(cm)]から潰瘍の大きさを差し引いたもの

p	0	ポケットなし	P	6	4未満
				9	4以上16未満
				12	16以上36未満
				24	36以上

部位 [仙骨部，坐骨部，大転子部，踵骨部，その他（　　　　　）]　合計*2

*1：“短径”とは“長径と直交する最大径”である
*2：深さ(Depth：d,D)の得点は合計には加えない
*3：持続する発赤の場合も皮膚損傷に準じて評価する

©日本褥瘡学会/2013

方　法	留意点と根拠
5　創傷の周囲の皮膚を洗浄する 　　1）石けんをよく泡立てて，創傷の周囲皮膚を泡で包むように，こすらず洗浄する 　　2）生理食塩水または微温湯にて周囲皮膚を洗い流す	●周囲皮膚に付着した物質を考え，洗浄剤が創傷内部に入らないようにする ●石けんは弱酸性の洗浄剤や皮膚保護成分配合の洗浄剤を選択することが望ましい❶❷
6　創内を洗浄する	●ポケットがある場合は，中までよく洗浄できるように注射器やネラトンカテーテルなどを用いる ●洗浄液が透明になるまで，よく洗い流す
7　創傷の状態に合わせて処置を行う	●創傷の状態を観察し，患者の日常生活を考慮したうえで，治療薬など最善の方法を検討する
8　患者の体位を整え，物品を片づけ，手洗いを行う	

❶石川伸二・冨樫博靖・田村成・他：合成セラミド含有皮膚洗浄剤の褥瘡周囲皮膚への影響，褥瘡会誌，5(3)：508-514，2003.
❷Konya C, Sanada H, Sugama J, et al：Does the use of a cleanser on skin surrounding pressure ulcers in older people promote healing?, *J Wound Care*, 14(4): 169-171, 2005.

文　献

1）髙屋通子・徳永恵子編著：スキンケア−基本的知識から失禁・褥創・ストーマまで，南江堂，1998，p.21-22.
2）田中秀子編著：創傷・褥瘡ケア ハンディマニュアル，メディカ出版，2009，p.87.
3）宮地良樹・真田弘美編著：よくわかって役に立つ　新・褥瘡のすべて，永井書店，1996，p.68, 86.
4）小長谷百絵・他：摩擦・ずれ防止−ベッド挙上時の摩擦・ずれについて，真田弘美・須釜淳子編，エビデンスに基づく褥瘡ケア，中山書店，2003，p.13.
5）日本褥瘡学会編：褥瘡ガイドブック　褥瘡予防・管理ガイドライン第3版準拠，照林社，2012，p.110-121.
6）田中マキ子：らくらく＆シンプル ポジショニング，中山書店，2010，p.42-62.

9 性の機能障害と援助技術

学習目標
- 男性性機能障害について理解する。
- 女性性機能障害について理解する。
- 脊髄損傷者の性機能障害について理解する。
- 脊髄損傷者の性機能障害に対する看護技術を理解する。

1 性機能とその障害

　性機能とはパートナーと性行為を営む機能だけをいうのではなく、生殖や快楽、パートナーとの親密な関係をはぐくむなど様々な側面をもつ。性機能障害とは、性欲の障害および男女の性的反応周期に関連する精神生理学的変化における障害[1]とされている。また、米国精神医学会によるDSM-5分類では、男性の性機能障害を、①男性の性欲低下障害、②勃起障害、③早漏・射精遅延に分類し、女性の性機能障害を、①女性の性的興味と興奮の障害、②女性オルガスム障害、③骨盤・性器の疼痛と挿入障害に分類している。

　性機能障害は様々な身体的要因、心理的要因、社会的要因が関係する。年齢、性別を問わず、性機能障害は身体的な問題だけではなく、自尊感情など精神的な問題やパートナーとの関係性など日常生活にも大きくかかわる。そのため、加齢や疾患による身体機能の障害に対して、性機能を維持する、あるいは新たに再構築するために援助することは重要である。

　ここでは、男性性機能障害のうち代表的な勃起障害と射精障害について、また、女性性機能障害では婦人科系がんを中心とした骨盤・性器の疼痛と挿入障害について取り上げる。さらに、リハビリテーション場面で援助することが多い脊髄損傷者の性機能障害について取り上げる。

2 男性性機能障害

1）勃起障害

（1）陰茎の解剖

　陰茎は1個の尿道海綿体と2個の陰茎海綿体からなる。この3つはそれぞれ白膜という硬い線維性の被膜で覆われている。さらに深陰茎筋膜（バック筋膜）、浅陰茎筋膜（コーレス筋膜）があり陰茎を包んでいる。

尿道海綿体の先端は亀頭となる。尿道海綿体の内部に尿道があり亀頭先端の外尿道口に開口する（図9-1）。陰茎海面体は平滑筋からなる海綿体組織で構成されている。

陰茎の支配動脈は陰茎動脈で，陰茎背動脈，陰茎海綿体動脈，尿道球動脈の左右3対の動脈に分岐している。陰茎海綿体動脈は陰茎海綿体基部で海綿体内に入り，ラセン状（ラセン動脈）に分布する。静脈は，浅部陰茎背静脈（皮下陰茎静脈）と陰茎背静脈からなり，動脈に沿って恥骨結合下より前立腺静脈叢を経て内腸骨静脈に流入する。

神経は主として陰部神経が支配する。陰茎全体の知覚や球海綿体筋を含めた骨盤底筋を収縮させるのは陰部神経の一枝である陰茎背神経である。また骨盤神経の一枝である陰茎海綿体神経は交感神経および副交感神経線維からなる。交感神経は勃起を抑制し，副交感神経は勃起をもたらす。

（2）勃起のメカニズム（図9-2）

大脳からの性的刺激は下行性に，また陰茎への知覚刺激は陰部神経を経て仙髄に伝えられる。この刺激により第2～4仙髄にある勃起中枢が興奮し，この興奮は骨盤神経叢を経て海綿体に伝えられる。さらに，視覚，聴覚，想像などの性的な刺激は大脳から第11胸髄～第2腰髄にある交感神経中枢を通り，下腹神経を経て骨盤神経叢から海綿体に伝わる。

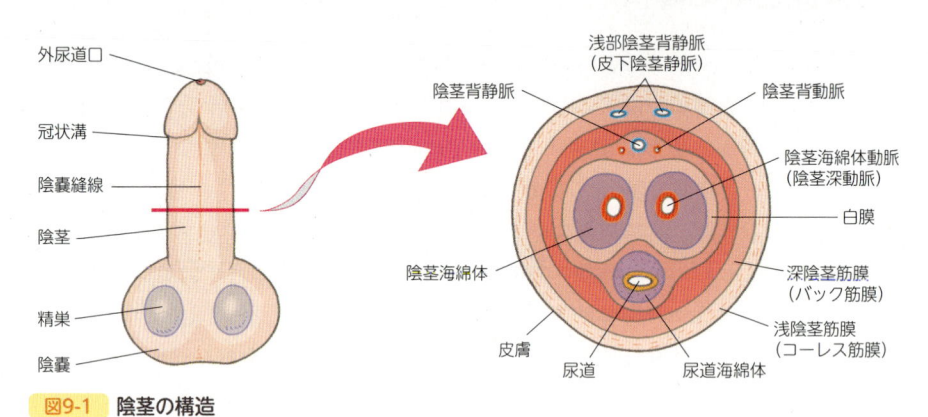

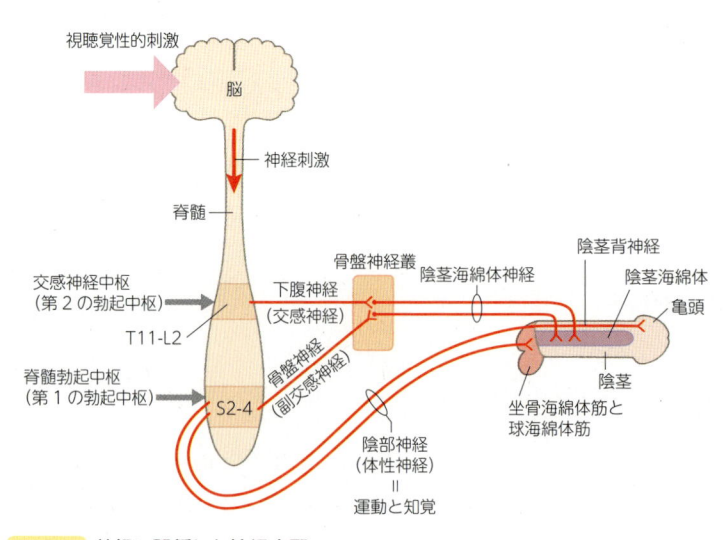

図9-1 陰茎の構造

図9-2 勃起に関係した神経支配

陰茎海綿体神経（副交感神経）の興奮はラセン動脈と勃起組織の平滑筋を弛緩させ，海綿体洞に血液が流入・充満し勃起が起こる。また，視覚，聴覚などの刺激によっても勃起が起こる（性的勃起）。その後射精が起こるか，性的刺激が中断することで勃起は終了する。

（3）勃起障害とは

日本性機能学会によると，勃起障害は「性交時に有効な勃起が得られないために満足な性交ができない状態」「通常性交のチャンスの75％以上で性交ができない状態」と定義されている。すなわち，性交に必要な陰茎の硬度および勃起の持続時間が得られない状態をさす。その原因は多岐にわたり，表9-1のように分類される。

（4）勃起障害の原因とメカニズム

①形態に起因する勃起障害

形態に起因する勃起障害としては，先天奇形や手術によるものがある。先天奇形には陰茎彎曲症，尿道下裂，真性包茎がある。また，陰茎がんで陰茎全摘出術を受けた場合は，勃起すべき陰茎がなくなる。陰茎部分切除を受け陰茎長が短縮した場合は，勃起は起こるが，腟へ挿入できる長さが十分にないため性交障害が生じる。

②支配神経の障害による勃起障害

勃起神経である骨盤神経は，直腸および前立腺の両外側を走行し，骨盤神経叢を経て海綿体神経として尿道から陰茎海綿体に通じている。そのため直腸がん，泌尿器系のがんの手術の際，勃起神経が損傷されると陰茎海綿体が膨張せず勃起障害が生じる。脊髄損傷に

表9-1 勃起障害の原因

分類		主な原因
器質性勃起障害	陰茎の形態	陰茎彎曲症 尿道下裂 真性包茎 陰茎全摘出術・部分切除術
	支配神経の障害	脳血管障害 脊髄損傷 手術，外傷による神経損傷
	血管の障害	糖尿病 動脈硬化 手術，外傷による血管損傷
	内分泌系の障害	精巣機能低下症 高プロラクチン血症 甲状腺機能低下症
	薬物による障害	降圧薬 抗うつ薬，抗精神病薬 ホルモン剤
機能性勃起障害	心因	ストレス 性交に対する不安 パートナーとのトラブル
	精神病	うつ病 統合失調症

よる勃起障害については後述する。
- 泌尿器系がんの術後：前立腺がんの場合，前立腺のすぐ近くを走行する勃起神経が障害されると勃起障害が生じる。膀胱がんにより膀胱全摘出術が行われた場合は海綿体神経の損傷により，勃起障害をきたす。また前立腺も同時に摘出するため，勃起神経の損傷により勃起障害が出現する。
- 直腸がん術後：直腸がん手術時に勃起神経が損傷されると，陰茎海綿体が膨張せず勃起障害が生じる。

③血管の障害

動脈硬化，外傷，直腸がんや泌尿器系の手術による陰茎動脈に流入する内陰部動脈損傷により，陰茎への血液流入量の減少，陰茎からの血液流出量の過剰，あるいはその両方により勃起障害が生じる。

④心因性

ストレスや不安が勃起障害の原因となることが多い。ストレスや不安が重なると，性的な刺激があっても，勃起を促す大脳の中枢神経や自律神経に異常をきたし，交感神経が優位になることで勃起障害が生じる。

⑤その他

精巣機能不全などによる内分泌系の障害によっても勃起障害が生じる。男性の場合，テストステロンのほとんどが精巣から分泌される。そのため，両側精巣がんで精巣摘出術が行われた場合，テストステロンの分泌が副腎由来のみとなるため，テストステロンが減少し勃起障害が生じる。薬物による勃起障害は，循環器系薬，内分泌系薬，抗精神病薬の一部により生じる。代表的な薬剤を表9-2に示す。

（5）勃起障害に対する治療

治療の目的は，満足できる性的関係を回復することであり，単に硬い勃起を得ることではない[2]。

①薬物治療

ホスホジエステラーゼ5（phosphodiesterase type 5：PDE-5）阻害薬が代表的な治療薬である。通常，性的刺激を受けると陰茎海綿体内の内皮細胞から一酸化窒素が放出され，サイクリックグアノシン1リン酸（cGMP）が作用し，陰茎海綿体平滑筋が弛緩して勃起が生じる。PDE-5は陰茎海綿体内に存在し，cGMPを分解して勃起を消退させる作用をもつ酵素である。cGMPの作用よりPDE-5の作用が上回ると陰茎海綿体の平滑筋が弛緩せず勃起が生じなくなる。PDE-5の作用を阻害し，海綿体平滑筋細胞内のcGMP作用を高めることで，性的刺激に反応して起こる陰茎海綿体平滑筋の弛緩に由来する勃起を促進する。

②陰圧式勃起補助具

陰圧式勃起補助具は陰茎を挿入するためのシリンダーと陰圧ポンプからなる勃起補助器具である。シリンダー内に陰茎を挿入し，陰圧をかけて陰茎内に血液を貯留させ陰茎を膨張させる。膨張した陰茎の基部をゴムバンドやリングを用いて締めつけ，血液を滞留させ疑似勃起状態を維持する（図9-3）。

陰圧式勃起補助具の利点としては，容易に使用できること，薬剤を使用しないため安全性が高いことがあげられる。しかし，抗凝固薬を使用中の患者には出血を引き起こす危険

性がある。また，バンドを装着した状態での性交渉となるため，疼痛や不快感が生じる。さらに，陰茎がうっ血状態になるためパートナーに冷感や不快感が生じることがある。取り扱いは容易であるが，使用する際は医療者から使用方法の説明を受けることが望ましい。

③陰茎海綿体内注射

血管作動薬（プロスタグランジンE$_1$製剤）を陰茎海綿体内に注射することで勃起を促す（図

表9-2 勃起障害を引き起こすおそれのある薬剤

降圧薬	利尿薬（サイアザイド系，スピノラクトン） Ca拮抗薬 交感神経抑制薬 β遮断薬
精神神経用薬	抗うつ薬（三環系抗うつ薬，SSRI，MAO阻害薬） 抗精神病薬（フェノチアジン系，ブチロフェノン系，スルピリド，その他） 催眠鎮静薬（バルビツール系） 麻薬
ホルモン剤	エストロゲン製剤 抗アンドロゲン薬 LH-RHアナログ 5α還元酵素阻害薬
抗潰瘍薬	スルピリド，メトクロプラミド，シメチジン
脂質異常症治療薬	スタチン系 フィブラート系
呼吸器官・アレルギー用剤	ステロイド剤 テオフィリン β刺激薬・抗コリン薬 抗ヒスタミン薬（クロルフェニラミン，ジフェンヒドラミン） プソイドエフェドリン
その他	非ステロイド抗炎症薬（NSAIDs）

SSRI：選択的セロトニン再取込み阻害薬，MAO：モノアミン消化酵素
日本性機能学会・ED診療ガイドライン2012年版作成委員会編：ED診療ガイドライン2012年版，日本性機能学会，2012，p.24．より引用

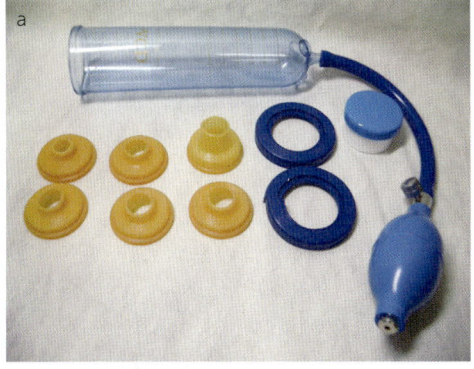

a VCD式カンキ（ゴム球型）
写真提供：快生薬研株式会社

b 使用方法

図9-3 陰圧式勃起補助具

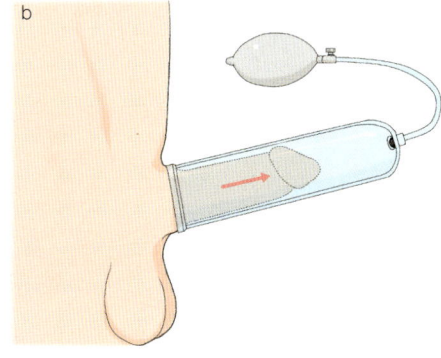

9-4)。血管作動薬は，陰茎海綿体に投与されると海綿体平滑筋とラセン動脈平滑筋を弛緩させ勃起を起こさせる。プロスタグランジンE_1製剤は動脈閉塞症の治療に使用されているが，陰茎海綿体に注射すると，海綿体動脈の直径や血流速度が改善するなど血流改善作用がある。陰茎海綿体注射の副作用として持続勃起症や陰茎海綿体の線維化がある。

④外科的治療

内陰部動脈，陰茎背動脈，海綿体動脈などの血管性の勃起障害に対し，下腹壁動脈を用いた血管バイパス術や陰茎海綿体内に主にシリコンでできたプロステーシスという器具を埋め込む手術（陰茎プロステーシス挿入術）を行う（図9-5）。プロステーシス挿入術は器質性勃起障害に対する有効な治療法であるが，侵襲的かつ不可逆的な治療法であるため，他の治療方法で効果がない場合に適用される。

2）射精障害
（1）射精のメカニズム（図9-6）

陰茎からの刺激は陰部神経を介して第11胸髄〜第2腰髄にある射精中枢に伝わる。下腹

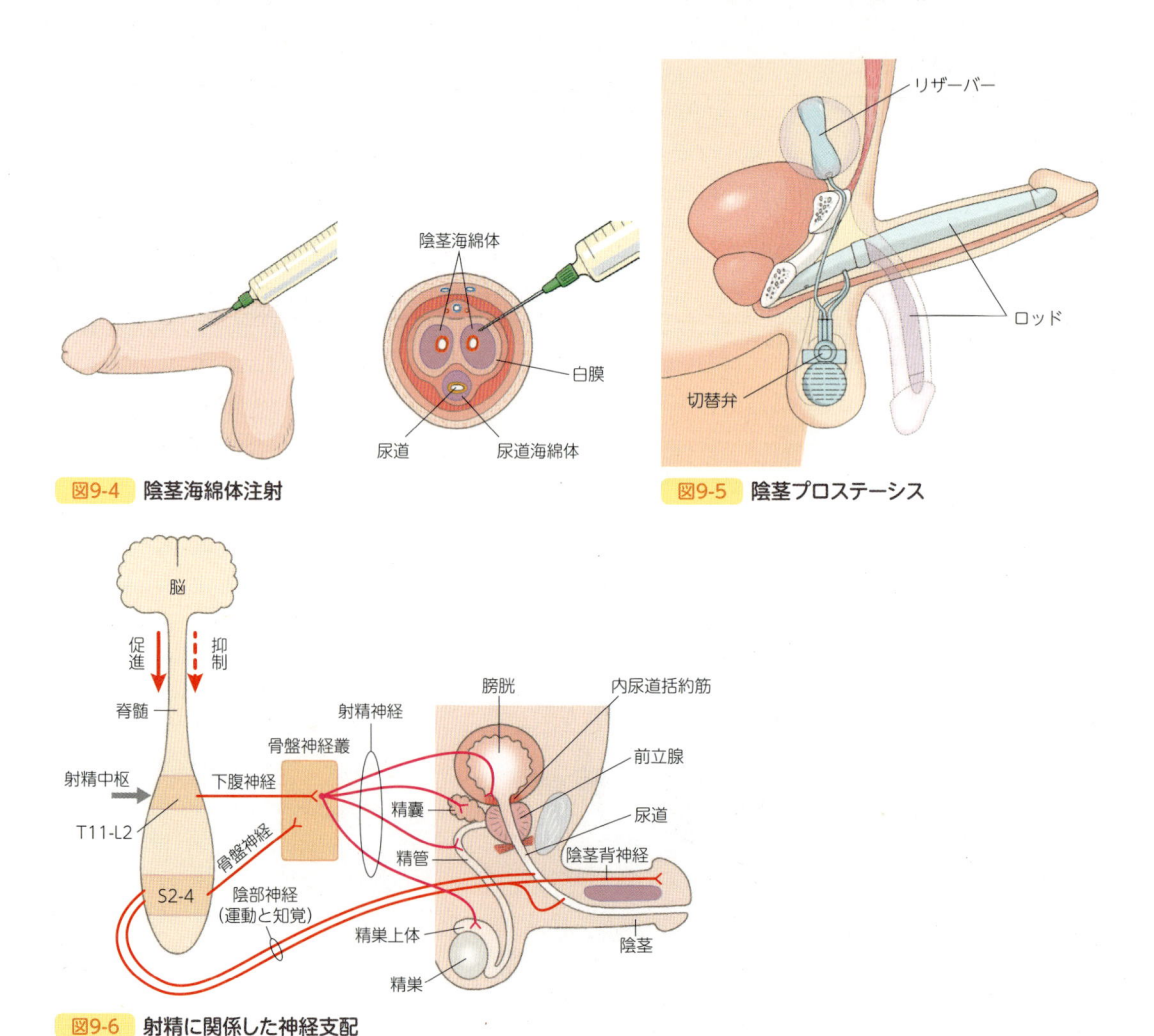

図9-4 陰茎海綿体注射

図9-5 陰茎プロステーシス

図9-6 射精に関係した神経支配

神経を経て，精巣上体，精管，精囊が刺激され，これらが収縮して精巣から精子，前立腺分泌液，精囊液などが混合された精液が後部尿道（前立腺部尿道）に排出される（排精）。前立腺分泌液が後部尿道に入ると，陰部神経からの刺激により，精囊，球海綿体筋などが収縮し，精液が外尿道口から排出される（射出）。

下腹神経は内尿道括約筋の収縮にも関与し，射精時に膀胱頸部を閉鎖して精液が膀胱に逆流するのを防止する。

（2）射精障害とは

前述した射精のメカニズムは，大きく以下の3つの段階に分けられる。①精液が後部尿道へ排出される（seminal emission），②後部尿道に排出された精液が体外へ射出される（ejaculation），③内尿道口が閉鎖する（射精時に精液が膀胱内に逆流しないようにする）。射精障害とはこの3つのうちいずれかまたは複数が障害されている状態のことである。

射精障害の分類としては，病因による分類（表9-3）もあるが，わが国では射精障害の症状に即した小谷らの分類（表9-4）がよく用いられる。

（3）射精障害の原因とメカニズム

①形態に起因する障害

形態に起因する射精障害の原因として，先天奇形や手術がある。先天的な射精管閉塞や前立腺および精囊を摘出した場合などでは精路が障害されることにより射精が不能となる。

経尿道的前立腺切除術を受けた際に内尿道口が損傷されると，内尿道口が開大した状態となり逆行性射精となる。逆行性射精とは，射精時に内尿道口の閉鎖不全が生じ，精液が膀胱内に射出される状態のことである。

②支配神経の障害

脊髄損傷，直腸がん・泌尿器系がんでは，手術により骨盤神経系が損傷されることにより射精障害が生じる。脊髄損傷による射精障害については後述する。

・泌尿器系がんの術後：精巣がんなどで後腹膜リンパ節郭清術が行われた際に，下腹神経が損傷すると逆行性射精が生じる。また下腹神経が損傷すると精囊・精管膨大部・前立腺の収縮が起こらず，精液が後部尿道に到達しないため，順行性にも逆行性にも射精不

表9-3 射精障害の病因による分類

器質的障害	精路障害	先天奇形（射精管閉塞など） 手術（前立腺・精囊摘出など）
	神経損傷	脳損傷 脊髄損傷 骨盤神経，下腹神経損傷
機能的障害	心因性	ストレス 不安 不適切なマスタベーション　など
	症候性	精神病 糖尿病　など
その他	薬剤性	α遮断薬 向精神薬　など

表9-4　射精障害の臨床症状による分類

病　型	原因疾患
1）自慰・腟内射精とも不能症	脊髄損傷，糖尿病神経障害
①逆行性射精	骨盤内悪性腫瘍手術（直腸がん，前立腺がん），大腸がん手術，大動脈瘤手術，胸腰部交感神経切除術，精巣腫瘍に対する後腹膜リンパ節郭清術　経尿道的前立腺切除術，経尿道的膀胱頸部切開術　薬剤性（向精神薬，交感神経α遮断薬など），原因不明のタイプあり
②順行性にも逆行性にも射精不能	脊髄損傷，糖尿病性神経障害，骨盤内悪性腫瘍手術（直腸がん，前立腺がん），大腸がん手術，大動脈瘤手術，胸腰部交感神経切除術，精巣腫瘍に対する後腹膜リンパ節郭清術，クラインフェルター症候群，下垂体疾患，低ゴナドトロピン性腺機能低下症，精神疾患，薬剤性（SSRIなどの向精神薬，交感神経α遮断薬など），原因不明のタイプあり
2）腟内射精のみ不能（自慰射精可能）	大半が心因性（勃起障害を伴うものと伴わないものの2タイプあり）
3）射精までの時間に異常（早漏，遅漏）	大半が心因性
4）オルガスムの欠如	大半が心因性，時に前立腺炎など
5）射精時の頭痛，射精痛	大半が心因性

小谷俊一：射精障害の臨床—私の対処法①，泌尿器外科，26（9）：1385-1390，2013．より引用

能な状態となる。

・直腸がん：仙骨前面には射精に関与する神経が走行しているため，リンパ節郭清時に下腹神経や骨盤神経叢を損傷すると，逆行性射精や，順行性にも逆行性にも射精不能な状態が生じる。

③**心因性**

ストレスや不安，不適切なマスタベーションの方法などが射精障害の原因となり，早漏・遅漏が生じる。

④**薬剤性**

前立腺肥大症を改善するα遮断薬の内服により逆行性射精が生じる場合がある。また向精神薬の内服により遅漏が生じる場合がある。

（4）射精障害に対する治療

①**薬物療法**

逆行性射精に対する治療として，主に三環系抗うつ薬（交感神経刺激作用と抗コリン作用を併せもつ）や交感神経刺激薬が用いられる。早漏の場合は選択的セロトニン再取り込み阻害薬（SSRI）が用いられる。

②**バイブレーター法（penile vibratory stimulation：PVS）**

陰茎根部をバイブレーターを振動させて刺激し，射精を誘発する。海外では人工射精専用のバイブレーターが市販されているが，日本には専用のものがない。しかし市販のマッサージ器も応用可能である。市販のマッサージ器の場合，強さや振動数を調節できるものがよい。

③**電気刺激**

経直腸的に肛門から刺激用プローベを差し込み，精嚢および前立腺を直接電気刺激（6〜

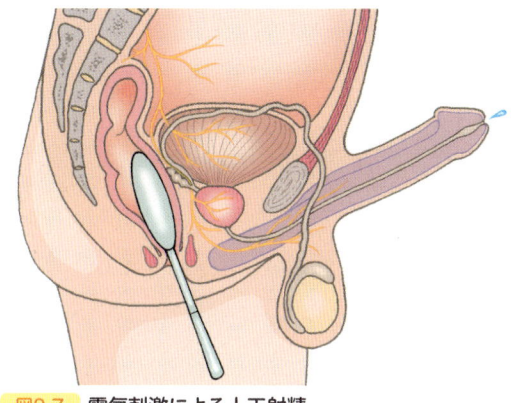

図9-7 電気刺激による人工射精

15V）により収縮させることで射精を誘発する方法である（図9-7）。強い痛みが生じるため，知覚が保たれている患者の場合，麻酔が必要となる。成功率は80〜90％である。

④精巣内精子回収法

全身麻酔または腰椎麻酔を使用して陰嚢を切開し，拡張した精細管の一部を切離して顕微鏡下で精巣精子を採取する。挙児を希望する場合の精子回収法の主流となっている。

⑤カウンセリング，行動認知療法

射精障害の原因が心因性の場合，カウンセリングや行動療法が行われる。

3 女性性機能障害

1）婦人科系がんを中心とした骨盤・性器の疼痛と挿入障害

（1）形態の変化

形態の変化により生じる性機能障害の原因として，先天奇形や手術がある。先天性の腟欠損や子宮奇形に伴う腟中隔がある場合，性交が不能となる。また子宮がんで単純子宮全摘出術や広範囲子宮全摘出術が行われた際には，腟短縮や容積の減少により，手術後当初の性交時に性交痛を生じることがある。卵巣がんによる両側卵巣摘出手術を受けた場合，女性ホルモンの分泌がなくなるため，腟潤滑低下によって性交痛が生じることがある。さらに，骨盤領域への放射線照射では，腟粘膜の炎症と瘢痕収縮によって腟の内腔が狭小化し，強い性交痛が生じる。

（2）薬剤性

内分泌療法で用いられるLH-RHアナログは，エストロゲンの分泌を抑制するため，腟潤滑低下，腟粘膜萎縮，腟粘膜の伸展性の低下により強い性交痛が生じることがある。

（3）心因性

性交による痛みへの不安や恐怖，性への嫌悪感やパートナーとの関係性などにより，挿入障害や性交痛が生じることがある。

2）骨盤・性器の疼痛と挿入障害の治療

腟潤滑低下に対しては，水様性腟潤滑ゼリーを使用する。放射線療法による腟粘膜萎縮，

癒着には，ダイレーター（腟を伸展させる器具）を早期から使用することで予防できる。心因性の場合はカウンセリングを行う。

4 脊髄損傷者の性機能障害

1）男性脊髄損傷者の性機能障害

　男性脊髄損傷者の性機能障害には，勃起障害，射精障害，オルガスムの消失，陰部知覚の低下がある。そのなかでも，性行為中の問題点として，勃起障害，射精障害がある。

　脊髄損傷による勃起障害は，脊髄の損傷レベルにより違ってくる（図9-8）。損傷レベルが第11胸髄〜第2腰髄より上のレベルで生じた場合，大脳中枢からの性的刺激は損傷部位で遮断されてしまうため性的勃起は生じない。しかし，第2〜4仙髄は損傷していないため，反射性勃起は残存する。一方，第2〜4仙髄が損傷している場合，反射性勃起は消失するが，大脳からの刺激による性的勃起は生じることが多い。ただ，この性的勃起は健常者と比較すると弱い。また脊髄損傷が不完全であれば性的勃起は残存する。

　射精障害は，勃起障害に比べその頻度が高く，完全麻痺の場合，83％の者で射精が消失するといわれる。損傷部位別では，頸髄損傷の場合90％，下部胸髄損傷の場合84％の者に射精障害が生じる[3]。脊髄の損傷部位にもよるが，射精障害の大半は後部尿道への精液の射出が起こらない状態である。しかし，なかには逆行性射精を認めるものもある。

2）女性脊髄損傷者の性機能障害

　脊髄損傷による性機能障害としては，腟や会陰の随意運動・緊張の障害，腟潤滑・陰唇や陰核の充血・腫脹の低下および消失がみられる。そのため，性行為中の問題点として，腟潤滑，陰唇腫脹の低下・消失があげられる。女性脊髄損傷者は，性ホルモンによって卵巣と子宮は機能しているため，妊娠，出産が可能である。

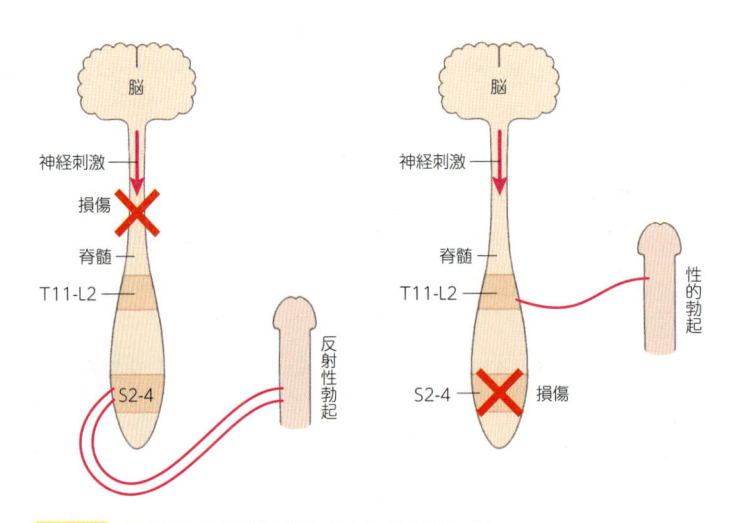

図9-8　脊髄損傷者の勃起障害のタイプと神経支配

3）性行為中の障害

　男性，女性ともに脊髄損傷者に共通する性行為中の障害として，陰部知覚の低下とオルガスムの消失，行為中の尿失禁，便失禁，自律神経過反射，痙性，股関節拘縮による下肢開排制限などがあげられる。頸髄損傷者や第6胸髄以上の胸髄損傷者では，性行為の刺激により，自律神経過反射（発作性高血圧，頭痛，徐脈，発汗，顔面紅潮など）が誘発される危険性がある。

4）脊髄損傷者の支援

　脊髄に損傷を受けると性機能に障害が生じるが，受傷後，急性期は身体機能の変化に適応するため性的欲求を感じることはあまりない。回復期に入り新たな生活を受け入れる準備が整うと性に関する疑問や悩みが生じやすい。しかしながら，排泄管理など日常生活の自立に向けた支援が優先され，性の問題について看護師に相談することは後回しになりがちである。看護師は日常生活の支援を行いながら性機能障害に関する問題を抱えていないかアセスメントし，機を逃さずに援助を開始することが必要である。

（1）脊髄損傷者の性機能に焦点を当てたアセスメントの視点

①生じている，または生じやすい性機能障害は何か
②性機能障害をどのように認識しているか
③性機能障害に対する治療を望んでいるか
④家族やパートナーとの関係性はどうか

（2）性機能障害に対する援助

　性機能障害や性に関する問題は様々であるため，看護師だけで解決できることもあれば他職種と連携しなければ解決できないこともある。個々の状態により援助は異なってくるが，主な内容は①相談しやすい環境を提供すること，②性に関する正しい知識を提供すること，③性に関する指導を実施することである[4]。

看護技術の実際

A 勃起・射精の方法

- 目　的：脊髄損傷者の勃起，射精を可能にする
- 適　応：勃起障害，射精障害がある脊髄損傷者
- 使用物品：（1）勃起補助具：陰圧式勃起補助具，勃起補助サポーター
  　　　　　（2）射精補助具：バイブレーター

方　法	留意点と根拠
1　**性機能障害についてアセスメントを行う** ・脊髄の損傷部位と損傷タイプ（完全／不完全） ・性欲の有無 ・勃起障害の有無 ・射精障害の有無	●脊髄の損傷部位と損傷のタイプにより性機能障害が予測できる ●勃起障害がある場合，性的勃起または反射性勃起のどちらが生じやすいか判断し，その後の援助につなげる

方法	留意点と根拠
・パートナーとの関係性 ・挙児の希望の有無	●射精機能を回復させることは不可能であるため，挙児の希望なども含め射精障害に対する治療や援助につなげる ●患者にとっては話しにくいことなので，話を聞く際は個室を使用するなど十分にプライバシーに配慮する
2　勃起補助具を使用する場合，使用上の注意や合併症について指導する 〈陰圧式勃起補助具〉 1) 陰茎に専用クリームなどを塗布する 2) シリンダー内に陰茎を挿入し，2～3分ほど手動で陰圧をかける（図9-3b参照） 3) 陰茎が勃起したら，ゴムバンドまたはリングで固定する 4) 性交後ゴムバンドまたはリングを除去する 5) 性交後陰茎部の観察を行う（➡❶） 〈勃起補助サポーター〉 サポーターの固定がずれないよう調整する（➡❷）	●陰圧式勃起補助具を使用した場合，ペニスリングやゴムバンドは30分以上装着しない。30分以上装着すると，血流が阻害される可能性がある。抗凝固療法を受けている患者は相対的禁忌である。また副作用には，陰茎痛，陰茎のしびれ，皮下出血，射精障害がある❶ ●性行為中にこの器具を使用すると，時にムードを壊してしまうこともある。パートナーと事前に話し合ってパートナーの理解を得ることが必要である ❶陰部知覚が低下しているため，陰茎部に皮下出血や皮膚損傷が生じることがある ❷陰茎にかぶせるタイプのサポーターを使用する場合，固定がずれてしまうことがある
3　射精補助具（バイブレーター）を使用する場合，使用上の注意や合併症について指導する	●第10胸髄以上の損傷の場合，射精の反射弓が保たれているため第一選択となる❷ ●第6胸髄以上の脊髄損傷者がバイブレーターを使用すると，自律神経過反射が起こる危険性がある。また皮膚に摩擦を生じさせるため，皮膚損傷が生じることがある❸

❶日本性機能学会・ED診療ガイドライン作成委員会編集：ED診療ガイドライン，2008，p.23.
❷仙石淳・乃美昌司：性行為と子づくり，総合リハビリテーション，40（4）：367，2012．
❸米国脊髄医学コンソーシアム編，赤十字語学奉仕団・他訳：脊髄損傷者のウェルビーイング，NPO法人日本脊髄基金，2013，p.116.
http://www.jscf.org/publication/pdf/wellbeing.pdf

B 性行為の準備，体位

- 目　　的：性行為を安全，安楽に行う
- 適　　応：四肢や体幹に麻痺がある脊髄損傷者
- 使用物品：防水シーツ，タオル，クッション，マットレス，バイブレーター，水溶性潤滑剤，コンドームなど

方法	留意点と根拠
1　性行為前の準備を行う 　1) 排尿管理を行う ・性行為前に排尿や自己導尿を済ませる。集尿バッグを装着している場合，バッグ内の尿を廃棄する（➡❶❷） ・尿道カテーテルが挿入されている場合，挿入部周囲の清潔を保ち，膀胱洗浄し，膀胱内を空にした状態でカテーテルをクランプする（➡❸）。女性の場合，腹部に固定する（➡❹）	❶事前に排尿をすませることで，尿失禁の予防だけでなく，膀胱炎，腎盂炎の予防になる ❷男性の場合，尿が膀胱に充満することで勃起が生じやすくなる場合もあるが，尿の膀胱充満は自律神経過反射を生じやすくするため，可能な限り尿は排出する ❸男性が，尿道カテーテルが挿入されたままコンドームを使用すると，カテーテルが屈曲しバルーンの破損につながることがある。また，バルーンが破損した場合，尿路感染症や第6胸髄以上の脊髄損傷者は自律神経過反射を起こすことがある❶ ❹尿道カテーテルを挿入中の女性の場合，腹部に固定すると性行為中に邪魔にならない

方法	留意点と根拠
2）排便管理：性行為前に排便を確認する。事前にパートナーと話し合い，性行為を排便周期に合わせて調整することが望ましい（➡❺） 3）皮膚の観察：殿部や陰部周囲，感覚が消失している部位に皮膚損傷が生じていないか観察する。また，褥瘡が生じている場合は適切に保護する。 4）環境の準備：防水シーツやタオルを準備する（➡❻）	❺脊髄損傷者の場合，排便後でも直腸刺激により残留便や粘液が排出されることがある ●皮膚損傷が生じている場合は，損傷部位が悪化しないよう体位を工夫する ❻性行為中の失禁や体液の分泌に備え，事前に防水シーツを敷くことやタオルを準備することで，汚染部分が最小となる
2 〈性行為中〉体位の工夫を行う（図9-9，9-10） 脊髄損傷者に適する体位を工夫する。痙性が強い場合，あらかじめ薬剤の内服やストレッチを行う（➡❼）	●仰臥位の性行為が行いやすい。男性が脊髄損傷者の場合は女性上位，女性が脊髄損傷者の場合は正常位が行いやすい ●仰臥位で行うことで，姿勢の安定が得られやすく，上になる人が動きやすい。また下になる脊髄損傷者の体力の消耗が少ない ●適切な体位をとれないと，呼吸困難や疼痛，脱臼を引き起こす。特に股関節脱臼が生じやすい❷ ❼内服やストレッチにより性行為中の痙性を予防できる

a　　　　　　　b

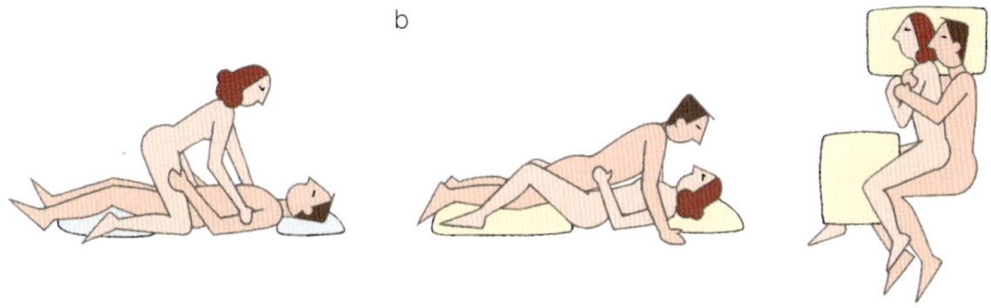

男性が脊髄損傷の場合　　　女性が脊髄損傷の場合

図9-9 脊髄損傷者の性行為中の体位

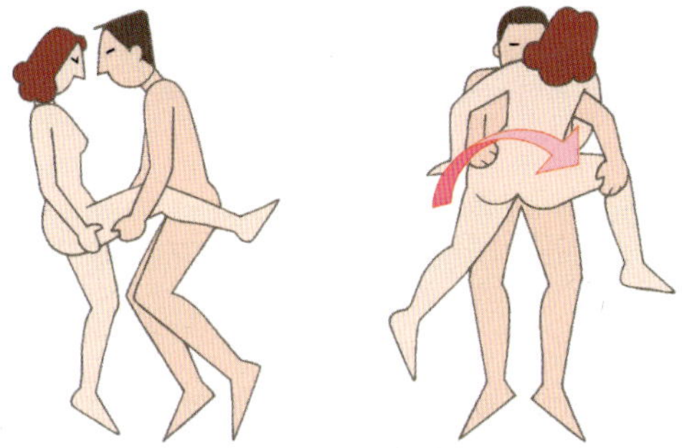

女性と男性は対面側臥位。男性は女性の下肢を抱えて男性の大腿部上にのせる

男性は女性の下肢を抱えたまま，お互いの動きや体重を利用して回転しながら挿入。回転方向を変えることによって，正常位，女性上位が可能

図9-10 パートナーと協力しての体位変換

野上雅子：身体障害者の性活動，玉垣努・熊篠慶彦編著，三輪書店，2012，p.37．より引用改変

3 〈性行為中〉環境面の工夫を行う ・クッションの利用（➡❽）	❽クッションや枕を使用することで姿勢が安定する ●男性が脊髄損傷者の場合，腰部や腹部の下にクッションや枕を挿入することで骨盤を前傾・後傾させた肢位がとりやすくなり，陰茎を挿入しやすくなる

249

方法	留意点と根拠
・マットレスの工夫（➡❾❿）	❾やわらかいマットレスを使用することで，陰茎を挿入した後の運動でマットレスが振動し，これを利用すると性行為がスムーズに行える ❿やわらかいマットレスは性行為中の摩擦による皮膚損傷を予防する
・電動ギャッチベッドの利用（➡⓫）	⓫ギャッチベッドを用いることで姿勢の保持や体位の変更が容易になり，座位での性行為が可能となる ● 下半身側もギャッチアップが可能なベッドを使用すると，その機能を利用して女性頸髄損傷者が女性上位の体位で性行為を行うことが可能である
・車椅子の利用（➡⓬）	⓬車椅子を利用することで姿勢が安定し，座位での性行為が可能となる。利用している車椅子の耐重量によっては利用できないことがある ● 車椅子のブレーキの確認（動かないよう固定されているか） ● 場合によっては，壁沿いに車椅子を設置する（➡⓭） ⓭座席が傾くことにより車椅子から転落，転倒する危険性がある
4 〈性行為中〉上肢機能障害に対する工夫を行う ・バイブレーターの使用（➡⓮）	⓮上肢の機能障害があり，愛撫がうまくできない場合，バイブレーターで代用することができる ● バイブレーターの把持が困難な場合，専用の固定用カフを付けるなど，作業療法士に協力を依頼する
5 〈性行為中〉陰部知覚低下に対する工夫を行う ・水溶性潤滑剤の使用（➡⓯⓰）	⓯知覚が低下しているため，温めて使用するタイプの潤滑剤を使用すると熱傷の危険がある ⓰男性は射精前分泌液の減少，女性は腟潤滑，陰唇膨張が低下または消失するために，陰茎の挿入困難や，腟粘膜損傷の危険がある。潤滑剤を使用することでこれらを予防できる
・コンドームの使用（➡⓱⓲）	⓱妊娠を希望しない場合は避妊のため使用する ⓲陰部知覚が低下していると性感染症に罹患しても気づきにくいため，性感染症予防のためにも使用する
6 〈性行為中〉自律神経過反射に対する対応を行う ・性行為を中止し，頭部を挙上させる（➡⓳）	⓳第6胸髄以上の脊髄損傷者は，性行為により自律神経過反射を起こす危険性ある。症状の程度により性行為を中止する
・尿道カテーテルをクランプしている場合は，クランプを開放する（➡⓴）	⓴尿が膀胱に貯留していると，自律神経過反射を起こすことがある
7 性行為後の皮膚の観察を行う 殿部や陰部周囲，感覚が消失している部位に皮膚損傷が生じていないか観察する（➡㉑）	㉑知覚が低下しているため性行為により皮膚損傷が生じやすいが，それに気づきにくいため，性行為終了後は皮膚損傷の有無を観察する

❶米国脊髄医学コンソーシアム編，赤十字語学奉仕団ほか訳：脊髄損傷者のウェルビーイング，NPO法人日本脊髄基金，2013，p.116.
http://www.jscf.org/publication/pdf/wellbeing.pdf
❷米国脊髄医学コンソーシアム編，赤十字語学奉仕団ほか訳：脊髄損傷者のウェルビーイング，NPO法人日本脊髄基金，2013，p.119.
http://www.jscf.org/publication/pdf/wellbeing.pdf

文 献

1) 木本康介：新泌尿器科学，改訂第4版（内藤誠二編），南山堂，2001，p.323.
2) 日本性機能学会・ED診療ガイドライン2012年版作成委員会編：ED診療ガイドライン2012年版，日本性機能学会，2012，p.63.

3）仙石淳・柳内章宏：性機能障害の実態と対策－性機能アンケート調査結果と勃起・射精障害の対策法，リハビリテーション医学，45(3)：141-148，2008．
4）道木恭子：性機能障害の看護，総合リハビリテーション，40(3)：256，2012．

索引 index

[欧文]

%平常時体重 47
%理想体重 47
AC 49
AMC 49
BADS 71
BI 51
BIT 72
BMI 46
body mass index 46
CAS 70
CAT 70
CIC 128, 133, 135
CPT 70
decision making 82
DESIGN-R 228, 235
ECS 29
FIM 50
GCS 29
HRQOL 90
IADL 52
ICF 79
ICFモデル 2
JCS 29
MAS 76
MMPI 76
MMT 37
MRC息切れスケール 40
MWST 66
NPUAP 228
PASAT 70
POS 21
PQRST法 185
QOL 89
RSST 66
self-determination 82
SLTA 74
SPTA 72
TSF 47
VF 66
VPTA 72
WCST 72
WMS-R 73

[和文]

あ

アキレス腱反射 40
圧痕性浮腫 42
アドボカシー 88
アドボケート 88
誤りなし学習 185
アンビバレント 59

い

胃結腸反射 124
意識レベル 29
意思決定 82
位置覚 33
一次妄想 59
一側性上位運動ニューロン性構音障害 194
溢流性尿失禁 124
意味記憶 179
──の障害 182
意味性錯書 196
意味性錯読 196
意欲 60
意欲評価スケール 70
胃瘻 120
──チューブ 114
陰圧式勃起補助具 240
陰茎海綿体内注射 241
咽頭 35
咽頭後壁 35
咽頭反射 39
インフォームド 82
インフォームドコンセント 82

う

ウィスコンシン・カード分類検査 72
ウェクスラー記憶検査 73
ウェルニッケ失語 195, 197
ウェルニッケ領野 191
迂回反応 196
打ち消し 64
ウロダイナミックスタディ 67
運動覚 33

運動機能スコア 68
運動性構音障害 193
運動性失語 195, 197
運動麻痺 143

え

エピソード記憶 179
──の障害 180
エマージェンシーコーマスケール 29
嚥下 35
遠隔記憶 45
鉛管現象 36
嚥下造影検査 66
遠見障害 204
炎症性ミオパチー 143
エンパワーメント 88

お

起き上がり 145
置き換え 64
オージオグラム 74, 212
オージオメーター 74
折りたたみナイフ現象 36
音韻性錯書 196
音韻性錯読 196

か

下位運動ニューロン 139
介護給付 94
外耳 211
改訂水飲みテスト 66
外発的動機づけ 86
改良フランケル分類 68
下顎反射 39
踵膝試験 30
角膜反射 39
仮骨形成 141
下肢装具 103
仮性球麻痺 111
カーテン徴候 39
眼圧 205
──測定 205
簡易栄養状態評価表 49
感音性難聴 212

索引 index

感覚性失語　195, 197
眼球　34
　　──の動き　34
環境音失認　163
関係妄想　60
緩下薬　131
眼瞼　34
　　──の動き　34
喚語困難　196
換語障害　196
患者志向　18
感情　59
感情体験　85
関節可動域　37
関節打診法　44
関節リウマチ　140
完全麻痺　142
間代　40
浣腸　136
眼底検査　206
観念運動失行　162
間脳性健忘　182
カンファレンス　22

き

記憶　58
　　──の固定化　180
　　──の代償法　185
記憶更新検査　70
記憶障害　45, 178
義肢　101
義手　101
義足　101
拮抗反復運動　31
気導聴力検査　212
機能障害症候群の行動評価法　71
機能性尿失禁　123, 124
機能的自立度評価法　50
機能的脳ネットワーク　191
気分　59
基本姿勢　231
基本動作訓練　145
逆向健忘　178
嗅覚　31
共感性対光反射　37
矯正視力　205
協調運動　30
協働志向　19
強迫観念　60

強迫思考　60
虚血性脳血管障害　141
起立動作　147
筋萎縮　36
筋緊張　36
近見障害　204
近時記憶　45
筋ジストロフィー　143
筋力　37

く

クオリティオブライフ　89
くも膜下出血　141
グラスゴーコーマスケール　29
クリティカルパス　22
車椅子　101
車椅子移乗　149
クローヌス　40
訓練等給付　96

け

経管栄養法　112
計算の障害　196
頸静脈　42
痙性麻痺構音障害　194
形態性錯書　196
経鼻経管栄養法　119
血液検査　75
血管性雑音　43
血清アルブミン　75
血清総たんぱく　75
下痢　125
幻覚　58
衒奇　60
幻嗅　58
健康関連QOL　90
言語性記憶　179
言語的コミュニケーション　189
言語野　191
言語リハビリテーション　197
幻視　58
幻肢痛　141
幻触　58
幻聴　58
健忘　180
健忘失語　195, 197
幻味　58

こ

構音・韻律の障害　196
口腔　35
口腔顔面失行　162
高血圧性脳内出血　141
統語機能障害　196
高次脳機能　45, 160
高次脳機能障害　160
構成失行　162
交代性片麻痺　142
行動援護　94
行動性無視検査日本版　72
合理化　64
誤嚥　108
呼吸音　41
呼吸数　40
国際生活機能分類　79
国際勃起能スコア　75
語健忘　196
コース立方体組み合わせテスト　72
誇大妄想　60
骨導聴力検査　212
古典的条件づけ　179
コミュニケーション　189
　　──機器　105
　　──ノート　202
コルサコフ症候群　182
混合性難聴　212
混合性便失禁　126
コンセント　82
昏迷　60

さ

再帰性発話　196
在宅版K式スケール　227
作業記憶　178
作為思考　60, 61
錯語　196
錯読　196
錯文法　196
作動記憶　70
坐薬　136
させられ思考　60
サルコペニア　112
三叉神経　33

し

自我　61
自我意識　61
視覚　32
視覚イメージ法　185
視覚失認　163
視覚障害　204
視覚性失認　168
弛緩性麻痺構音障害　194
色覚異常　205
色覚検査　205
肢筋運動失行　162
視空間失認　163
思考　59
　　──の異常　59
思考滅裂　59
思考途絶　59, 60
耳垢の除去　215
自己決定　82
自己決定権　82
自己離反　64
四肢麻痺　142
視床性健忘　182
自助具　103
肢節運動失行　166
施設入所支援　94
持続処理課題　70
持続性注意障害　164
舌の動き　36
視聴覚性的刺激試験　75
膝蓋間代　40
膝蓋腱反射　40
失行　46, 162
失語症　46, 194
　　──の分類　194
失語症検査日本版WAB　74
失調性構音障害　194
失認　163
失文法　196
失名詞失語　195, 197
社会的行動障害　164
視野狭窄　204
弱視　205
視野欠損　204
視野検査　205
ジャーゴン　196
視野障害　204
射精障害　242
ジャパンコーマスケール　29
住宅改修　97

重度障害者等包括支援　94
収尿器　133
手回内・回外検査　31
手段的日常生活活動　52
出血性脳血管障害　141
純音聴力検査　74
上位運動ニューロン　139
障害基礎年金　98
障害支援区分　93
障害者基本法　83
障害者差別解消法　83
障害者総合支援法　93
障害者手帳　98
障害福祉計画　93
消化態栄養剤　114
上肢装具　102
使用失行　162
上中下検査　70
情緒的サポート　85
情動　59
常同　60
上腕筋囲長　49
上腕三頭筋反射　40
上腕三頭筋部皮下脂肪厚　47
上腕周囲長　49
上腕二頭筋反射　40
職種構成志向　18
褥瘡　224
　　──の深達度分類　229
食物テスト　66
書字感覚　34
書字の障害　196
触覚失認　163
自立　78
　　──の概念　78
自立支援　81
自立支援医療　96
自立支援給付　94
自立生活　79
視力検査　205
視力障害　204
心因性記憶障害　183
心因性健忘　183
心音　43
神経腫　141
神経心理学的検査　71
神経性食欲不振症　112
身体失認　46, 163
身長推定値　47
振動覚　33
深部感覚　33

深部痛覚　33
深部反射　39
心理社会的アセスメント　54
心理状態　56
心理的課題　64
心理テスト　61, 75

す

随意運動　139
遂行機能　164
　　──の向上　169
遂行機能障害　46, 164
数唱・視覚性スパン　70
スキンケア　232
ストレステスト　44
ずれの予防　230

せ

生活介護　94
生活機能　79
性機能　237
性機能障害　246
清潔間欠自己導尿　128, 133, 135
正常眼圧　206
精神運動興奮　60
精巣内精子回収法　245
成年後見制度　83
成分栄養剤　114
脊髄ショック　143
脊髄損傷　142
脊髄損傷褥瘡スケール　227
摂食嚥下　108
摂食嚥下障害　111
切迫性尿失禁　123, 124
切迫性便失禁　126
背抜き　230
セルフケア　79
　　──行動　86
セルフヘルプグループ　89
線維束性収縮　36
全失語　195, 196
選択性注意障害　164
洗腸　132
前頭葉性健忘　182
全般性注意障害　164
全盲　205
専門性志向　18

索引 index

そ
装具　102
相談支援　96
創部の洗浄　235
相貌失認　163
足間代　40
即時記憶　45
足底反射　39
側頭葉性健忘　182
ソックスエイド　103

た
体圧　231
体圧分散寝具　231
　　——選択基準　232
体位変換　230
体感幻覚　58
体幹装具　102
退行　64
対光反射テスト　38
体重減少率　47
代償便意　129
大腿四頭筋等尺性運動　144
大腿四頭筋等張性運動　145
タイムアウト法　170
唾液腺マッサージ　117
多職種協働教育　22
多職種協働チーム　23
田中-ビネー知能検査　72
短期記憶　178
単麻痺　142

ち
地域生活支援事業　96
知覚　58
知覚機能スコア　68
蓄尿　122
蓄尿障害　123
地誌的見当識障害　163
知能　58
チーム医療　18
チームワーク　20
着衣失行　162, 167
チャドック反射　40
注意障害　45, 164
注意の向上　165
注察妄想　60
中耳　211

注視妄想　60
中枢性運動麻痺　141
聴覚　32
聴覚失認　163
聴覚障害　211
聴覚的理解の障害　196
長期記憶　178
聴診間隙　42
聴力検査　74
直接対光反射　37
直腸括約筋反射　124
直腸肛門内圧検査　67
陳述記憶　179

つ
対麻痺　142
杖　100
　　——の高さの合わせ方　158
　　——を用いた歩行　158

て
低酸素脳症　161
定速聴覚連続付加検査　70
出来事記憶　179
摘便　131
手続き記憶　179
　　——の障害　183
デュシェンヌ型筋ジストロフィー　143
伝音性難聴　212
伝導失語　195, 197

と
投影　64
動機づけ　86
同行援護　94
瞳孔反射　37
糖尿病網膜症　207
トークンエコノミープログラム　170
閉じこもり　143
徒手筋力テスト　37
途絶　60
トレイルメイキングテスト　71
ドレッシング交換　235
トレムナー反射　40

な
内耳　211
内発的動機づけ　86
軟口蓋　35
　　——反射　39
難聴　74

に
二次妄想　60
日常記憶チェックリスト　183
2点識別覚　34
日本版Vineland-II適応行動尺度　72
尿検査　75
尿失禁　123, 124
尿中クレアチニン　75
尿閉　124
尿流動態検査　67
尿流量測定　67

の
脳性麻痺　141
脳梁離断症候群　164
喉のアイスマッサージ　117

は
パーキンソン病　111
排泄　122
排尿　122
排尿障害　123
排尿日誌　44
バイブレーター法　244
排便障害　125
排便造影　67
排便日誌　126
廃用症候群　143
白杖　217
歯車現象　36
バーセルインデックス　51
パッドテスト　44
発話特徴抽出検査　74
バビンスキー反射　40
反射　37
反射性尿失禁　123, 124
半消化態栄養剤　114
半側空間無視　46, 163, 168
パントマイム失行　162

256

反復唾液嚥下テスト　66

ひ

ピアグループ　89
非言語的コミュニケーション
　　189
微小妄想　60
否認　64
皮膚　222
　　──の構造　222
皮膚筋炎　143
表在感覚　32
表在反射　37
標準意欲評価法　70
標準高次視知覚検査　72
標準高次動作性検査　72
標準失語症検査　74
標準注意検査法　70
病的反射　40
頻尿　123

ふ

不安検査　76
フィジカルアセスメント　28
腹圧性尿失禁　123, 124
複合感覚　34
副雑音　41
復唱の障害　196
腹壁反射　39
符号変換課題　70
不随意運動　37
不全麻痺　142
プライミング効果　179
ブリストル便性状スケール　126
ブルンストロームステージ　68
ブレーデンスケール　225
ブローカ領野　191
ブローカ失語　195, 197
プロソディー　74
　　──検査　74

へ

平衡感覚　29, 32
便失禁　125

ベントン視覚記銘力検査　73
便秘　125
片麻痺　142

ほ

防衛機制　64
膀胱留置カテーテル　128
膀胱瘻　128
歩行器　100
歩行補助具　99
歩行誘導　218
ポジショニング　229
補装具　96
　　──費の支給　96
保続　196
ボタンエイド　103
勃起障害　75, 237
ホフマン反射　40

ま

前向健忘　178
街並失認　163
抹消検査課題　70

み

ミオパチー　143
味覚　32
道順障害　163
ミネソタ多面的人格特性目録検
　査　76
三宅式記銘力検査　73

も

妄想　59
妄想気分　59
妄想知覚　59
妄想着想　59
網膜色素変性症　208
問題志向型システム　21

や

夜間睡眠時勃起検査　75

矢田部-ギルフォード検査　75

ゆ

指－鼻－指（鼻指鼻）試験　30

よ

容量性注意障害　164
抑圧　64
欲動　60
欲求・感情のコントロール　169
予定記憶　178
読みの障害　196

り

リカバリー　5, 87
リーチャー　103
立体認知　34
リハビリテーション　2
　　──医療　2
　　──看護　2
　　──看護技術　8
　　──看護の目的　4
リバーミード行動記憶検査　73
流暢性の障害　196
両価性　59

る

類音的錯書　196
類鼾音　41

れ

レイ・オステライトの複雑図形
　73

ろ

漏出性便失禁　126
ロービジョン　205
ロールシャッハテスト　75
ロンベルグ試験　33

257

看護実践のための根拠がわかる　成人看護技術−リハビリテーション看護

2008年8月8日　第1版第1刷発行	定価（本体2,700円＋税）
2023年3月20日　第2版第4刷発行	

編　著　粟生田　友子・石川　ふみよ©　　　　　　　　　　　＜検印省略＞

発行者　亀井　淳

発行所　株式会社 メヂカルフレンド社

〒102-0073　東京都千代田区九段北3丁目2番4号
麹町郵便局私書箱48号　電話（03）3264-6611　振替00100-0-114708
https://www.medical-friend.co.jp

Printed in Japan　落丁・乱丁本はお取り替えいたします　　印刷／(株)加藤文明社　製本／(株)村上製本所
ISBN978-4-8392-1591-0　C3347　　　　　　　　　　　　　　　　　　　　　　　　　　107120-090

　本書の無断複写は，著作権法上での例外を除き，禁じられています．
　本書の複写に関する許諾権は，㈱メヂカルフレンド社が保有していますので，複写される場合はそのつど
事前に小社（編集部直通 TEL 03-3264-6615）の許諾を得てください．

看護実践のための根拠がわかる シリーズラインナップ

基礎看護技術
●編著：角濱春美・梶谷佳子

成人看護技術―急性・クリティカルケア看護
●編著：山勢博彰・山勢善江

成人看護技術―慢性看護
●編著：宮脇郁子・籏持知恵子

成人看護技術―リハビリテーション看護
●編著：粟生田友子・石川ふみよ

成人看護技術―がん・ターミナルケア
●編著：神田清子・二渡玉江

老年看護技術
●編著：泉キヨ子・小山幸代

母性看護技術
●編著：北川眞理子・谷口千絵・藏本直子・田中泉香

小児看護技術
●編著：添田啓子・鈴木千衣・三宅玉恵・田村佳士枝

精神看護技術
●編著：山本勝則・守村洋

在宅看護技術
●編著：正野逸子・本田彰子